Gertrude K. McFarland
Evelyn L. Wasli
Elizabeth K. Gerety

Diagnostics infirmiers et démarche de soins en santé mentale

Traduit de l'américain par
L. Caas et O. Dufour

W0399955

InterEditions

L'édition originale de cet ouvrage a été publiée sous le titre *Nursing diagnoses & process in psychiatric mental health nursing*. Second Edition, par J.B. Lippincott Company, 227 East Washington Square, Philadelphia, PA 19106, USA.
© 1992 J.B. Lippincott Company

© 1996 InterEditions, pour la traduction française

Tous droits de traduction, d'adaptation et de reproduction par tous procédés réservés pour tous pays.

Toute reproduction ou représentation intégrale ou partielle, par quelque procédé que ce soit, des pages publiées dans le présent ouvrage, faite sans l'autorisation de l'éditeur est illicite et constitue une contrefaçon. Seules sont autorisées, d'une part, les reproductions strictement réservées à l'usage privé du copiste et non destinées à une utilisation collective, et d'autre part, les courtes citations justifiées par le caractère scientifique ou d'information de l'œuvre dans laquelle elles sont incorporées (art. L. 122-4, L. 122-5 et L. 335-2 du Code de la propriété intellectuelle).

Des photocopies payantes peuvent être réalisées avec l'accord de l'éditeur. S'adresser au : Centre français d'exploitation du droit de copie, 3, rue Hautefeuille, 75006 Paris. Tél. (1) 43 26 95 35.

ISBN 2 7296 0543 6

Sommaire

Concepts de santé mentale et de maladie mentale

1

PRINCIPALES CONCEPTIONS DE LA SANTÉ MENTALE ET DE LA MALADIE MENTALE

1. *Santé mentale* — «État, relatif plutôt qu'absolu, d'une personne. Le meilleur indice de santé mentale est la simultanéité des succès au travail, en amour et dans la création, ainsi que la capacité de résoudre, de façon adulte et souple, des conflits entre les instincts, la conscience, les personnes importantes affectivement et la réalité.» (OMS)
2. *Les six aspects cardinaux de la santé mentale selon Jahoda* — Ces aspects comprennent une attitude positive envers soi ; la croissance et le développement actifs vers l'actualisation de soi ; l'intégration ; l'autonomie et l'indépendance à l'égard des influences sociales ; une perception précise de la réalité ; la maîtrise de l'environnement.
3. *Le processus d'actualisation de soi selon Rogers* — La personne engagée dans ce processus montre une ouverture à l'expérience, ne se sert pas de fausses défenses, fait preuve de précision dans la symbolisation, de congruence, de flexibilité, d'une adaptation créative, a une affection inconditionnelle à l'égard de soi, procède à une vérification efficace de la réalité, est en harmonie avec les autres.
4. *La conception de la santé selon Maslow* — est l'accomplissement de l'actualisation de soi moyennant la compréhension de soi et de la réa-

lité, l'expression des émotions et de la spontanéité, et la réalisation des buts de la vie.

5. *Maladie mentale* — «Maladie se caractérisant par des manifestations psychologiques et comportementales et/ou une perturbation du fonctionnement liées à des troubles d'ordre social, psychologique, génétique, physico-chimique ou biologique. Le trouble n'est pas limité aux relations entre la personne et la société. La maladie se manifeste par des symptômes et/ou des perturbations du fonctionnement.» (Subcommittee, 1984) Des indicateurs courants de la maladie mentale sont la dépression, un sentiment d'anxiété disproportionné eu égard à la cause possible, des affections physiques sans cause organique, un brusque changement de comportement ou d'humeur, des attentes irréalistes et déraisonnables vis-à-vis de soi ou des autres, et un échec dans la réalisation de son potentiel.
6. *Aliénation* — C'est un concept juridique stipulant qu'une personne atteinte d'un trouble psychique au moment où elle commet un crime ou un délit n'est pas responsable de son acte sur le plan pénal.
7. *Troubles mentaux* — Le *Manuel diagnostique et statistique des troubles mentaux* de l'Association Américaine de Psychiatrie *(DSM-III-R)** propose une classification des troubles mentaux selon cinq axes. Les trois premiers axes constituent l'évaluation diagnostique officielle.
   Axe I — Syndromes cliniques et situations non attribuables à un trouble mental, motivant examen ou traitement (codes V).
   Axe II — Troubles du développement et troubles de la personnalité.
   Axe III — Affections et troubles physiques.
   Axe IV — Sévérité des facteurs de stress psychosociaux.
   Axe V — Évaluation globale du fonctionnement.

LE PROBLÈME

1. Les problèmes de santé mentale prévalents identifiés par l'Organisation Mondiale de la Santé sont l'arriération mentale, les maladies héréditaires du système nerveux central, les névropathies secondaires, les psychoses, les épilepsies, les troubles des conduites, l'abus de substances psychoactives (addictives) et les conditions de vie favorisant les maladies mentales, la violence, la prise de risques excessifs durant la jeunessse et les ruptures familiales.
2. Il y a un taux de prévalence de 15-20% des maladies mentales dans le monde.

---

* La traduction française du *DSM-IV* paraît en 1996 (Masson).

— Approche neurobiologique

Cette approche met l'accent sur l'étude scientifique du système nerveux pour expliquer et traiter les troubles mentaux. La *maladie* est définie comme une perturbation du système neurobiologique.

A. Base théorique : la génétique

1. Les études portant sur les risques familiaux, les jumeaux et les enfants adoptés ont montré qu'il existe un risque accru chez les parents des personnes atteintes d'une maladie mentale. (*Cf.* l'étude des troubles mentaux spécifiques au chapitre 6.)
2. *Théorie du stress diathésique* — Elle propose une explication selon laquelle des facteurs génétiques produisent un trouble métabolique intra-utérin provoquant des changements dans le système nerveux central. Ceci est à l'origine de problèmes sensoriels chez le petit enfant, qui connaît aussi des problèmes au niveau de la perception et de la construction de son monde ; par conséquent, il est plus vulnérable aux stress environnementaux.
3. *Théorie de la bioamine monogénique* — Il s'agit d'un trouble génétique qui produit un métabolite anormal affectant la vigilance, de sorte que le monde semble nouveau et confus et qu'apparaissent des symptômes de la schizophrénie.
4. *Théorie de la capacité hédonique déficiente* — Il s'agit d'une perturbation génétique de la capacité de vivre des plaisirs. Le petit enfant est gêné dans la progression de son apprentissage des comportements adaptatifs par une réponse douleur/plaisir inadéquate.

B. Base théorique : les neurotransmetteurs

1. Par ses nombreuses dendrites, chaque neurone reçoit de l'information de milliers d'autres axones et neurones. Ainsi, chaque neurone envoie des messages par son réseau d'axones. La jonction entre l'axone d'un neurone et la dendrite d'un autre neurone s'appelle synapse ; l'activité dont il est question ici est la transmission synaptique.
2. Dans la synapse se trouvent des substances chimiques, appelées neurotransmetteurs, qui sont libérés soit par la terminaison axonique soit, dans le cas de neurones sensibles à des substances chimiques spécifiques, par des dendrites.
3. Les neurotransmetteurs peuvent soit exciter soit inhiber la synapse. Un neurone a de nombreuses synapses possédant des forces antagonistes. Du déséquilibre de ces forces peut résulter de l'agressivité, de la colère ou de la léthargie.
4. Des milliers de ces réactions chimiques ont lieu simultanément et constituent les bases biologiques de la pensée et des sens.
5. Activités des neurotransmetteurs :

   a. synthèse et stockage des substances dans le neurone ;

b. libération de substance sur stimulation du neurone ;
c. conclusion des activités par les enzymes et le processus de recaptage.

6. Les corps cellulaires des neurones contenant certains transmetteurs — noradrénaline, dopamine et sérotonine — ont été localisés dans le tronc cérébral, et leur cheminement jusqu'au cerveau et la moelle épinière a été identifié par la méthode d'histofluorescence. Des études plus approfondies des cheminements ou des sites permettront vraisemblablement d'expliquer d'autres symptômes.
7. Neurotransmetteurs :
   a. *Dopamine*. Des sites ont été trouvés dans la substance grise, l'-hypothalamus, le néocortex et le système limbique. Une suractivité du système dopaminergique est associée aux troubles de l'-humeur et à la schizophrénie.
   b. *Noradrénaline et adrénaline*. Des sites se trouvent, pour la plupart, dans la protubérance annulaire, s'acheminant vers le tronc cérébral, le système limbique, le thalamus, l'hypothalamus et la moelle épinière. Les effets des antidépresseurs tricycliques et des inhibiteurs de la monoamine oxydase ont été reliés à ce système.
   c. *Sérotonine*. Des sites se trouvent dans la protubérance annulaire et le mésencéphale, s'acheminant vers le système limbique, le cortex cérébral et la moelle épinière. Des concentrations diminuées de sérotonine dans les synapses ont été associées à la schizophrénie, aux troubles de l'humeur, aux troubles anxieux et aux épisodes de violence.
   d. *Acétylcholine* (produite dans les synapses cholinergiques). Des sites se trouvent dans les noyaux gris centraux, s'acheminant vers le système limbique, le cortex cérébral, le thalamus et l'hypothalamus. La démence a été associée à la dégénérescence de ces neurones. Le dérèglement du système cholinergique a été associé aux mouvements désordonnés tels que les effets indésirables de type parkinsonien des neuroleptiques.

C. Thérapie

Pour déterminer les zones de dysfonctionnement, on fait appel aux techniques diagnostiques telles que : la tomographie axiale informatisée, l'électroencéphalogramme (EEG), des examens de laboratoire, des radiographies, l'anamnèse (symptomatologie, antécédents personnels et familiaux), l'examen physique et l'observation des comportements. On prescrit des médicaments dont le rôle est de modifier le fonctionnement du système neurobiologique, et on surveille les changements qui se produisent. Un conseil génétique est prodigué.

— Approche de l'adaptation aux stress

Cette méthode met l'accent sur le rôle des stress dans l'incidence croissante des maladies. La maladie est envisagée comme un mode de réaction humaine aux stress ou aux difficultés d'adaptation.

A. Base théorique

1. Exemples de facteurs de risque identifiés par différents auteurs comme étant liés à l'apparition de troubles mentaux : la prématurité, la malnutrition, des troubles chromosomiques, des accidents et la discrimination raciale.
2. Les événements de la vie agissant comme facteurs de stress et pouvant entraîner des crises comprennent la mort du conjoint, le divorce et la séparation du couple. Une controverse subsiste quant à la façon dont les mécanismes de stress affectent la personne. Si une personne reçoit un soutien adéquat, le risque de maladie est moindre.
3. Une crise existe lorsqu'une personne est incapable d'affronter une menace et éprouve une anxiété accrue ; en essayant d'autres mécanismes d'adaptation, il est possible de résoudre le problème. Si celui-ci n'est pas résolu, l'anxiété augmente et divers symptômes peuvent se manifester, tels que des pensées suicidaires ou meurtrières, des symptômes somatiques, la confusion, la dépression, l'isolement et l'inactivité. Les crises peuvent être divisées en trois groupes : crises de maturation (par ex. : départ à la retraite), crises réactionnelles (par ex. : perte d'emploi) et crises événementielles (par ex. : catastrophes naturelles).
4. La faculté qu'a une personne de s'adapter aux crises influence le processus d'adaptation.
   a. Une personne fait une évaluation cognitive du facteur de stress. Par ex. : une situation peut être vue comme un défi par tel individu et comme une catastrophe par tel autre.
   b. Il existe de nombreux comportements, mécanismes et stratégies d'adaptation faisant l'objet de classifications diverses.
   c. Classification des mécanismes de défense du moi de Vaillant.
      (1) Mécanismes psychotiques : dénégation, déformation, projection délirante.
      (2) Défenses du moi immatures : fantaisie, projection, agression passive, agression, hypochondrie, passage à l'acte.
      (3) Défenses du moi névrotiques : intellectualisation, refoulement, déplacement, dissociation, formation réactionnelle.
      (4) Défenses du moi matures : sublimation, altruisme, répression, humour, anticipation.
5. L'existence d'une assistance psychosociale aide la personne dans la résolution du problème et offre un soutien durant la période de crise.

B. Thérapie

L'essentiel est d'établir une relation efficace avec la personne soignée, d'identifier le problème et les étapes de sa résolution, de soutenir des stratégies d'adaptation, de renforcer l'estime de soi, de procurer des conseils et de procéder à des interventions préventives (par ex. : aider une mère dans les techniques parentales). Pour une étude plus approfondie, *cf.* le chapitre 4.

— Approche psychodynamique

Cette approche fait ressortir les influences des forces intrapsychiques sur les comportements observables. La maladie est définie en termes de troubles comportementaux dont l'origine se trouve dans des conflits entre le ça, le moi, le surmoi et/ou l'environnement appparus avant l'âge de 6 ans. Ces conflits engendrent de l'anxiété. L'utilisation excessive des mécanismes de défense mentaux entraîne de sérieux troubles du comportement.

A. Base théorique

1. Freud est le fondateur de l'école de pensée psychanalytique.
2. L'activité psychique est influencée par deux pulsions : la sexualité et l'agressivité.
3. La psyché est divisée en niveaux de conscience :
   a. *Le conscient* — La conscience de soi et de l'environnement qui existe lorsqu'une personne est éveillée.
   b. *Le préconscient* (ou *subconscient*) — contient la mémoire et les pensées dont on peut se rappeler facilement.
   c. *L'inconscient* — contient la mémoire et les pensées qui normalement n'entrent pas dans le champ de la conscience.
4. Aspects structurels de la psyché
   a. *Le ça* — Partie contenant les conduites instinctuelles et les pulsions. Le moi et le surmoi se développent à partir du ça.
      (1) *Le principe de plaisir* — Le ça cherche à assouvir immédiatement des tensions et des plaisirs et évite les déplaisirs sans se préoccuper des conséquences qui en découlent.
      (2) *Le processus primaire* — Les activités mentales du ça sont caractérisées par un effondrement des périodes temporelles et par des images fausses de la réalité, apparaissant naturellement chez les petits enfants et pendant les rêves ainsi que dans certaines maladies mentales.
   b. *Le moi* — Partie qui aide la psyché dans ses relations avec l'environnement au moyen de certaines fonctions comme la mémoire et la pensée ainsi que dans la résolution de conflits psychiques. Une de ses fonctions les plus importantes est la vérification de la

réalité (la fonction du moi est de trier les perceptions venant du ça et de l'environnement). Sa principale période de développement va de 6 mois à l'âge de 3 ans. C'est le «je».

(1) *Le principe de réalité* — état dans lequel le moi tend à différer la satisfaction par accommodation aux facteurs situationnels.

(2) *Le processus secondaire* — les activités mentales du moi sont caractérisées par la raison, la logique et la différenciation entre les gens, les situations et les choses.

c. *Le surmoi* — Partie qui évalue les pensées et les actions, récompensant les bonnes et punissant les mauvaises.

5. *L'anxiété* — réponse automatique apparaissant lorsque la psyché est débordée par une stimulation incontrôlable
   a. *Anxiété signal ou réelle* — type d'anxiété produit par le moi en prévision d'un risque, comme la perte d'une personne aimée ou la désapprobation du surmoi.
   b. *Anxiété morale* — type d'anxiété provenant des sentiments irrépressibles de culpabilité ou de honte au sujet d'une action ou d'une pensée.
   c. *Anxiété névrotique* — type d'anxiété dans laquelle les impulsions du ça, comme les impulsions agressives ou sexuelles, menacent de dépasser le pouvoir du moi.

B. Stades du développement psychosexuel

Ces stades sont cruciaux, car ils correspondent à des périodes durant lesquelles se développent des conflits entre le ça, le moi et le surmoi. Une gratification ou une fixation excessives — et ce à tous les stades — peuvent aboutir à une stagnation ou à l'arrêt du développement.

1. *Stade oral* (de la naissance à 18 mois)
   a. L'enfant obtient le soulagement de ses tensions biologiques et psychologiques à l'aide de sa bouche et de ses lèvres.
   b. Apprend à dépendre d'objets externes.
   c. Suce, avale, mord, mâche, crache, crie.
   d. Connaît un mode relationnel chaleureux, tendre et dépendant.
   e. Satisfait des besoins et commence à différer les satisfactions immédiates.
   f. Le développement du moi commence principalement par le processus d'identification.
   g. Problèmes et/ou caractéristiques liés au stade oral : dépendance excessive, comportement collant, pessimisme, optimisme, narcissisme, attitude d'«enfant gâté», alcoolisme, tabagisme, boulimie, toxicomanie, anorexie, vomissements, naïveté/ crédulité.
2. *Stade anal* (de 18 mois à 3 ans)

a. L'enfant parvient à maîtriser ses sphincters qui commandent l'évacuation des fèces et de l'urine.
b. L'enfant et les parents sont impliqués dans la maîtrise de la défécation.
   (1) L'enfant peut donner ses fèces comme cadeau, les garder ou les expulser violemment.
   (2) L'enfant peut maîtriser le moment de la défécation ou s'amuser avec les fèces.
   (3) L'enfant peut renoncer à la maîtrise ou se conformer à une maîtrise imposée.
c. Le sens du «je» se développe.
d. Problèmes et/ou caractéristiques liés au stade anal : servilité, attitude provocatrice, perfectionnisme, comportements obsessionnels-compulsifs, hostilité, négativisme, sado-masochisme (plaisir à infliger de la douleur aux autres ou à soi), procrastination, avarice, bégaiement, phobies, compulsions, constipation, énurésie nocturne, conformisme excessif, compétitivité, générosité, créativité, possessivité.

3. *Stade phallique* (de 3 à 6 ans)
   a. L'enfant découvre les parties génitales, particulièrement le pénis, comme source principale de sensation de plaisir et d'intérêt.
   b. Les parents sont vitaux dans le processus de développement de l'identité sexuelle de l'enfant.
   c. *Complexe d'Œdipe* — Se réfère à l'attachement émotionnel du garçon à sa mère et son sentiment ambivalent envers son père. Les peurs du garçon concernent les représailles et la perte possible du pénis *(angoisse de castration)* et il désire tuer le père.
   d. *Complexe d'Électre* — Décrit le désir de la fille pour le pénis du père et l'espoir de prendre la place de la mère, à qui elle reproche de ne pas avoir de pénis.
   e. Le complexe est résolu par la fille ou le garçon dans l'identification au parent du même sexe.
   f. Le surmoi est renforcé à mesure que l'enfant accepte la norme du parent.
   g. Problèmes et/ou caractéristiques liés au stade phallique : homosexualité, transsexualité, problèmes avec l'autorité, séduction excessive.
4. *Stade de latence* (de 6 à 12 ans)
   a. Période calme pendant laquelle les conduites sexuelles de l'enfant sont endormies.
   b. Les pulsions sexuelles et agressives sont canalisées dans les activités scolaires, de jeu et de travail.
   c. Les relations sont essentiellement avec les pairs du même sexe.

   d. Problèmes observés durant le stade de latence : délinquance, rébellion, tics, agitation, hystérie, états anxieux, anorexie.
5. *Stade génital* (de 12 ans à l'âge adulte)
   a. C'est l'expérience de la puberté, période au cours de laquelle la personne s'intéresse de nouveau aux activités sexuelles, et ressurgissent des conflits non résolus dans les étapes de développement précédentes.
   b. La personne apprend à établir des relations adultes avec les hommes et les femmes.
   c. La personne commence à être indépendante vis-à-vis de ses parents.
   d. Problèmes pouvant apparaître au cours du stade : conflits, troubles de la personnalité et autres troubles mentaux.

C. Mécanismes de défense

Ce sont des processus mentaux utilisés par le moi pour réduire l'angoisse et les conflits par la modification, la déformation ou le rejet de la réalité. Les mécanismes de défense les plus fréquemment utilisés sont

1. *Le refoulement* — Réponse qui empêche les pensées pénibles, les sentiments et les pulsions d'émerger de l'inconscient.
2. *La dénégation* — Réponse dans laquelle un événement pénible est ignoré.
3. *La formation réactionnelle* — Réponse qui exprime des sentiments opposés à ceux qui sont vécus.
4. *La projection* — Réponse attribuant des pensées et des sentiments inacceptables à autrui.
5. *La rationalisation* — Réponse qui justifie les comportements par une tentative d'explication logique.
6. *L'annulation* — Réponse qui annule l'effet d'une autre réponse qui vient d'être faite.
7. *Le déplacement* — Réponse à une personne ou à un objet qui est dévié vers une cible plus sûre.
8. *La sublimation* — Réponse substituant partiellement des activités socialement acceptables à des pulsions inacceptables.
9. *La régression* — Réponse par un comportement correspondant à un âge antérieur.
10. *L'identification* — Réponse entraînant des actions et des sentiments semblables à ceux d'une personne importante sur le plan affectif.
11. *L'introjection* — Réponse entraînant l'adoption dans le moi des aspects de comportement ou de pensée d'un autre.
12. *L'isolation* — Réponse entraînant un blocage des sentiments associés à une pensée ou à une situation déplaisante, menaçante.

13. *La répression* — Réponse éliminant consciemment et délibérément certaines idées de la pensée et de l'action.

D. Regroupements de mécanismes de défense

1. **Mécanismes psychotiques**
   a. Dénégation de la réalité externe
   b. Distorsion de la réalité externe
2. **Mécanismes immatures**
   a. Fantaisie autistique
   b. Projection
   c. Dissociation
   d. Dévaluation, idéalisation, séparation
   e. Comportement passif-agressif
   f. Passage à l'acte
3. **Défenses intermédiaires**
   a. Intellectualisation
   b. Répression
   c. Formation réactionnelle
   d. Déplacement
   e. Somatisation
4. **Mécanismes matures**
   a. Sublimation
   b. Altruisme
   c. Répression
   d. Humour

E. Thérapie

1. *La psychanalyse* est une relation intense avec un psychanalyste pendant une période donnée dans le but d'aider la personne à maîtriser consciemment ses affects et ses comportements.
2. À travers l'analyse des rêves, les associations libres, l'interprétation, l'analyse des résistances, la neutralité et *le transfert* (attribuant à l'analyste les pensées et les sentiments associés aux parents ou à d'autres personnes importantes affectivement), l'analyste aide le patient à réduire l'angoisse liée à ses pensées.
3. Les conflits sont réactivés dans la conscience et par conséquent résolus.

— Approche interpersonnelle

Cette approche met l'accent sur l'importance que reflètent pour le comportement les relations interpersonnelles et la communication. *Les troubles du comportement* sont le résultat de modes d'évitement, d'utilisation de procédés de substitution et d'expériences avec des adultes importants sur le plan affectif.

A. Base théorique

1. La théorie interpersonnelle en psychiatrie a été élaborée par Sullivan.
2. La *satisfaction* est obtenue à travers les interactions visant à soulager la tension des pulsions ou besoins biologiques.
3. La *sécurité* est obtenue lorsque les besoins de base sont satisfaits sans anxiété à travers la relation avec une personne maternelle.
4. Le *système de soi* se développe à partir de l'interaction dynamique entre les besoins de base et les processus interpersonnels visant à obtenir satisfaction et sécurité et à éviter ou à diminuer l'anxiété.
   a. Les processus cognitifs appartiennent à trois modes d'expérience :
      (1) *Le mode prototaxique* — Pour la personne, les pensées et les réponses restent indifférenciées.
      (2) *Le mode parataxique* — La personne reconnaît que les choses forment un tout, mais n'y voit pas de logique. Ces choses sont mises ensemble seulement parce qu'un événement se produit, suivi par un autre.
      (3) *Le mode syntaxique* — La personne est capable d'utiliser la logique dans l'explication des événements.
   b. La personne s'évalue à travers les réactions des personnes importantes sur le plan affectif et organise l'évaluation en termes de
      (1) «Je suis mauvais» — actions qui entraînent de l'anxiété.
      (2) «Je suis bon» — actions qui ne causent pas d'anxiété.
      (3) «Ça n'est pas moi» — actions qui sont totalement désapprouvées ; il en résulte une anxiété sévère.

B. Les stades de la croissance et du développement

Ces stades reflètent la spécificité de l'approche interpersonnelle.

1. Petite enfance — dure jusqu'à l'apparition de la parole, ce qui permet à l'enfant de changer l'environnement.
2. Prime enfance — dure jusqu'à l'émergence du besoin de pairs.
3. Enfance — dure jusqu'au besoin de relations proches.
4. Préadolescence — dure jusqu'à la puberté et au début de l'intérêt pour les personnes du sexe opposé.
5. Début de l'adolescence — dure jusqu'au développement des relations avec les personnes du sexe opposé.
6. Fin de l'adolescence — dure jusqu'à l'établissement d'une relation d'amour stable avec une autre personne.

C. Anxiété

1. Les tensions ou l'insécurité de la mère sont à l'origine des premiers sentiments d'angoisse chez le petit enfant.
2. Plus tard, il ressent comme une menace chaque désapprobation manifestée par une personne importante sur le plan affectif.
3. Comportements d'évitement développés pour faire face à l'anxiété :
   a. Évitement physique d'une situation.
   b. Modification de l'interaction dans la situation.
   c. Utilisation d'inattention sélective, processus employé par la personne pour ne pas prêter attention à ce qui provoque l'anxiété.
   d. Utilisation de procédés de substitution où la personne dissocie certains aspects du système interpersonnel. On utilise également le terme *opérations de sécurité* pour décrire ce processus ; elles sont de même nature que les mécanismes de défense décrits par Freud.

D. Thérapie

1. Le thérapeute est un observateur participant et non un objet neutre.
2. *L'élucidation* est le principe selon lequel une modification du comportement peut être obtenue lorsqu'on parvient à identifier, conceptualiser et évaluer un comportement.
3. Le but de l'entretien est l'exploration des comportements d'évitement, de l'expérience de l'anxiété et du contexte interpersonnel dans lequel ceux-ci apparaissent.

— Approche du développement du moi

Cette méthode, qui met l'accent sur le développement de l'identité du moi tout au long de la vie, a été développée par E. Erikson. La *maladie* se caractérise par des problèmes du moi, dans ses relations ou avec la société, pouvant entraîner une prolongation d'une période de développement. Les troubles du comportement résultent de conflits non résolus durant les stades du cycle de vie.

A. Base théorique

1. L'être humain traverse huit stades de développement.
2. Les expériences sociales et les capacités innées jouent un rôle dans le développement ; c'est le principe épigénétique.
3. Chaque stade de développement offre la possibilité à la personne de développer de nouvelles compétences utiles à la construction des stades subséquents. Des événements physiques et psychiques imprévus peuvent perturber l'acquisition de compétences nécessaires à un stade de développement donné. La non-acquisition d'une compé-

tence a un impact négatif sur le stade de développement suivant et peut entraîner des modes de comportement inadaptés.

B. Les huit stades de développement selon E. Erikson

1. *Petite enfance* (de 0 à 18 mois)
   a. Durant ce stade, le petit enfant apprend la *confiance* en soi et dans les autres, à condition que ses besoins soient correctement satisfaits.
   b. La confiance réaliste en autrui, l'espoir, l'optimisme et la capacité de créer des relations plus tard dans la vie proviennent d'un climat de confiance.
   c. Lorsqu'il est confronté à des événements tels que des mauvais traitements, le petit enfant peut développer de la *méfiance* qui se traduira plus tard par de l'hostilité et un sentiment général d'insatisfaction.
2. *Prime enfance* (de 18 mois à 3 ans)
   a. Dans cette étape, *l'autonomie* résulte du réconfort, d'expériences dirigées de façon constructive au cours desquelles l'enfant apprend à contrôler ses propres comportements sans être soumis à des expériences dépassant ses capacités.
   b. Les comportements socialement acceptables de retenue et de laisser-aller, comme l'apprentissage de la propreté durant ce stade, se généralisent aux autres aspects de la vie.
   c. Le développement de l'autonomie mène au contrôle de soi sans perte de l'estime de soi, à un sentiment de fierté et de bienveillance, à la capacité d'initier des activités de coopération et à une attitude généreuse ou réservée appropriée.
   d. Des difficultés, comme un contrôle externe excessif, peuvent entraîner *la honte et le doute* (par ex. : la sensation d'être exposé au regard des autres, la perte de l'assurance d'être en mesure de contrôler sa propre vie ainsi que la perte de confiance en sa propre valeur).
3. *Moyenne enfance* (de 3 à 5 ans)
   a. L'enfant développe *l'initiative*, la capacité d'entreprendre et de prévoir des tâches, le plaisir d'être actif, et apprend que les choses ont un sens.
   b. Le plaisir dans l'attaque et la conquête favorisent le développement de l'identité et des rôles sexuels.
   c. L'initiative est contrôlée par le développement de la conscience. La personne croît afin de se développer et de s'efforcer à utiliser ses capacités d'une manière socialement appropriée.
   d. La *culpabilité*, accompagnée d'auto-restrictions et de dénégation, peut résulter d'une mauvaise négociation de ce stade, empêchant la personne de développer ses capacités.

4. *Âge scolaire* (de 6 à 12 ans)
   a. Le point majeur est la *productivité*, caractérisée par l'engagement dans le monde, la construction et la planification, le développement de relations avec les pairs, le développement de savoir-faire spécifiques et l'identification à des personnes admirées.
   b. Le sens de la compétence et le plaisir de l'application se développent.
   c. *L'infériorité*, sensation que l'on est sans intérêt et médiocre, peut résulter d'obstacles rencontrés durant ce stade.
5. *Adolescence* (de 12 à 20 ans)
   a. La capacité développée est *l'identité,* l'assurance de soi, l'engagement dans une carrière ainsi que l'identification de sa place dans la société.
   b. Des résolutions de conflits réussies mènent à la capacité de travailler vers des buts à long terme, à l'estime de soi et à une stabilité émotionnelle.
   c. Le danger est la *confusion de rôle*, caractérisée par la sensation de confusion, la perte de confiance, l'indécision, l'aliénation et la possibilité de passages à l'acte.
   d. L'absence de résolution peut requérir de la part de l'adulte de dépenser de l'énergie tout au long de sa vie pour tenter de résoudre les conflits non résolus.
6. *Jeune adulte* (de 18 à 25 ans)
   a. *L'intimité* en est la caractéristique majeure. La personne développe la capacité d'aimer, de s'engager auprès d'autres personnes et d'entreprendre des relations authentiques.
   b. Le danger est *l'isolement*. La personne se tient à l'écart des autres, entretient des relations superficielles ou développe des préjugés.
7. *Adulte* (de 28 à 65 ans)
   a. La *procréation (générativité — capacité de créer et de produire)* est la compétence principale de ce stade. La responsabilité de l'adulte est de guider des enfants ou d'aider à créer et à développer des capacités productives et constructives.
   b. L'échec entraîne la *stagnation*, l'appauvrissement personnel et l'indulgence à l'égard de soi.
8. *Vieillesse* (de 65 ans à la mort)
   a. La dernière phase est caractérisée par des sentiments d'acceptation, d'importance ou d'adulation de la valeur de sa propre vie — *l'intégrité personnelle*.
   b. Le *désespoir* est le résultat négatif de ce stade, comprenant le sens de perte, le sentiment que la vie est insignifiante, que les buts de sa propre vie n'ont pas été atteints et qu'il est maintenant trop tard pour la recommencer.

C. Thérapie

La préoccupation centrale est d'établir la confiance non obtenue préalablement dans la vie de la personne soignée et de l'aider à progresser dans la connaissance de ses motivations inconscientes, afin de réduire son anxiété.

— Approche behavioriste

Cette approche met l'accent sur les processus comportementaux observables et mesurables. Les *comportements non adaptés* comprennent un comportement excessif, un comportement insuffisant, la distorsion de stimuli de renforcement, la distorsion de stimuli de différenciation et un comportement de rejet, d'aversion.

A. Base théorique

1. Watson, Pavlov et Skinner ont contribué au développement de l'école de pensée behavioriste.
2. Il existe deux écoles de pensées :
   a. *Le behaviorisme* — Tout comportement est le résultat d'un mécanisme d'apprentissage ; aussi, les comportements peuvent-ils devenir non adaptés sans être considérés comme anormaux.
      (1) *Réponse conditionnée* — ce concept établit qu'à un stimulus spécifique correspond une réponse spécifique.
      (2) *Conditionnement opérant* — ce concept établit que les réponses comportementales sont influencées par ce qui suit la réponse.
      (3) *Renforcement* — ce concept établit que la réponse comportementale peut être influencée par des récompenses ou des punitions.
   b. *Le behaviorisme cognitif* — Le comportement est influencé par la cognition, indépendamment des stimuli.
      (1) Les variables importantes qui déterminent le comportement comprennent des projets, des croyances, des attentes, des codes et des compétences.
      (2) Les sentiments sont supposés naître des pensées de la personne.

B. Thérapie

1. *L'analyse fonctionnelle* est l'analyse du comportement visible.
   a. Quels comportements posent problème ?
   b. Dans quelles circonstances ces comportements appparaissent-ils ?
   c. Quels sont les renforcements positifs ?
   d. Quels sont les renforcements négatifs ?

e. Quels comportements efficaces peuvent être utilisés comme substituts ou comme renforcement ?

2. Les techniques fréquemment utilisées dans la thérapie comportementale sont la désensibilisation systématique, l'immersion, la thérapie implosive, le renforcement positif, l'affirmation de soi, les exercices de relaxation, le système de jetons et la sexothérapie.
3. La thérapie cognitive est centrée sur le changement des contingences internes, comme les attentes, les distorsions, les auto-injonctions, les remords et les successions de pensées, afin de modifier le comportement.
4. Les techniques utilisées en thérapie cognitive comprennent l'interrogation verbale, la vérification de la réalité, la substitution de pensées, les jeux de rôles, l'autosurveillance, l'exécution de tâches, l'humour et la réflexion.

— Approche humaniste

Cette approche met l'accent sur la vision globale (holistique) de l'être humain, l'individualité de chaque être humain et sa valeur intrinsèque, l'importance de l'expérience du présent ainsi que la signification de l'expérience pour soi. Selon Rogers, Maslow et Frankl, les comportements anormaux sont la conséquence des points suivants :

Rogers — L'existence d'une incongruité entre l'image de soi et l'expérience.

Maslow — La non-satisfaction des besoins de base (respirer, boire et manger, éviter les dangers, aimer, appartenir à un groupe, se réaliser).

Frankl — L'absence de sens de la vie peut entraîner une maladie.

A. Base théorique : Rogers

1. *Le soi* est un concept central, car la vie est jugée en fonction de la vision que l'on a de soi : Qui suis-je ? Que fais-je ? Que suis-je capable de faire ? Qu'est-ce que je veux être et/ou devenir ? L'être humain tend à l'actualisation de soi.
2. L'incongruité peut se développer entre le soi idéal et le soi réel et/ou la réalité. Cela entraîne de l'insatisfaction, de l'anxiété et l'activation des mécanismes de défense.
3. L'enfant reçoit en permanence d'autres personnes des informations sur les comportements. Ces expériences sont intégrées, déniées ou acceptées par l'enfant comme «vérité» et affectent son soi.
4. Il est important d'accepter ses propres sentiments, de ne pas les nier, et de suivre ses propres valeurs et croyances, au lieu d'accepter les valeurs des autres.

B. Thérapie

Le thérapeute fait preuve d'un regard positif inconditionnel (acceptation sincère), de compréhension empathique (capacité de percevoir le monde de l'autre), de correction et de congruence, afin d'aider la personne dans l'exploration de son unicité et de sa propre valeur.

— Approche familiale

Il existe diverses conceptions de la famille et de la thérapie familiale, mais il n'existe pas de typologie ou de diagnostic reconnus des familles.

A. Cadre structurel

1. Minuchin voit la famille comme un système social avec une structure et une organisation dans lesquelles les individus vivent et réagissent. Des modalités de transaction permettent le contrôle des interactions et comportements des membres de la famille.
2. Il existe des modalités de transaction inadaptées comme le désengagement, avec ou sans un contact minimal entre les membres de la famille, et des liens enchevêtrés ou surimpliqués entre et/ou parmi les membres de la famille.
3. Le but de la thérapie est d'apporter des modifications dans la structure de la famille par la clarification des limites, des règles et des attentes.

B. Cadre interactionnel : Satir et Haley

1. La théorie de la double-contrainte (ou double-lien) constitue une piste pour observer le développement des dysfonctionnements dans le système familial. Elle est caractérisée par les points suivants :
   a. L'individu est situé dans un important réseau de relations, ce qui implique d'être capable de comprendre ce qui est communiqué.
   b. Dans une relation, l'autre personne communique deux types de messages contradictoires.
   c. L'individu est incapable d'émettre un avis sur l'un ou l'autre des messages et se trouve donc dans une situation de double-contrainte.
2. Les dysfonctionnements de la communication sont provoqués par la dénégation, le rejet ou la disqualification du réseau relationnel ou de certains aspects du message communiqué ; ils se produisent également en espaçant les ponctuations des séquences d'interaction entre deux personnes, ce qui augmente les différences entre elles ; enfin, ils peuvent être la conséquence de modalités d'interaction rigides ou symétriques entre deux personnes.

3. Les problèmes sont considérés comme des conséquences de l'utilisation de solutions inadéquates. Causes d'une communication défaillante :
   a. Aucune mesure n'est prise alors que l'action est nécessaire.
   b. Des mesures sont prises alors que l'action n'est pas nécessaire.
   c. Des mesures sont prises à chaque niveau de communication.
4. L'objectif de la thérapie est de changer les modalités d'interaction individuelle dans le système familial (Satir) et/ou de changer la structure ou les modalités de transaction (Haley), et ce en fixant des buts, en donnant des tâches à effectuer, la prescription du symptôme, l'annonce du symptôme, la modification du comportement, etc.

C. Théorie des systèmes familiaux de Bowen

La théorie des systèmes de Bowen présente une conceptualisation de la transmission multigénérationnelle du système émotif. Cet auteur met l'accent sur des variables comme le degré d'angoisse et le degré d'intégration du soi et leur influence sur le système familial. La maladie est vue comme un phénomène d'adaptation humaine dans lequel une personne conserve un certain degré de non-indifférenciation, conséquence de la transmisssion de faibles degrés de différenciation par les générations précédentes.

1. Base théorique
   a. *Position dans la fratrie* — Les caractéristiques de la personnalité sont liées aux positions dans la fratrie (on en a identifié 10) et donnent des informations prédictives.
   b. *Triangles* — L'unité de base du système émotif (par ex. : un ensemble de deux personnes et un outsider). Lorsque existe une tension, chaque personne cherche à obtenir la position distante. Lorsque la tension augmente, l'une des personnes impliquera un tiers pour former un triangle ; ainsi se forme un système relationnel intriqué de plus en plus élargi.
   c. *Processus de projection familiale* — L'angoisse de la mère se traduit par un attachement excessif à l'enfant, soutenu par le père. L'enfant devient anxieux, dépendant et incapable de fonctionner seul. La schizophrénie peut se développer comme résultat du processus de projection familiale, après plusieurs générations à faible degré de différenciation .
   d. *Processus de transmission multigénérationnelle* — Le processus de projection familiale recouvre plusieurs générations, avec, à chaque génération, un enfant moins différencié et moins capable de fonctionner seul.
   e. *Rejet émotif* — Ce concept concerne le processus mis en œuvre par une personne qui cherche une solution à l'attachement émotif en s'éloignant des parents. Plus la rupture avec les parents est in-

tense, plus la personne et les enfants de cette personne auront des problèmes similaires.

f. *Différenciation du soi* — Ce concept est lié au processus de responsabilisation de soi sur les plans émotionnel et intellectuel. Il existe des degrés variés de différenciation.

g. *Système émotif familial* — Il recouvre le fonctionnement de la mère, du père et des enfants. Les symptômes rencontrés comprennent — seuls ou en association — les conflits conjugaux, le dysfonctionnement de l'un des conjoints, et la projection des problèmes sur un enfant.

h. *Régression sociale* — Lorsqu'un groupe social est en permanence exposé à l'angoisse, les réponses pour soulager celle-ci sont émotionnelles, ce qui signifie une régression de son fonctionnement. Un exemple de réponse régressive est la toxicomanie.

2. Thérapie
   a. La thérapie est centrée sur la réduction de la réactivité et le développement de la différenciation du soi.
   b. L'expression des sentiments n'est pas encouragée ou interprétée, mais la personne est assistée dans la réflexion sur les processus qui sont à l'œuvre.
   c. L'exploration des antécédents familiaux est encouragée.
   d. Le rétablissement du contact avec la famille est favorisé.
   e. Le thérapeute se tient en dehors des triangles intriqués, afin de développer la flexibilité et la capacité de diminuer l'angoisse.

— Démarche thérapeutique de groupe

A. Groupes centrés sur la personne
Base : théories de Carl Rogers.

1. *Buts* — accroître la conscience et l'acceptation de soi-même et des autres ; l'actualisation de soi ; la responsabilité de soi.
2. *Rôle du thérapeute* — non directif ; montre de l'authenticité, un regard positif inconditionnel et de l'empathie ; centre sur le développement de l'individu dans le groupe et le processus de groupe.

B. Groupes d'analyse transactionnelle
Base : théories d'Eric Berne.

1. *Buts* — accroître le regard sur soi ; reconstruction de la structure de la personnalité ; affirmation de la responsabilité de soi ; autonomie dans la spontanéité et l'intimité.
2. *Rôle du thérapeute* — identifie les états du moi, les transactions et les jeux utilisés par les membres du groupe, et facilite des compor-

tements plus adaptés ; établit des liens honnêtement et ouvertement de manière à exclure tout jeu personnel ; sert de formateur et de facilitateur.

C. Groupes interpersonnels

Base : théories de Harry S. Sullivan.

1. *Buts* — accroître le regard sur soi et reconstruction de la personnalité.
2. *Rôle du thérapeute* — sert d'observateur participant, catalyseur et facilitateur ; soutient le renforcement de l'estime de soi ; centre sur le lien entre les problèmes présents et les distorsions vécues antérieurement ; encourage la validation consensuelle du comportement afin de corriger les distorsions du développement.

D. Groupes psychanalytiques

Base : théories de Sigmund Freud.

1. *Buts* — reconstruction de la structure de la personnalité.
2. *Rôle du thérapeute* — sert de caisse de résonance neutre et de figure d'autorité ; procède à une écoute active ; centre sur l'analyse individuelle dans un groupe en utilisant les transferts, le contenu des rêves, la résistance et les relations traumatiques passées en lien avec le comportement présent ; centre sur les besoins du groupe par l'identification des processus de groupe opérants.

E. Groupes de *Gestalt*

Base : théories de Frederick Perls.

1. *Buts* — assumer la responsabilité de soi ; accroître la conscience des sentiments et des comportements personnels ; acccroître la conscience des comportements et des sentiments des autres ; parachever les situations non terminées (par ex. : par l'expérimentation dans le présent des expériences passées).
2. *Rôle du thérapeute* — prend un rôle actif dans la direction des exercices structurés ; travaille individuellement avec les membres du groupe se trouvant «sur la sellette» dans l'«ici et maintenant».

F. Groupes existentiels

Base : travaux de différents théoriciens, comme Rollo May.

1. *Buts* — vivre pleinement les expériences et les relations avec les autres ; l'actualisation de soi.
2. *Rôle du thérapeute* — se mêle intimement à l'ensemble du groupe ; non directif, mais procure des conseils lorsque cela est nécessaire.

La relation thérapeutique

2

LA RELATION DUELLE «INFIRMIÈRE-PERSONNE SOIGNÉE»

A. Définition et caractéristiques de la relation duelle

1. Relation professionnelle, définie d'un commun accord, focalisée sur les réactions et les intérêts émotifs, cognitifs et comportementaux de la personne soignée.
2. Série d'interactions infirmière-personne soignée intentionnelles et déterminées d'un commun accord, orientées vers un but et se produisant sur une période donnée.
3. Des techniques interpersonnelles orientées vers un but sont utilisées, comme l'écoute active, afin de stimuler l'exploration des zones de difficultés et des ressources d'apprentissage, de changement et de croissance personnelle.
4. Les moyens vont des interventions psychothérapeutiques à une psychothérapie individuelle.

B. Définition de termes concernant la relation duelle infirmière-personne soignée

1. *Intervention pychothérapique* — «Interaction spécifique, limitée dans le temps, entre une infirmière et une personne soignée qui a un

problème présentant une difficulté immédiate et durable liée à la santé ou au bien-être. La difficulté est examinée au moyen de la méthode de résolution de problème afin que l'expérience puisse être comprise pleinement et être intégrée aux autres expériences de vie. Le conseil par l'infirmière peut inclure des entrevues courtes et régulières pouvant avoir lieu dans divers milieux (foyers, hôpitaux, cliniques, écoles).»*,**

2. *Psychothérapie* — «Toute méthode de traitement généralement acceptée, et plus spécifiquement la thérapie individuelle, le jeu, la thérapie brève, la thérapie comportementale, la thérapie de groupe et la thérapie familiale. Il s'agit d'une relation structurée et contractuelle entre le thérapeute et le client dans l'unique but de provoquer des changements chez le client. Cette modalité cherche à atténuer les troubles de l'émotivité afin d'inverser ou de changer les comportements non adaptés et de faciliter la croissance et le développement de la personnalité.»*, **
3. *Infirmière généraliste en soins infirmiers de santé mentale et de psychiatrie* — «Infirmière ayant suivi la formation de base nécessaire pour pratiquer des soins infirmiers en psychiatrie et en santé mentale, et qui perfectionne son savoir-faire clinique grâce à la supervision continue de sa pratique en milieu clinique.»*
4. *Cadre clinicien/infirmière spécialiste clinique en psychiatrie et en santé mentale* — «Infirmière possédant au minimum une maîtrise en soins infirmiers en psychiatrie et en santé mentale, une expérience clinique avec une supervision correspondant à son niveau de formation, et qui fait preuve de connaissances et d'un savoir-faire approfondis et étendus dans l'exercice des soins infirmiers en psychiatrie et en santé mentale.»*

C. Phases de la relation infirmière-personne soignée (les phases se chevauchent et sont imbriquées les unes aux autres tout au long de la relation infirmière-personne soignée).

1. Phase I (phase initiale ou d'orientation)
   a. Comportements et caractéristiques fréquemment observés chez la personne soignée.
      (1) ressent un besoin (parfois mal compris) d'aide et recherche de l'assistance pour ce besoin ;
      (2) ressent une tension ou une angoisse qui ne sont pas toujours observables ;

---

* American Nurses' Association Council on Psychiatric and Mental Health Nursing, 1985, p. 26.

** American Nurses'Association Division on Psychiatric and Mental Health Nursing Practice, 1982, p. 20.

(3) a souvent des idées préconçues et des attentes par rapport à la relation infirmière-personne soignée fondées sur des expériences antérieures ;
(4) peut atteindre un certain état où il n'y a plus rien à dire ;
(5) met à l'épreuve les paramètres de la relation infirmière-personne soignée, notamment les comportements que l'infirmière peut tolérer — par ex. : arrive en retard aux rendez-vous, voire ne s'y rend pas, ou vérifie jusqu'où l'infirmière est prête à satisfaire ses besoins ;
(6) se montre pointilleux avec l'infirmière ;
(7) utilise des phrases et des mots décrivant des situations et des événements, sans s'attarder sur l'identification et la description des sentiments.

b. Activités thérapeutiques relevant du domaine des soins infirmiers pendant la phase d'orientation :
   (1) Évaluer, identifier et clarifier les besoins et les problèmes de la personne soignée.
   (2) Formuler les diagnostics infirmiers initiaux.
   (3) Commencer à formuler des profils de santé.
   (4) Clarifier ses propres attentes et idées préconçues.
   (5) Établir d'un commun accord un contrat thérapeutique pour la relation duelle infirmière-personne soignée. Ce contrat comprend
      (a) l'explication du rôle et des responsabilités de l'infirmière dans la relation ;
      (b) la description de l'ensemble des buts de la relation infirmière-personne soignée ;
      (c) l'identification et la définition d'un commun accord des buts à atteindre sur les plans cognitif, émotionnel et comportemental ;
      (d) l'accord sur le lieu, l'heure et la durée des entrevues ;
      (e) l'établissement du coût/remboursement (si applicable) ;
      (f) l'établissement de la durée probable ou prévisible de la relation/(thérapie) infirmière-personne soignée (préparation de la phase de congé) ;
      (g) l'établissement de la politique d'annulation des rendez-vous ;
      (h) la mise au point des paramètres concernant le rôle de la famille/des personnes importantes sur le plan affectif ;
      (i) la mise au point des responsabilités de la personne soignée dans la relation duelle ;
      (j) l'expression verbale par la personne soignée de sa compréhension des informations d'orientation, des explications et du contrat thérapeutique.

(6) Faire le point sur la confidentialité des informations transmises par la personne soignée.
(a) Informer la personne soignée que les membres de l'équipe de soins recevront des informations globales sur l'état d'avancement de la thérapie.
(b) Informer la personne soignée au cas où elle peut prendre connaissance des rapports d'avancement de la thérapie avant que ceux-ci ne soient versés à son dossier de soins.
(c) Si nécessaire, informer la personne soignée qu'en cas de comportement nuisible envers soi ou les autres on en informera les membres de l'équipe concernés, la famille ou encore les personnes importantes sur le plan affectif qui doivent être au courant de dangers de ce type. Expliquer pourquoi.
(d) Éviter de faire des promesses lorsque la personne soignée demande de ne pas transmettre certaines informations (par ex. : des idées suicidaires ou d'homicide, la prise de drogues ou d'alcool) aux autres membres de l'équipe de soins. Mettre en avant le fait que le partage d'informations spécifiques qui la concerne avec l'équipe professionnelle est une décision relevant du jugement professionnel de l'infirmière.
(7) Bâtir une relation de confiance en respectant les clauses du contrat et en informant la personne soignée de tout changement, telle une absence justifiée et inévitable.

2. Phase II (phase de travail ou intermédiaire)
a. Comportements et caractéristiques fréquemment observés chez les personnes soignées. La personne soignée :
(1) réagit aux propositions d'aide de l'infirmière ;
(2) reconnaît et décrit les problèmes ;
(3) diminue les tentatives de manœuvre manifestées lors de la phase d'orientation — par ex. : demander des renseignements personnels à l'infirmière ; remettre en question la finalité, la durée et la fréquence des entrevues ;
(4) oscille entre les besoins de dépendance, d'indépendance et d'interdépendance dans sa relation avec l'infirmière ;
(5) fait preuve d'une capacité accrue de parler des problèmes et de reconnaître, décrire et explorer ses sensations/sentiments ;
(6) imite et copie des comportements ou l'apparence de l'infirmière dans le but de s'identifier ou de ressembler à celle-ci ;
(7) agit manifestement avec la volonté d'atteindre les buts thérapeutiques formulés lors de la phase d'orientation ;

(8) utilise l'ensemble des services proposés par l'infirmière et cherche à obtenir le plus de bénéfices possible de sa relation avec elle.

b. Activités thérapeutiques relevant du domaine des soins infirmiers pendant la phase de travail :

(1) Constater les manifestations comportementales d'ambivalence et de résistance — par ex. : rejet, évitement, dénégation, hostilité et stagnation de la thérapie.

(2) Être attentif à la fréquence d'utilisation, par la personne soignée, de phrases et de mots exprimant de l'affectivité et à ses descriptions de tendances et de modalités de comportements.

(3) Encourager l'expression et l'analyse des émotions, des modalités d'échec et des tendances défaitistes de la personne soignée.

(a) Déterminer d'un commun accord la dynamique comportementale de la personne soignée et explorer l'origine, le fonctionnement et les conséquences de ses modalités de comportement.

(b) Faciliter l'auto-évaluation par la personne soignée des modalités de ses comportements d'échec.

(4) Consacrer à intervalles réguliers du temps à un examen conjoint (par la personne soignée et l'infirmière) des progrès réalisés pour atteindre les buts formulés lors de la phase d'orientation. Utiliser les résultats de ces évaluations pour procéder à la reformulation éventuelle des buts thérapeutiques.

(5) Éviter de faire des remarques sur les imitations des comportements et de l'apparence de l'infirmière par la personne soignée afin d'éviter que cette dernière puisse découvrir des aspects de l'infirmière qu'elle ne désire *pas* copier.

(6) Faciliter la résolution des conflits émotionnels, l'atténuation des modalités des comportements d'échec, et l'atteinte, par la personne soignée, des buts comportementaux définis d'un commun accord lors de la phase d'orientation.

(a) Identifier, avec la personne soignée, les forces qui empêchent les changements de comportement.

(b) Favoriser les stratégies de résolution de problèmes permettant de définir des comportements alternatifs.

(c) Fournir à la personne soignée des consignes pour porter une attention spéciale à tel ou tel aspect de ses modalités comportementales ou cognitives entre deux séances de travail, afin de l'aider à modifier celles qui sont à proscrire.

(d) Créer un environnement dans lequel la personne soignée puisse expérimenter de nouveaux comportements et l'angoisse éventuelle qui les accompagne.

(7) Commencer à préparer avec la personne soignée la phase de résolution en lui rappelant le nombre d'entrevues qui doivent encore avoir lieu.

3. Phase III (phase de congé ou de résolution)

a. Comportements et caractéristiques fréquemment observés chez les personnes soignées. La personne soignée :

(1) réagit à la prise de congé de l'infirmière en fonction des expériences similaires déjà vécues, du type de prise en charge, des problèmes présents, des raisons réelles et perçues du congé ainsi que de sa personnalité ; parmi les réactions à la perte imminente de la relation infirmière-personne soignée, on trouve le chagrin, la tristesse, la dépression, le déplacement des sentiments, l'ambivalence, la formation réactionnelle, la dépendance, la régression, l'hostilité ouverte, les rendez-vous oubliés, le rejet de l'infirmière ;

(2) maximise les apprentissages acquis durant la relation duelle ;

(3) participe à l'évaluation des progrès réalisés par rapport aux buts fixés lors de la phase d'orientation ;

(4) fait preuve d'une capacité accrue d'utiliser des mots et des notions cognitifs en rapport avec la phase de congé et avec la formulation de projets nouveaux.

b. Activités thérapeutiques relevant du domaine des soins infirmiers lors de la phase de congé :

(1) Établir la réalité de l'arrêt de la relation.

(2) Déterminer la sincérité de l'acceptation par la personne soignée de la prise de congé en tenant compte de facteurs tels que le degré de résolution des problèmes identifiés, l'utilisation constructive des mécanismes de défense et la réalisation des buts de la prise en charge.

(3) Si possible, déterminer d'un commun accord la date de la prise de congé.

(4) Anticiper ses propres réactions à l'arrêt de la relation.

(5) Aider la personne soignée à identifier ses sentiments et réactions à propos de la perte imminente de l'infirmière.

(6) Encourager la personne soignée à exprimer ses sentiments.

(7) Aider la personne soignée à tolérer le désagrément qu'entraîne la séparation.

(8) Identifier ses propres sentiments et réactions de façon à ne pas les faire peser sur la personne soignée.

(9) Aider la personne soignée à exposer et à maîtriser ses sentiments concernant la séparation imminente d'avec l'infirmière.
(10) Encourager la personne soignée à décrire et à évaluer les observations faites durant la relation duelle.
(11) Faciliter le compte rendu et l'évaluation du contrat thérapeutique par la personne soignée.
(12) Encourager et soutenir l'investissement émotionnel de la personne soignée dans d'autres relations.
(13) Informer la personne soignée de ses réussites pendant la période de la relation duelle.
(14) Énumérer les zones de croissance que la personne soignée doit prendre en considération.
(15) Enseigner des mesures de prévention — par ex. : reconnaître les premiers signes de rechute et savoir utiliser les ressources communautaires disponibles pour le suivi du traitement médicamenteux ou la thérapie individuelle.

PRINCIPES ET STRATÉGIES POUR DÉVELOPPER ET ENTRETENIR UNE RELATION THÉRAPEUTIQUE INFIRMIÈRE-PERSONNE SOIGNÉE

A. Développer des techniques de communication efficaces
1. Définition et éléments
   a. *Communication* — Processus dynamique, complexe et évoluant sans cesse qui intervient lorsque des êtres humains envoient et reçoivent des messages verbaux et non verbaux dans le but de comprendre et d'être compris par d'autres, de s'adapter à l'environnement et de transmettre des idées aux autres.
   b. Il est impossible de ne pas communiquer, car tous les comportements communiquent quelque chose.
   c. La communication comprend
      (1) L'aspect contenu du message — message verbal.
      (2) L'aspect relationnel du message — aspects verbal et/ou non verbal du message concernant la relation entre l'émetteur et le récepteur. La communication non verbale peut qualifier ou disqualifier le message verbal.
   d. Éléments de la communication :
      (1) Émetteur — celui qui transmet le message.
      (2) Message — signification qui est communiquée, intentionnellement ou non.
      (3) Code, canal, média — voie par laquelle le message est envoyé.

(4) Récepteur — destinataire du message.

(5) *Feedback* (réponse en retour) — comportement du récepteur (verbal et non verbal) en relation avec le message reçu.

2. Types de communication
   a. Verbale — utilisation de messages écrits ou parlés.
   b. Non verbale — utilisation d'expressions faciales, contact visuel, posture, mouvements corporels, toucher, apparence et vêtements, accent, tonalité et volume de la voix, gestuelle.
   c. Numérique — mode de communication verbal.
   d. Analogique — mode de communication non verbal, y compris le contexte de celle-ci.
   e. Symétrique — communication caractérisée par l'égalité dans le droit de commencer la communication, d'émettre des critiques et de prodiguer des conseils.
   f. Complémentaire — communication caractérisée par le fait que, dans l'interaction, une personne donne et l'autre personne reçoit.
3. Facteurs affectant la communication
   a. La culture, les coutumes, l'éducation, l'origine sociale, les attributs physiques, le bien-être mental, l'image corporelle, l'estime de soi, les capacités intellectuelles et l'expérience passée des acteurs.
   b. Le canal, le langage et les mots utilisés pour transmettre le message.
   c. Le contexte dans lequel intervient la communication.
   d. Les perceptions, sensations, pensées et motivations du récepteur et de l'émetteur avant la communication.
   e. La nature des relations entre l'émetteur et le récepteur.
   f. Les intentions et les buts de l'émetteur et du récepteur.
   g. Le concept de soi ou la perception de soi de l'émetteur et du récepteur.
   h. L'angoisse ou le niveau de stress de l'émetteur ou du récepteur.
   i. Des troubles physiques ou une déficience des organes sensoriels affectant la capacité mécanique de produire ou d'entendre des sons.
   j. Des troubles affectant le fonctionnement cognitif et/ou le traitement de l'information.
   k. Des différences de ponctuation des séquences de communication entre le récepteur et l'émetteur — c'est-à-dire les aspects particuliers de la communication sur lesquels chacun des partenaires se concentre.

B. Développer une compréhension des causes de rupture ou de distorsion de la communication

1. Messages inintelligibles — utilisation de termes que la personne soignée ne comprend pas, en particulier le jargon ou la terminologie médicale ou psychiatrique.
2. Messages incomplets — présomption que la personne soignée est déjà informée, ayant pour conséquence que ses questions restent sans réponses.
3. Messages émis par inadvertance — transmission non intentionnelle de messages, comme ceux donnant trop de détails, que la personne soignée interprète ensuite de façon erronée.
4. Messages omis — oubli d'expliquer quelque chose que la personne soignée devrait savoir.
5. Messages contradictoires — transmission d'un message dans lequel les aspects verbaux et non verbaux sont contradictoires, ou transmission de messages différents à la personne soignée par plusieurs personnes de l'équipe.
6. Messages sans suite — ne pas tenir les promesses faites.
7. Écoute active insuffisante.
8. Impossibilité d'interpréter fidèlement le message.
9. Impossibilité de se concentrer sur les problèmes de la personne soignée
10. Efforts de réconfort inefficaces ou inappropriés.
11. Réprimandes, discours moralisant, encouragements velléitaires.
12. Changement de sujet de conversation en abordant des aspects superficiels.
13. S'ériger en juge, afficher des préjugés, utiliser des clichés.
14. Stress de l'infirmière durant le travail, ressenti ou réel.
15. Comportement verbal ou non verbal culturellement incongru.
16. Degré élevé de peur ou d'angoisse de la personne soignée au sujet de la maladie et de son traitement (les points 1 à 15 peuvent augmenter l'angoisse de la personne soignée).

C. Développer et renforcer la conscience de soi

1. Développer la conscience de ses propres modalités de communication, verbales et non verbales.
2. Identifier, chercher l'origine et essayer de résoudre ses préjugés, ses attitudes négatives et stéréotypées.
3. Développer la conscience de ses propres valeurs et coutumes culturelles et subculturelles, et leur influence sur les comportements personnels, ainsi que de sa propre perception et interprétation des comportements des autres.

4. Identifier les facteurs de stress auxquels on est le plus fréquemment confronté ainsi que les comportements types qu'ils induisent.
5. Identifier et accroître ses propres modes d'adaptation en réponse aux stress.
6. Identifier et développer des valeurs éthiques personnelles constructives en lien avec les soins que nécessitent les personnes adultes en psychiatrie et avec les soins de santé en général.
7. Valider les perceptions et les interprétations des comportements de la personne soignée avec cette dernière ou avec des collègues si nécessaire.
8. Examiner ses propres motivations, sentiments et comportements.
   a. Développer l'acceptation de soi, l'estime de soi et le respect de soi.
   b. Développer la capacité de faire clairement la différence entre ses propres sentiments et ceux de la personne soignée.
   c. Reconnaître, accepter et analyser l'origine de sentiments négatifs.
9. Travailler à partir de faits plutôt que de suppositions ou de perceptions erronées.
10. Prendre conscience de sa propre angoisse au cours d'une interaction infirmière-personne soignée et chercher à obtenir des informations sur le degré d'angoisse de la personne soignée à partir des données sur soi-même.
11. Utiliser les possibilités offertes par la formation continue pour accroître la conscience de soi.

D. Utiliser la consultation/supervision clinique lors de la relation duelle infirmière-personne soignée pour renforcer la conscience de soi

1. Définition et caractéristiques de la consultation/supervision clinique
   a. *Consultation/supervision clinique* — processus interpersonnel entre un professionnel de la santé mentale, de préférence un cadre clinicien en psychiatrie et santé mentale ou une infirmière ayant un niveau de doctorat en soins infirmiers en psychiatrie et santé mentale, et une infirmière exerçant en psychiatrie et santé mentale, dans le but d'analyser le processus empathique et les problèmes de soins dans la relation duelle infirmière-personne soignée, afin d'encourager la compétence clinique de l'infirmière supervisée.
   b. Le processus de consultation/supervision est cognitif et didactique ; il met l'accent sur le fait de devoir cultiver l'utilisation thérapeutique de soi, le savoir-faire thérapeutique et les interventions psychothérapeutiques.
   c. La priorité doit être donnée à la prise en charge de la personne soignée et non aux besoins personnels de l'infirmière, à moins

que ces besoins soient directement liés à des éléments de la relation duelle.

d. Le consultant/superviseur sert de tuteur pour veiller au respect de la théorie lors des interventions psychothérapeutiques relevant des soins infirmiers.

2. Phases de la consultation/supervision :

a. Début («lune de miel») — Le consultant/superviseur se centre sur l'établissement d'une alliance d'apprentissage ; l'infirmière doit être ouverte aux nouvelles idées, apprendre plus de choses sur l'utilisation thérapeutique de soi et accroître ses connaissances sur la relation duelle infirmière-personne soignée.

b. Phase intermédiaire (de travail) — L'infirmière peut ressentir de la colère et de la confusion lors de la découverte de l'expertise du consultant/superviseur et en essayant de comprendre de nouvelles données cliniques. Le consultant/superviseur évite de personnaliser ces sensations et évalue le degré d'angoisse de l'infirmière afin de déterminer la quantité de matière nouvelle pouvant être traitée.

c. Phase d'intégration — Le consultant/superviseur assiste l'infirmière dans ses efforts pour devenir une clinicienne autonome. L'infirmière démontre sa capacité d'assimiler des connaissances cliniques et des interventions psychothérapeutiques correspondant à sa personnalité et à ses préférences de prises en charge.

d. Phase finale — Le consultant/superviseur et l'infirmière revoient et évaluent ensemble le processus de consultation/supervision. La reconnaissance des acquis et les recommandations pour des apprentissages futurs sont évoquées. Une bonne conclusion de la relation de consultation/supervision dépend du travail accompli lors de ce processus d'évaluation par le consultant/superviseur et l'infirmière.

E. Développer la confiance

1. Établir un climat de confiance et de sécurité grâce à la fiabilité de soi et des autres.
2. Être et demeurer authentique.
3. Permettre à la personne soignée de comprendre clairement les buts de la relation duelle infirmière-personne soignée ou de la prise en charge par l'infirmière.
4. Être constant, fiable, et ouvert.
5. Démontrer un intérêt sincère pour la personne soignée, ainsi qu'un engagement réel à son égard pour une période déterminée.
6. Être sensible aux besoins de la personne soignée.

7. Créer une relation interpersonnelle dans laquelle la personne soignée peut librement communiquer ses sentiments, ses besoins et ses problèmes.
8. Communiquer une considération chaleureuse et positive à l'égard de la personne soignée.
9. Ne pas faire des promesses que l'on ne peut pas tenir.
10. Essayer de satisfaire les demandes raisonnables.

F. Être juste

1. Rechercher la cohérence entre ses sentiments réels, ses opinions, ses comportements et l'expression verbale.
2. Être naturel, spontané, vrai, ouvert, sincère et non défensif.
3. Admettre ses propres erreurs face à la personne soignée si nécessaire.
4. Communiquer ses sentiments négatifs à la personne soignée :
   a. si cela peut être fait dans un contexte d'objectifs thérapeutiques ;
   b. s'ils sont vraiment générés par la personne soignée, et non par son propre passé ;
   c. si la personne soignée est capable de distinguer l'information en retour *(feedback)* comme un aspect de son comportement et non comme la totalité de son être.
5. Partager ses propres réactions et sentiments avec la personne soignée si cela peut servir le but thérapeutique.
   a. Éviter la divulgation complète et répétée de ses sentiments.
   b. Exprimer des sentiments négatifs à la personne soignée de façon non destructive, en l'encourageant à poursuivre la discussion.
6. Être aussi naturel et spontané que possible lors des interventions thérapeutiques. Éviter l'utilisation superficielle, mécanique des techniques interpersonnelles.

G. Utiliser la divulgation de renseignements personnels à bon escient

1. Éviter la divulgation de renseignements personnels pour satisfaire ses propres besoins.
2. Comprendre que, lorsque soit l'infirmière soit la personne soignée divulgue des renseignements personnels à un certain moment de la relation, l'autre personne a tendance à répondre en donnant autant, voire plus de renseignements sur elle-même.
3. Savoir que, plus le niveau de confiance est élevé, plus le niveau de divulgation de renseignements personnels est élevé.
4. Savoir qu'une personne soignée peut incorporer des renseignements personnels divulgués de façon inopportune dans ses délires ou ses fantasmes.

H. Assurer la cohérence de l'expérience

1. Mettre en place des limites cohérentes.

2. Montrer une attitude cohérente.
3. Venir à l'heure aux rendez-vous avec la personne soignée.
4. Informer la personne soignée des changements apportés à son environnement ou à son emploi du temps.

I. Faire preuve de délicatesse et de respect envers la personne soignée
1. Faire valoir les aspects intacts de la personnalité de la personne soignée.
2. Utiliser des mots que la personne soignée peut comprendre lorsqu'on lui donne des informations ou des explications sur son état ou sur le lieu où elle est soignée. Si possible, utiliser des livrets et/ou d'autres supports d'information.
3. Permettre l'expression de sentiments négatifs. Éviter les vengeances et les punitions.
4. Se centrer sur les ressources et les potentiels de la personne soignée.
5. Éviter d'augmenter inutilement l'angoisse.

J. Exprimer de l'empathie

«L'émergence d'un état affectif particulier» dans lequel l'infirmière expérimente avec «la personne soignée les états émotionnels conscients et inconscients...» (Book, 1988, p. 421)

1. Utiliser l'empathie comme un outil thérapeutique pour faire des observations cliniques sur l'état d'esprit de la personne soignée de manière à l'aider à se sentir comprise et apaisée, et à favoriser la réalisation des objectifs de la relation infirmière-personne soignée fixés d'un commun accord.
2. Percevoir et reconnaître le vécu et les sentiments de la personne soignée.
   a. Utiliser des questions ouvertes et fermées en lien avec les sentiments.
   b. Faire écho aux sentiments de la personne soignée.
   c. Donner de l'importance à «être avec» la personne soignée.
3. Prendre conscience de ses propres réactions vis-à-vis de la personne soignée.
   a. Reconnaître l'interaction entre ses propres expériences et celles décrites par la personne soignée.
   b. Prendre conscience de ses propres réactions lorsqu'on aide la personne soignée à comprendre les raisons, la signification et la dynamique de ses expériences et de ses sentiments.
   c. Trouver une signification aux éléments dont la personne soignée n'est pas pleinement consciente.
   d. Rester conscient en permanence des processus perceptifs, cognitifs et affectifs de la personne soignée.
4. Communiquer une compréhension fidèle et sensible.

a. Utilisation sélective de la divulgation de renseignements personnels : faire part d'expériences pouvant servir d'exemple d'expression de sentiments à la personne soignée et l'aider à reconnaître qu'il n'y a pas qu'elle qui vit ce type d'expériences.
b. Communiquer la compréhension des sentiments exprimés par la personne soignée.
c. Communiquer la compréhension des sentiments et des suppositions sous-jacents suggérés par la personne soignée.

K. Faire preuve d'une considération positive et de l'acceptation inconditionnelles de l'unicité de la personne soignée

1. Communiquer la valeur et le potentiel de la personne soignée.
   a. Préserver l'individualité, les opinions, l'unicité et les sentiments de la personne soignée.
   b. Ne pas faire de jugements de valeur et d'évaluation subjective.
   c. Éviter de réduire l'estime de soi de la personne soignée.
2. Faire preuve d'un intérêt sincère et non possessif.
3. Communiquer sa disponibilité et son enthousiasme pour une relation thérapeutique infirmière-personne soignée.
4. Exprimer l'acceptation de l'unicité de la personne soignée, mais ne pas approuver des comportements inopportuns.
5. Rester objectif en observant et en expliquant le comportement de la personne soignée.
6. Se rendre disponible.
   a. Ne pas communiquer de l'indifférence ou le rejet.
   b. Consacrer du temps à la personne soignée.
7. Ne pas chercher à nier les perceptions que la personne soignée a d'une expérience en faisant des remarques du genre : «Oh, cela n'est pas grave !»
8. Chercher à comprendre les sentiments et les points de vue de la personne soignée.

L. Utiliser la confrontation à bon escient

1. Envisager les résultats possibles de la confrontation — c'est-à-dire les risques et les bénéfices.
2. Choisir le bon moment pour la confrontation ; la confrontation est rarement utilisée durant la phase d'orientation ; elle ne doit être utilisée qu'une fois la confiance réciproque établie, généralement durant la phase de travail.
3. Éviter l'utilisation abusive de la confrontation provoquée par l'infirmière.
4. Utiliser l'empathie, l'authenticité et le respect pour faciliter la confrontation à soi-même.

5. Communiquer à la personne soignée les aspects de ses sentiments, perceptions et pensées qui empêchent la croissance.
6. Aider la personne soignée à devenir pleinement consciente d'aspects spécifiques de ses comportements ou problèmes.
7. Encourager la personne soignée à examiner et à commencer à acquérir de nouvelles stratégies existentielles.

Évaluation clinique initiale d'un adulte atteint de troubles mentaux 3

CADRE CONCEPTUEL POUR L'EXERCICE DES SOINS INFIRMIERS EN SANTÉ MENTALE ET EN PSYCHIATRIE

A. L'être humain est en constante interaction avec son environnement.

B. L'être humain possède la capacité potentielle de s'adapter aux facteurs de stress, de satisfaire ses besoins et d'atteindre ses objectifs au moyen de stratégies, d'aptitudes et de processus d'adaptation.

C. Les stratégies, aptitudes et processus d'adaptation comprennent :

1. *Interaction* — échange, action réciproque ou lien entre la personne et son environnement.
   a. *Échanger* — échange de matières et d'énergie.
   b. *Communiquer* — échange d'information.
   c. *Relier* — lien(s) ou interaction entre personnes ou objets.
2. *Action* — attribuer de la valeur, faire des choix et agir.
   a. *Valoriser* — attribuer de la valeur, de l'estime ou du sens.
   b. *Choisir* — définir des priorités et sélectionner des alternatives.
   c. *Agir* — avoir une activité dans son environnement.
3. *Conscience* — vigilance, sensation, connaissance/perception.
   a. *Être en éveil* — niveau de vigilance.

b. *Sentir* — sensation ou émotion.
c. *Connaître* — faculté de percevoir, conserver et utiliser des informations précises.

Cf. figure 3-1

— La démarche de soins infirmiers

La démarche de soins infirmiers est un processus interactif et systématique de résolution de problèmes utilisé pour assister la personne soignée afin de lui permettre d'atteindre un niveau de bien-être maximal. Elle est réalisée dans le cadre de la relation duelle infirmière-personne soignée.

A. Évaluation de la situation
L'évaluation se fait au moyen du recueil de données systématique et continu portant sur l'état de santé de la personne soignée.

1. Principes pour structurer le processus et le contenu de l'entretien
   a. Utiliser un guide spécialement conçu pour la collecte des données portant sur les soins infirmiers. Utiliser des questions ouvertes.
   b. Assurer l'intimité, le confort physique et un minimum d'interruptions durant l'entretien.
   c. Conduire l'entretien avec sensibilité afin de démarrer une relation infirmière-personne soignée positive. Observer des silences, des pauses dans l'entretien pour permettre l'expression d'informations aussi complètes que possibles.
   d. Expliquer les buts, la nature et la durée prévue de l'entrevue.
   e. Informer la personne soignée que les données recueillies seront utilisées comme aide lors de son traitement et qu'elles seront partagées avec les personnes de l'équipe concernées.
   f. Interroger la personne soignée sur la nature de son problème et sur sa situation/son mode de vie. Montrer de l'intérêt pour la personne soignée ; lui permettre de s'exprimer pleinement sur tout ce qui la préoccupe.
   g. Observer les expressions verbales et non verbales, les changements d'humeur et les difficultés à répondre aux questions.
   h. Poser des questions de manière simple et concrète. Utiliser des questions précises pour vérifier les impressions.
   i. Répéter et résumer régulièrement ce que la personne soignée dit.
   j. Utiliser un cadre conceptuel en soins infirmiers pour structurer les observations, l'entretien et le recueil de données.
   k. Suivre les directives du guide d'utilisation du dossier de soins de l'établissement pour reporter vos observations et le recueil de données.
2. *Compte rendu* — compte rendu écrit de la communication aussi bien de l'infirmière que de la personne soignée ; procédé indiqué plus

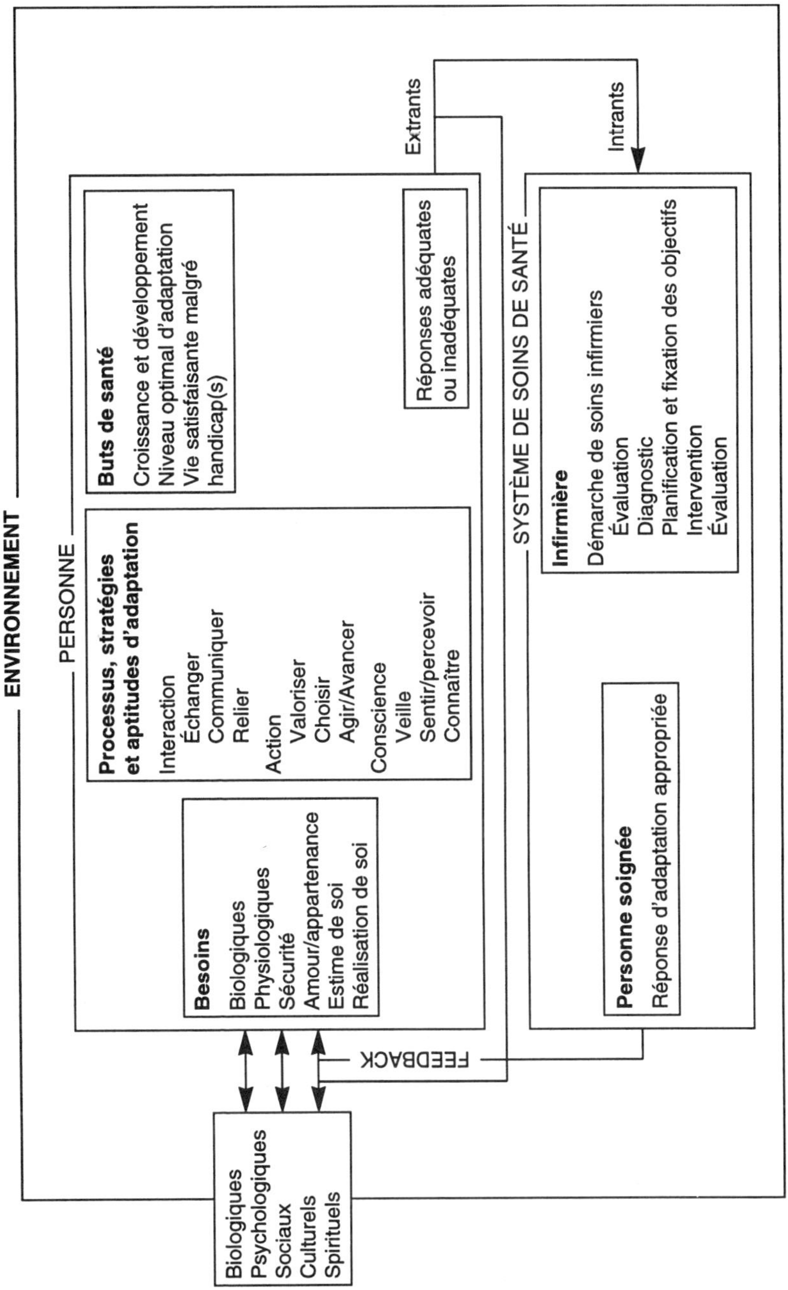

Figure 3.1. Cadre conceptuel pour la pratique des soins infirmiers en psychiatrie

spécialement lors d'entretiens à visée psychothérapeutique avec l'infirmière

a. Peut être utilisé par un cadre clinicien expert pour analyser et superviser la relation duelle infirmière-personne soignée ou en encadrant un(e) étudiant(e) en soins infirmiers.
b. Peut comporter une analyse :
   (1) des pensées, observations, sentiments et interventions de l'infirmière (y compris ceux concernant les buts du traitement) ;
   (2) des réponses de la personne soignée ;
   (3) de l'ensemble des interactions.

Évaluation clinique initiale par l'infirmière d'un adulte atteint de troubles mentaux…
1. *Données générales* Nom/Prénom : .... Adresse : .... Tél. : .... Âge : .... Sexe : .... Situation familiale : .... Religion : .... Nom du conjoint/parent/ami : .... Profession/Niveau d'études : .... Activités de loisirs et de détente : .... Aspect général : .... Signes particuliers : .... Connaissances/idées que la personne soignée a de son problème de santé : .... 2. *Premiers éléments de la collecte de données* Signes vitaux : .... Allergies : .... État/Bilan neurologique : .... Niveau de conscience : .... Antécédents de crises : .... Antécédents de pertes de conscience : .... Présence de dyskinésie tardive : .... Pensées ou comportements suicidaires : .... Pensées ou comportements d'homicide : .... Médicament(s) pris actuellement : .... Utilisation de drogues ou d'alcool : .... Poids (perte/prise) : .... Problèmes de dentition : .... État de la peau : .... Vue : .... Ouïe : ....

3. *Interaction (échanger, communiquer, relier)*
   Observations étayées, argumentées des capacités d'auto-soins ou des limitations dans chaque domaine : ....
   Manger/boire : ....
   Éliminer : ....
   Respirer : ....
   Circulation sanguine : ....
   Hygiène/tenue vestimentaire : ....
   Problèmes physiques : ....
   Traitements et médications actuels : ....
   Utilisation antérieure et actuelle des ressources de soins : ....
   Antécédents de troubles mentaux ou de maladies physiques : ....
   Niveau général de croissance et de développement : ....
   Facultés de communication : ....
      Avec l'équipe : ....
      Avec le conjoint : ....
      Avec les enfants : ....
      Avec d'autres (préciser) : ....
   Relation : ....
      Capacité de confiance : ....
      Expression de la sexualité : ....
      Contrôle de soi : ....
      Manière d'exprimer ses besoins/ses buts : ....
      Degré d'interaction sociale : ....
      Style/genre d'interactions sociales : ....
      Attitude envers le rôle tel que perçu actuellement : ....
      Réseau social : ....
      Relation avec le conjoint et/ou les autres personnes importantes sur le plan affectif : ....
      Antécédent de mauvais traitements, y compris d'abus sexuels : ....
   Réactions des personnes importantes sur le plan affectif à la maladie de la personne soignée : ....
   Parcours professionnel et situation professionnelle actuelle : ....
   Activités de détente et loisirs : ....
   Casier judiciaire : ....
4. *Action (valoriser, choisir, agir)*
   Perception/compréhension par la personne soignée de ses troubles mentaux présents et de leurs causes : ....
   Croyances en matière de maladie et de santé, et objectifs de santé personnels : ....
   Attitudes/croyances de la personne soignée à l'égard de l'hospitalisation et des professionnels de santé : ....
   Attentes de la personne soignée par rapport à la présente hospitalisation : ....

Observance — passée et présente — par la personne soignée du traitement prescrit et des consignes concernant son état de santé : ....
Capacités d'adaptation utilisées : ....
Croyances religieuses/spirituelles : ....
Attitudes envers la valeur de sa propre vie future : ....
Capacités/limites de prise de décisions : ....
Influence de facteurs culturels : ....
Valeurs et croyances en matière de santé mentale : ....
Valeurs et croyances en matière de maladie mentale : ....
Habitudes en matière de communication verbale et non verbale : ....
Habitudes en matière de prise de décisions : ....
Habitudes religieuses : ....
Habitudes en matière de nourriture : ....
Habitudes en matière de rôles familiaux : ....
Composants de la structure sociale (structure familiale, religion, situation financière, ressources disponibles en matière de santé) : ....
....
Environnement physique : ....
Changements culturels : ....
Activités/habitudes nuisibles pour la santé : ....
Type d'activités habituelles : ....

5. *Conscience (vigilance, sensation, connaissance/perception)*
Orientation dans le temps, l'espace, avec les personnes : ....
Niveau de vigilance : ....
Niveau d'énergie : ....
Cycle de veille-sommeil : ....
Anxiété : ....
Degré et nature de l'ambivalence : ....
Culpabilité et sa source : ....
Type et changement d'humeur ou d'affect : ....
Fréquence et type des plaintes physiques : ....
Adaptation de la personne soignée à des facteurs de stress anciens et/ou récents (type, nombre) : ....
Type et utilisation de mécanismes de défense : ....
Opinion que la personne soignée a d'elle-même (identité, estime de soi, etc.) : ....
Degré de conscience de l'image de soi chez la personne soignée : ....
Connaissances au sujet des troubles présents (prévention, traitement, auto-soins, responsabilités) : ....
Connaissances à propos de la médication actuelle : ....
Croyances inhabituelles/étranges : ....

Sensations et perceptions inhabituelles/étranges : ....
6. *Plan de réhabilitation*
Ressources : ....
Ressources financières : ....
Rendez-vous externes : ....
Environnement à domicile : ....
Environnement communautaire : ....

B. Le diagnostic infirmier

Le diagnostic est formulé à partir d'une analyse de l'évaluation de la personne soignée et des données recueillies. Pour utiliser la formulation de Shoemaker, un diagnostic infirmier est un jugement clinique concernant un individu, une famille ou une collectivité, et est le résultat d'un processus délibéré et systématique de collecte et d'analyse de données. Il sert de base à la prescription d'interventions relevant de la responsabilité de l'infirmière.

C. Planification

1. Élaborer les critères de résultats de santé de la personne soignée à partir de l'évaluation effectuée et des diagnostics infirmiers posés.
2. Impliquer autant que faire se peut la personne soignée.

D. Intervention

1. Les stratégies d'intervention doivent être établies dans le but d'aider la personne soignée à atteindre les comportements prévus.
2. Un mode conceptuel en soins infirmiers est utilisé comme guide pour la planification et l'établissement des stratégies d'intervention.

E. Évaluation

1. Déterminer dans quelle mesure la personne soignée a atteint les résultats de santé prévus.
2. Les données de l'évaluation sont utilisées pour planifier et réorienter les stratégies d'intervention afin d'atteindre les résultats de santé prévus, de les réviser ou d'en élaborer de nouveaux, selon les cas.

L'EXAMEN PSYCHIATRIQUE

L'examen psychiatrique est habituellement effectué par un médecin-psychiatre, un cadre clinicien en psychiatrie ou un psychologue. Il ne constitue qu'une des composantes de l'évaluation globale de la santé mentale.

A. Objectif

L'objectif est d'évaluer le fonctionnement mental et l'état émotionnel présent de la personne soignée.

B. Aspect général

Constater chez la personne soignée :

1. Tenue vestimentaire (négligée, propre, débraillée, excessivement soignée, inappropriée, extravagante).
2. Expression faciale (calme, perplexe, stressée, tendue, alerte/ éveillée, étourdie/ahurie).
3. Apparence physique (malformations physiques notables, maigreur, obésité, poids normal).
4. Posture (normale, rigide, avachie).
5. Contact visuel (yeux fermés, yeux ouverts, bon contact, regard fuyant, regard fixe).

C. Comportement moteur

Constater les mouvements corporels inhabituels comme :

1. *Mouvements choréiformes* — mouvements involontaires irréguliers des muscles de la face et des extrémités.
2. *Flexibilitas cerea* — maintien d'une position corporelle imposée par une autre personne pendant longtemps
3. *Hypercinésie* — mouvements excessifs ; activité destructive ou agressive/menaçante.
4. *Actions compulsives* — actions répétitives non désirées.
5. *Automatisme* — activité motrice involontaire, automatique, non consciemment contrôlée.
6. *Cataplexie* — perte temporaire de la tonicité musculaire suite à une/des émotion(s) intense(s).
7. *Catalepsie* — état de transe avec perte des mouvements volontaires.
8. *Stéréotypie* — activité motrice ou verbale persistente, répétitive.
9. *Échopraxie* — imitation répétitive des mouvements d'une autre personne.
10. *Ralentissement psychomoteur* — activité ralentie ou diminuant progressivement.
11. *Stupeur catatonique* — sous-activité extrême.
12. *Excitation catatonique* — sur-activité extrême.
13. *Impulsions* — accès d'activités imprévisibles et soudaines.
14. *Tics et spasmes* — contractions involontaires et saccadées des muscles, habituellement au-dessus des épaules.

D. Langage

Constater l'activité verbale, les modes d'expression habituels et inhabituels, l'utilisation de mots inhabituels, par ex. :

1. *Verbigération* — dévidage répétitif de suites de phrases ou de mots sans signification.

2. *Rimes* — interruptions récurrentes de la conversation avec des sons correspondant aux fins de phrases en rime.
3. *Calembours/jeux de mots* — interruptions de la conversation avec des mots humoristiques et habiles.
4. *Mutisme* — absence de langage ou manque de communication pendant une période plus ou moins longue.
5. *Aphasie* — perte totale ou partielle de la capacité de s'exprimer au moyen du langage ou de la capacité de comprendre la communication verbale d'une autre personne.
6. *Néologismes* — mots créés par le patient et ne pouvant pas être compris facilement par les autres.
7. Débit inhabituel de la parole ; volume, intonations ou modulation de la voix.

E. Fonctionnement

Faire une appréciation des points suivants de la personne soignée :

1. Orientation
   a. Orientation dans le temps
      Demander à la personne soignée le nom du mois, du jour de la semaine, l'heure et faire préciser depuis combien de temps elle est à l'hôpital.
   b. Orientation dans l'espace
      Demander à la personne soignée : Où vous trouvez-vous ? Quel est le nom de ce lieu ? Dans quelle ville nous trouvons-nous ?
   c. Orientation par rapport aux personnes
      La personne soignée connaît-elle son nom ? Et celui de la personne qui conduit l'entretien ?
2. Mémoire
   a. Mémoire des événements anciens — Demander à la personne soignée :
      (1) Date(s) du (des) mariage(s) et divorce(s), le cas échéant.
      (2) Date(s) d'anniversaire de(s) enfants(s), si approprié.
      (3) Propre date d'anniversaire.
      (4) Nom du lycée et/ou de l'université que la personne soignée a fréquenté(s).
      (5) Premier poste de travail occupé à l'issue des études : type de poste, année et mois de l'embauche.
   b. Mémoire des événements passés récents — Demander à la personne soignée :
      (1) Où la personne soignée a-t-elle vécu durant ces trois derniers mois ? Avec qui ? Où a-t-elle travaillé ?
      (2) Quelles étaient ses activités de loisirs ?

c. Mémoire des événements récents — Demander à la personne soignée :
   (1) Ce qu'elle a mangé au petit-déjeuner, au déjeuner et au dîner le jour même.
   (2) Quelles ont été ses activités le jour même et la veille.
d. Mémoire immédiate et d'évocation :
   (1) Nommer trois objets différents au rythme d'un par seconde, demander à la personne soignée de les nommer à son tour ; attendre 3-5 minutes, demander à la personne soignée de les nommer à nouveau.
   (2) Soumettre la personne soignée à un test de la mémoire consistant en la répétition de série de chiffres. Demander à la personne soignée de répéter dans l'ordre les chiffres énumérés par vous ; augmentez les séries de chiffres jusqu'à ce que la personne ne puisse plus répéter. Refaire l'exercice en demandant à la personne soignée de répéter les nombres en ordre inverse de celui dans lequel vous les avez présentés.
   (3) Parmi les autres techniques d'évaluation figure celle qui consiste à poser plusieurs fois la même question à la personne soignée au cours de l'entretien afin de déterminer si les réponses sont identiques ou différentes.
   (4) Déterminer l'existence de troubles de la mémoire, tels qu'une amnésie, une amnésie antérograde, une amnésie psychogène.

3. Niveau et étendue des connaissances
   a. Pour déterminer l'étendue des connaissances, interroger la personne soignée sur des sujets tels que : Citez trois pays non européens. Quels sont les couleurs du drapeau de son pays d'origine, du pays où elle vit ? Quelle est la distance entre deux villes importantes du pays d'origine de la personne soignée, du pays où elle vit ?
   b. Demander à la personne soignée d'énumérer trois éléments dans différents domaines, comme par ex. : les départements français, les fruits, les animaux.
   c. L'ensemble des réponses aux questions de l'entretien est utilisé pour évaluer si le niveau de connaissances de la personne soignée est en rapport avec son âge, son niveau d'études et sa situation socio-économique, culturelle et professionnelle.
4. Attention et calcul

   Demander à la personne soignée de soustraire 7 de 100 et de continuer à soustraire 7 des résultats trouvés successivement, accordant jusqu'à 30 secondes à chaque palier du calcul. Si la personne soignée n'est pas capable de faire cet exercice, lui demander d'épeler le mot «monde» en commençant par la première lettre, puis par la dernière lettre.

5. Capacité de faire des abstractions ou des généralisations
   a. Demander à la personne soignée de donner la signification d'un proverbe, ou de nommer les points communs entre deux objets, par ex. : une bicyclette et un train.
   b. Demander à la personne soignée de regrouper des objets de jeu selon leur usage.

F. Perception

Constater les signes d'une conscience altérée ou anormale de soi ou de l'environnement tels que :

1. *Hallucinations* — expériences sensorielles erronées, imaginaires, qui peuvent être déclenchées par des stimuli externes ou internes. Elles peuvent être visuelles, olfactives, auditives, tactiles, gustatives ou kinesthésiques.
2. *Hallucinations hypnagogiques* — illusions se produisant au moment de l'endormissement.
3. *Hallucinations hypnopompiques* — illusions se produisant au moment du réveil.
4. *Illusion* — fausse interprétation par n'importe quel sens d'un stimulus externe réel.

Constater les changements qui interviennent chez la personne soignée, au cours de l'entretien, dans sa façon habituelle de sentir, de penser ou de se comporter, selon qu'elle se montre plus ou moins : coopérative, ouverte, en retrait, évasive, sarcastique, agressive, perplexe, hostile, arrogante, théâtrale, insinuante, soumise, peureuse, séduisante, peu coopérative, impatiente, distante, résistante, insensible, anxieuse, craintive ou apathique.

G. État affectif

Constater une humeur inhabituelle ou l'expression d'émotions, telles que :

1. *Euphorie* — sensation excessive de bien-être physique et émotionnel ne correspondant pas aux stimuli présents dans l'environnement.
2. *Carence affective (affect plat)* — expression des sentiments inférieure à la normale.
3. *Affect émoussé* — perte de l'expression affective.
4. *Exultation* — degré élevé de confiance, de prétention, d'optimisme sans aucun esprit critique, de joie, accompagnés d'une activité motrice accrue.
5. *Jubilation* — réaction affective proche de l'exultation et accompagnée d'un sentiment d'immensité.
6. *Extase* — sentiment irrésistible de joie et de ravissement.

7. *Anxiété* — sentiment d'appréhension, de malaise, d'inquiétude habituellement inconscient, d'origine intrapsychique.
8. *Peur* — sentiment d'appréhension, de malaise, d'inquiétude lié à une source de danger identifiée, habituellement externe à la personne.
9. *Ambivalence* — expression de l'existence simultanée de deux sentiments ou émotions opposées.
10. *Dépersonnalisation* — sentiment d'être irréel (soi-même ou son environnement).
11. *Irritabilité* — sentiment caractérisé par l'impatience, la contrariété et un comportement irascible.
12. *Rage* — colère furieuse, incontrôlée.
13. *Labilité* — changement rapide de l'expression de l'humeur ou des sentiments.
14. *Dépression* — sentiment caractérisé par de la tristesse, de l'abattement, l'impuissance, le désespoir, le sentiment d'inutilité et du vague à l'âme.

H. Opérations et contenu de la pensée

Constater ce qui suit :

1. *Blocage* — interruption soudaine du cours de la pensée et des paroles à la suite d'émotions fortes.
2. *Fuite des idées* — conversation rapide avec des changements de sujets sans lien entre eux.
3. *Jargonophasie* — emploi de mots et d'expressions sans signification.
4. *Persévération* — répétition pathologique de phrases ou de mots.
5. *Néologismes* — utilisation d'expressions, de phrases ou de mots nouveaux ou création de nouvelles significations pour des expressions, phrases ou mots connus.
6. *Prolixité circonlocutoire* — interruptions de la conversation par de nombreux détails et incidents n'ayant pas de rapport direct avec l'idée centrale de la discussion.
7. *Diffluence* — déviation du thème central de la conversation.
8. *Écholalie* — imitation répétitive des paroles d'une autre personne.
9. *Condensation* — processus de réduction de plusieurs idées en un symbole.
10. *Délire* — fausse croyance conservée malgré son absence d'évidence.
11. *Phobie* — peur persistante, anormale, forte d'un objet ou d'une situation.
12. *Obsession* — pensée persistante, non désirée, récurrente.
13. *Hypocondrie* — perception morbide de sa propre santé et sentiment d'être malade sans aucune raison médicale réelle.

I. Jugement
Constater les capacités de la personne soignée de résoudre les problèmes et de choisir des alternatives réalistes.

J. Niveau de vigilance
Constater le niveau de vigilance de la personne soignée (assoupissement, hyperéveil, somnolence, éveil intermittent et stupeur).

LE SYSTÈME D'ÉVALUATION MULTIAXIALE DU DSM-III-R*

A. «Le but du DSM-III-R est de fournir des descriptions claires des catégories diagnostiques pour que les cliniciens et les investigateurs puissent faire le diagnostic des divers troubles mentaux, échanger des informations à leur sujet, les étudier et les traiter.»
B. Le DSM-III-R recommande d'évaluer les fonctionnements psychologique et physique, les facteurs de stress contribuant à l'apparition d'un trouble mental, ainsi que les ressources et les limitations de la personne soignée.
C. En utilisant le DSM-III-R, le clinicien regarde les comportements spécifiques et prend en considération l'histoire de la maladie et celle de la famille. Pour arriver aux diagnostics différentiels, le clinicien étudie la personne soignée de manière longitudinale et multiaxiale.
D. Les cinq axes du DSM-III-R selon lesquels la personne soignée est évaluée sont les suivants :
1. Axe I — Syndromes cliniques et situations non attribuables à un trouble mental, motivant examen ou traitement.
2. Axe II — Troubles du développement et troubles de la personnalité.
3. Axe III — Affections et troubles physiques.
4. Axe IV — Sévérité des facteurs de stress psychosociaux.
5. Axe V — Évaluation globale du fonctionnement au cours de l'année écoulée.

TESTS PSYCHOLOGIQUES

— Tests d'intelligence

A. Le but de ce type de test est d'évaluer les compétences cognitives et intellectuelles ; il est habituellement effectué par un psychologue.

---

* La traduction française du *DSM-IV* paraîtra en 1996 (Masson).

1. *Wechsler Adult Intelligence Scale (WAIS)* — test d'intelligence générale standardisé le plus utilisé.

B. Test de personnalité

Ces tests évaluent le fonctionnement de la personnalité et la psychodynamique et sont habituellement utilisés par des psychologues.

1. *Test d'aperception thématique (TAT)* — test projectif consistant en une série d'images à partir desquelles la personne soignée doit construire ou créer une histoire.
2. *Test de Rorschach* — test projectif constitué d'une série de 10 planches comportant des taches d'encre qui doivent être interprétées et commentées par la personne soignée.
3. *Test de dessin d'une personne (DAP)* — Il est demandé à la personne soignée de dessiner une personne ou plus et, si possible, une maison, un arbre, les membres de la famille ou un animal. Le clinicien peut aussi poser des questions à la personne soignée à propos de son dessin. C'est un test projectif utilisé pour l'analyse de la personnalité et la détection d'une atteinte cérébrale organique.
4. *Test de Bender* — Test utilisant neuf cartes sur lesquelles se trouve une figure géométrique. Elles sont montrées une à une à la personne soignée, à qui il est demandé de copier la figure. Ce test est utilisé pour détecter les atteintes cérébrales organiques ainsi que comme technique projective pour évaluer le fonctionnement de la personnalité.
5. *Test de complément de phrases* — Il est présenté à la personne soignée une série de radicaux de phrases qui doivent être complétées avec la première réponse qui vient à l'esprit. Ce test exploite des données très conscientes et peut identifier les préoccupations, inquiétudes, peurs et buts de la personne soignée.
6. *Le MMPI (Minnesota Multiphasic Personality Inventory)* — Test utilisant un questionnaire de 500 items construits pour mesurer les aspects majeurs de la personnalité liés à l'hypomanie, la paranoïa, l'hypochondrie, l'hystérie, les déviations psychopathiques, la psychasthénie, la schizophrénie, la masculinité/féminité et la dépression.

Diagnostics infirmiers dans les soins infirmiers aux personnes atteintes de troubles psychiatriques 4

Les diagnostics infirmiers dont il sera question dans ce chapitre traitent en priorité des soins à des personnes atteintes de troubles psychiatriques. Toutefois, ils peuvent également être appliqués à des situations de personnes pouvant tirer bénéfice d'une intervention psychosociale.

La majorité des diagnostics infirmiers présentés ici ont été sélectionnés à partir de la taxinomie de l'Association Nord-Américaine du Diagnostic Infirmier (ANADI). Certains titres ont été modifiés et d'autres diagnostics ont été ajoutés, et ce à partir d'observations cliniques, de recherches, du concours de collègues et d'une revue de la littérature. Par exemple, nous utilisons le titre *altération de la communication* au lieu de *altération de la communication verbale* de la taxinomie de l'ANADI.

D'autres diagnostics infirmiers (par exemple *crise réactionnelle*) ont été ajoutés pour combler les lacunes de l'actuelle taxinomie de l'ANADI en matière de soins infirmiers à des personnes atteintes de troubles psychiatriques. L'on ne doit pas perdre de vue que l'ANADI mène un travail de développement continu. Comme les diagnostics infirmiers sont élaborés, utilisés et testés dans la pratique clinique, il est important de fournir sans cesse à l'ANADI des propositions et des informations en provenance du terrain.

— Définition et caractéristiques des diagnostics infirmiers*

1. Un diagnostic infirmier est l'énoncé d'un jugement clinique sur les réactions aux problèmes de santé présents ou potentiels, ou aux processus de vie, d'une personne, d'une famille ou d'une collectivité. Les diagnostics infirmiers servent de base pour choisir les interventions de soins visant l'atteinte des résultats dont l'infirmière est responsable.
2. Les diagnostics infirmiers approuvés par l'Association Nord-Américaine des Diagnostics Infirmiers (ANADI) sont les suivants :
   - ÉCHANGES
     Excès nutritionnel
     Déficit nutritionnel
     Risque d'excès nutritionnel
     Risque d'infection
     Risque d'altération de la température corporelle
     Hypothermie
     Hyperthermie
     Thermorégulation inefficace
     Dysréflexie
     Constipation
     Pseudo-constipation
     Constipation colique
     Diarrhée
     Incontinence fécale
     Altération de l'élimination urinaire
     Incontinence urinaire à l'effort
     Incontinence urinaire réflexe
     Incontinence urinaire par réduction du temps d'alerte
     Incontinence urinaire fonctionnelle
     Incontinence urinaire complète (vraie)
     Rétention urinaire
     Diminution de l'irrigation tissulaire (préciser) (cardio-pulmonaire, cérébrale, gastro-intestinale, périphérique, rénale)
     Excès de volume liquidien
     Déficit de volume liquidien

* *Cf.* ANADI, *Diagnostics infirmiers. Définitions et classification, 1995-1996*, InterEditions, 1996.

Risque de déficit de volume liquidien
Diminution du débit cardiaque
Perturbation des échanges gazeux
Dégagement inefficace des voies respiratoires
Mode de respiration inefficace
Incapacité de maintenir une respiration spontanée
Intolérance au sevrage de la ventilation assistée
Risque d'accident
Risque de suffocation
Risque d'intoxication
Risque de trauma
Risque de fausse route
Risque de syndrome d'immobilité
Altération des mécanismes de protection
Atteinte à l'intégrité des tissus
Atteinte à l'intégrité de la muqueuse buccale
Atteinte à l'intégrité de la peau
Risque d'atteinte à l'intégrité de la peau
Diminution de la capacité adaptative intracrânienne
Perturbation du champ énergétique

- COMMUNICATION

Altération de la communication verbale

- RELATIONS

Perturbation des interactions sociales
Isolement social
Risque de sentiment de solitude
Perturbation dans l'exercice du rôle
Perturbation dans l'exercice du rôle parental
Risque de perturbation dans l'exercice du rôle parental
Risque de perturbation de l'attachement parent-enfant
Dysfonctionnement sexuel
Perturbation de la dynamique familiale
Défaillance dans l'exercice du rôle de l'aidant naturel
Risque de défaillance dans l'exercice du rôle de l'aidant naturel
Perturbation de la dynamique familiale : alcoolisme
Conflit face au rôle parental
Perturbation de la sexualité

- VALEURS

Détresse spirituelle
Bien-être spirituel : actualisation potentielle

- CHOIX
  Stratégies d'adaptation individuelle inefficaces
  Incapacité de s'adapter à un changement dans l'état de santé
  Stratégies d'adaptation défensives
  Déni non constructif
  Stratégies d'adaptation familiale inefficaces : absence de soutien
  Stratégies d'adaptation familiale inefficaces : soutien compromis
  Stratégies d'adaptation familiale efficaces : potentiel de croissance
  Stratégies d'adaptation d'une collectivité : potentiel d'amélioration
  Stratégies d'adaptation inefficaces d'une collectivité
  Prise en charge inefficace du programme thérapeutique
  Non-observance (préciser)
  Prise en charge inefficace du programme thérapeutique par la famille
  Prise en charge inefficace du programme thérapeutique par une collectivité
  Prise en charge efficace du programme thérapeutique par l'individu
  Conflit décisionnel (préciser)
  Recherche d'un meilleur niveau de santé (préciser les comportements)
- MOUVEMENT
  Altération de la mobilité physique
  Risque de dysfonctionnement neuro-vasculaire périphérique
  Risque de blessure en périopératoire
  Intolérance à l'activité
  Fatigue
  Risque d'intolérance à l'activité
  Perturbation des habitudes de sommeil
  Manque de loisirs
  Incapacité (partielle ou totale) d'organiser et d'entretenir le domicile
  Difficulté à se maintenir en santé
  Incapacité (partielle ou totale) de s'alimenter
  Incapacité (partielle ou totale) d'avaler
  Allaitement maternel inefficace
  Allaitement maternel interrompu
  Allaitement maternel efficace
  Mode d'alimentation inefficace chez le nourrisson

Incapacité (partielle ou totale) de se laver/d'effectuer ses soins d'hygiène
Incapacité (partielle ou totale) de se vêtir/de soigner son apparence
Incapacité (partielle ou totale) d'utiliser les toilettes
Perturbation de la croissance et du développement
Syndrome d'inadaptation à un changement de milieu
Risque de désorganisation comportementale chez le nourrisson
Désorganisation comportementale chez le nourrisson
Organisation comportementale du nourrisson : potentiel d'amélioration

- PERCEPTIONS

Perturbation de l'image corporelle
Perturbation de l'estime de soi
Perturbation chronique de l'estime de soi
Perturbation situationnelle de l'estime de soi
Perturbation de l'identité personnelle
Altération de la perception sensorielle (préciser) (auditive, gustative, kinesthésique, olfactive, tactile, visuelle)
Négligence de l'hémicorps
Perte d'espoir
Sentiment d'impuissance

- CONNAISSANCES

Manque de connaissances (préciser)
Syndrome d'interprétation erronée de l'environnement
Confusion aiguë
Confusion chronique
Altération des opérations de la pensée
Troubles de la mémoire

- SENSATIONS ET SENTIMENTS

Douleur
Douleur chronique
Deuil dysfonctionnel
Deuil par anticipation
Risque de violence envers soi ou envers les autres
Risque d'automutilation
Réaction post-traumatique
Syndrome du traumatisme de viol
Syndrome du traumatisme de viol : réaction mixte
Syndrome du traumatisme de viol : réaction silencieuse
Anxiété
Peur

— Présentation de l'utilisation des diagnostics infirmiers dans ce chapitre

1. *Définition* — brève description du concept diagnostique.
2. *Principes généraux* — développés si nécessaire.
3. *Facteurs favorisants* — conditions ou circonstances qui peuvent être à l'origine ou contribuer à l'apparition ou à la présence d'un diagnostic infirmier.
4. *Caractéristiques* — indices empiriques ou manifestations comportementales.
5. *Évaluation d'une situation de soins infirmiers* — évaluation — initiale ou continue — d'une situation à partir d'un diagnostic, s'ajoutant à l'évaluation clinique générale décrite au chapitre 3. Les questions et expressions proposées servent de lignes directrices pour l'évaluation et peuvent être adaptées en cas de besoin.
6. *Critères de résultats de santé et interventions de soins infirmiers* — comportements attendus de la personne soignée, suivis des interventions de soins infirmiers conçues pour atteindre chacun des critères.
   a. En élaborant un plan de soins individuel, l'infirmière peut reformuler les résultats escomptés afin de tenir compte des critères propres à une personne soignée donnée.
   b. L'infirmière sélectionne des interventions parmi celles proposées afin d'individualiser le plan de soins infirmiers pour une personne soignée donnée.
   c. Cette rubrique donne des éléments pouvant être utilisés pour l'enseignement à la personne soignée ou en tant que mesures préventives.
   d. Une description plus complète de certaines interventions de soins infirmiers majeures figure au chapitre 5 ; les renvois sont signalés chaque fois que nécessaire.
7. *Évaluation* — indique les critères de résultats.
8. Il existe des différences de niveau d'abstraction parmi les concepts diagnostiques présentés. Le(s) meilleur(s) diagnostic(s) pour une personne soignée doit (doivent) être déterminé(s) à partir de l'analyse des données recueillies.
9. Le diagnostic infirmier peut être modifié lorsqu'il existe suffisam)ment de données nouvelles pour justifier le changement.
10. Le(s) diagnostic(s) infirmier(s) établi(s) pour une personne soignée donne(nt) la direction des phases suivantes de la démarche de soins — planification, interventions et évaluation.
    a. Les facteurs favorisants doivent être identifiés si possible et ajoutés au diagnostic infirmier proprement dit.
    b. Ces deux parties sont reliées par l'expression «lié à».

AGRESSION (LÉGÈRE, MODÉRÉE, EXTRÊME/VIOLENTE)

— Définition

L'agression (légère, modérée, extrême/violente) est une action verbale ou physique énergique, généralement intempestive et inadaptée, résultant de sentiments tels que la colère, l'anxiété, la tension, la culpabilité et l'hostilité, sentiments provoqués par de multiples facteurs déclenchants.

Légère — actions qui communiquent du déplaisir ou de la tension, par ex. : sarcasmes.

Modérée — expression plus directe de colère et de déplaisir, par ex. : humiliation verbale, harcèlement verbal ; menaces de violence physique, excès de langage.

Extrême/violente — passage à l'acte ou menaces verbales, colère ou déplaisir ; comportements mettant en danger les autres ou visant à détruire des biens ; utilisation de la force physique ; à l'extrémité du continuum de l'agression.

— Principes généraux

L'agression (légère, modérée, extrême/violente) peut être :

- Apprise et se perpétuer par des attitudes et pour des motifs et des logiques soutenus par un groupe culturel.
- Produite ou perpétuée par la structure sociale (par ex. : la coercition, l'embrigadement, l'empiètement sur l'espace personnel).

Cf. tableau 4-1.

Tableau 4-1 Modèle de l'agression

Causes possibles	Sentiments qu'elles peuvent provoquer	Réactions possibles
Frustration Perte de dignité Peur Besoin de tester la réalité Handicap physique (par ex. : léger dysfonctionnement cérébral) Faible estime de soi et sentiment d'infériorité Ressentiment, haine ou hostilité refoulés Deuil (phase de colère)	Anxiété Culpabilité Tension Colère Hostilité	**Réaction adaptée** Utilisation des capacités et des stratégies d'adaptation aboutissant à la résolution de la situation, y compris l'expression constructive de l'agression dans le processus de résolution de problème ou comme moyen de défense réaliste.

Tableau 4-1 Modèle de l'agression (suite)

Causes possibles	Sentiments qu'elles peuvent provoquer	Réactions possibles
Menace perçue Atteinte de l'intimité Déformation cognitive ou de la perception Milieu social (par ex. : rejet par les personnes importantes sur le plan affectif ou expression de l'agression propre au groupe culturel) Sentiment d'impuissance Objectifs professionnels contrariés Besoins de pouvoir, de contrôle, d'autorité, d'attention contrariés Milieu hospitalier (par ex. : conflit dans l'équipe, suroccupation des lits/places, etc.)		OU **Réaction inadaptée (légère, modérée, extrême /violente)** Actions défensives : conçues pour satisfaire des besoins personnels, atteindre des objectifs et se protéger, notamment l'expression verbale ou physique de l'agression de façon intempestive. Actions offensives : conçues pour punir ou détruire, notamment l'hostilité verbale, l'agression physique ou la violence. Action directe contre une cible : notamment l'agression physique ou verbale des autres : les frapper ou les pousser, les mordre ou se bagarrer avec eux. Action indirecte contre une cible : notamment l'utilisation d'un souffre-douleur ; le passage à l'acte; l'utilisation excessive du déplacement, de la projection, de l'introjection, de la formation réactionnelle ou de la somatisation ; le comportement passif-agressif comme la médisance, les périphrases, les plaisanteries désagréables, les accès de colère, le comportement colérique, le négativisme, les ressentiments, l'irritabilité, ou les renvois à plus tard. Le retrait : notamment le comportement de repli sur soi et d'intériorisation des sentiments ; le manque de participation aux activités communes ; le manque de

Tableau 4-1 Modèle de l'agression (fin)

Causes possibles	Sentiments qu'elles peuvent provoquer	Réactions possibles
		communication directe ; le maintien de la communication à un niveau superficiel ; la passivité.

— Facteurs favorisants

Peur
Culpabilité
Anxiété croissante ou frustration
Colère croissante ou hostilité
Ressentiment refoulé
Deuil
Sentiment d'impuissance
Menaces mettant en péril la progression vers un but ou la réalisation de ce but
Menace mettant en péril la satisfaction des besoins
Concept de soi faible ou menacé
Faible contrôle des pulsions
Antécédents de violence
Manque de confiance
Difficultés à apprendre des erreurs passées
Disponibilité d'une arme
Traits/tendance agressifs
Antécédents de violence familiale
Empiètement sur l'espace personnel
Utilisation de désinhibiteurs (par ex. : alcool ou drogues)
Délires, par ex. : délires de persécution
Interprétation erronée des stimuli interpersonnels/du milieu
Conflits interpersonnels
Acceptation de comportements agressifs comme norme par les membres d'un groupe culturel
Perturbation des relations avec une (des) personne(s) importante(s) sur le plan affectif
Facteurs environnementaux, par ex. : conflit au sein de l'équipe communiqué à la personne soignée
Troubles physiques, par ex. : épilepsie temporale
Hallucinations auditives, par ex. : entend des voix donnant des ordres

— Caractéristiques

- Action verbale vigoureuse, intempestive, ne prenant pas en considération les droits d'autrui ; par ex. : plaisanteries désobligeantes, médisance, imprécations, sarcasmes, menaces verbales
- Action physique vigoureuse, intempestive dirigée contre soi ou contre autrui, telle que des agressions/voies de faits contre des personnes ou des animaux, ou encore des actions défensives intempestives
- Action physique vigoureuse, intempestive contre des biens ; par ex. : destruction d'objets, claquer les portes
- Comportement agressif passif
- Langage corporel non verbal ; par ex. : regard mauvais, visage exprimant de la colère, poings serrés, voix tendue ou élevée
- Augmentation de la tension motrice ; par ex. : agitation, faire les cent pas
- Utilisation d'un souffre-douleur
- Négativisme
- Irritabilité
- Accès de colère
- Ressentiment
- Intimidation
- Menace physique
- Envie de tuer

— Évaluation

Quelle est la nature des comportements agressifs de la personne soignée ? Quels événements ont précédé l'agression ? Quels ont été les facteurs déclenchants ? Où cela s'est-il produit ? Quel est le comportement actuel ? Quelle est l'intensité des sentiments, de l'agression, quel est le degré de contrôle de soi et de l'imprévisibilité ? Quelle perception la personne soignée a-t-elle d'elle-même, des autres, de l'environnement ? Que se cache-t-il derrière le comportement agressif ? Déterminer les méthodes d'adaptation que la personne soignée a mises en œuvre dans le passé pour faire face aux situations stressantes ainsi que les moyens socialement acceptables utilisés pour exprimer ses émotions.

Comment la personne soignée fait-elle face à la colère ?

- Intériorise-t-elle, devient-elle déprimée ?
- Est-elle incapable d'identifier la source de la colère, y a-t-il déplacement ?
- Est-elle capable d'identifier la source mais incapable de le dire franchement ? Est-elle passive-agressive ? Passive ?

- Est-ce que l'identification de la source est exprimée d'une façon directe appropriée ou inappropriée ?

Comment la personne soignée a-t-elle fait face aux frustrations dans le passé ?

Évaluer le risque de comportements violents en tenant compte des facteurs suivants :

- Antécédents d'arrestations, de comportements violents ; modes et types de comportement violent
- Historique des stress existentiels ayant entraîné de l'amertume
- Situation familiale instable caractérisée par des disputes
- Violence exercée par des personnes importantes sur le plan affectif, particulièrement la brutalité parentale
- Antécédents de relations éprouvantes
- Passion pour les armes, disponibilité de celles-ci, et tentatives de s'en servir
- Faible estime de soi
- État de désinhibition dû à l'abus d'alcool ou de drogues
- Délires de persécution
- Handicap physique, tel qu'un léger dysfonctionnement cérébral
- Augmentation des comportements erratiques, impulsifs, imprévisibles
- Organisation et répétition de projets d'action violente
- Absence d'une/de personne(s) importante(s) sur le plan affectif fiable(s)
- Degré de réversibilité des prédispositions
- Méthodes utilisées dans le passé pour faire face à des situations similaires

Poursuivre l'observation afin de relever :

- Des changements de comportements indiquant une augmentation de l'anxiété, de la culpabilité, de la colère
- Des idées de suicide ou d'homicide
- Le niveau d'agression (légère, modérée, extrême/violente)
- Quels événements ont précédé l'agression, notamment dans le milieu de soins ?
- Quels ont été les facteurs déclenchants ?
- Que s'est-il vraiment passé ?
- Comment la personne soignée perçoit-elle l'événement ?
- La capacité du milieu de soins, et notamment de l'équipe, de faire face à ses propres émotions
- La possession d'armes éventuelles
- Le changement dans la capacité de résoudre l'anxiété, la colère, la tension ou la culpabilité de façon acceptable

- D'autres cas d'agression du milieu de soins qui semblent ne pas avoir de lien avec la situation de la personne soignée
- La capacité de répondre aux ordres, questions, suggestions

— Résultat de santé et interventions de soins infirmiers

Résultat de santé : identifier et exprimer des sentiments tels que la colère et l'hostilité de façon appropriée

- Aider la personne soignée à faire face à la colère et à l'hostilité
  - Donner du feedback sur les comportements non verbaux pour aider la personne soignée à identifier la colère et l'hostilité, ainsi que les sources de tels sentiments.
  - Établir une relation dans laquelle la personne soignée peut être en colère et peut apprendre à faire la différence entre ses pensées et ses sentiments d'une part et ses actions d'autre part.
  - Donner la possibilité à la personne soignée de s'entraîner à verbaliser ses sentiments de colère et d'hostilité dans une situation la moins menaçante possible.
  - Aider la personne soignée à identifier les sources de sa colère ou de son hostilité.
  - Explorer et aider à développer des méthodes alternatives d'expression de la colère ou de l'hostilité.
- Aider la personne soignée à diminuer l'agression
  - Après avoir développé une relation positive, utiliser la confrontation bienveillante et fixer des limites claires et fermes, en faisant ressortir les liens qui existent entre les comportements et leurs conséquences.
  - Fixer des limites et donner des renforcements positifs lorsque la personne soignée se comporte de façon appropriée.
- Aider la personne soignée à identifier la (les) cause(s) de l'agression.
- Pour les personnes présentant un trouble mental organique, fournir un environnement structuré favorisant l'orientation dans l'espace, dans le temps et avec les personnes. Donner des ordres simples. Utiliser une approche calme.
- Pour les jeunes enfants : (a) réorienter l'enfant vers des comportements appropriés par des indications verbales ponctuelles, par ex. : «Tu peux te servir du tambour plutôt que de donner des coups de pied à la table» ; ou bien (b) rappeler le règlement, qui permet à l'enfant de jouer librement dans un espace défini.
- Pour les enfants qui sont agressifs et sur qui on a perdu le

contrôle, instituer dès que possible un espace thérapeutique contenant (contention physique par deux soignants) où l'image des adultes rejetants et punissants est minimisée. Après que cette intervention a permis à l'enfant de se calmer, encourager ce dernier à exprimer ses sentiments associés à l'acte agressif en utilisant du matériel artistique, l'écriture ou en discutant avec lui.

- Pour les personnes âgées : (a) aider l'équipe à apprécier les croyances et les valeurs personnelles ainsi que les pratiques de soins infirmiers aux personnes âgées agressives ; (b) déterminer la perception pour la personne âgée soignée et la signification de l'épisode agressif ; (c) renforcer et élargir l'éventail de stratégies d'adaptation constructives de la personne soignée par rapport à des facteurs favorisants spécifiques ; (d) apprendre à la personne soignée de nouvelles techniques d'adaptation dans les limites de sa capacité d'apprentissage.
- Développer et utiliser le milieu thérapeutique (*cf.* chapitre 5).
  - Donner l'opportunité, au cours de rencontres de groupe auxquelles assistent les personnes soignées et l'équipe, de discuter des réactions et des sentiments concernant l'agression modérée ou extrême et de résoudre les conflits équipe-personne soignée.
  - Résoudre les conflits.
  - Travailler les diverses phases du changement planifié.
  - Diminuer la confusion due à l'environnement.
- Développer avec la personne soignée des objectifs visant à parvenir à une expression plus appropriée de la colère, de l'hostilité, de l'anxiété, de la tension ou de la culpabilité. Rechercher des alternatives qui pourront être utilisées après la sortie.
- Analyser ses propres perceptions de la personne soignée. Éviter d'avoir des idées toutes faites sur l'agression physique ; de la «prévoir».
- Utiliser des interventions durant lesquelles la personne soignée peut sortir de son environnement habituel.
- Aider la personne soignée à réduire les distorsions cognitives en élaborant de nouvelles perspectives pour elle et pour les causes de l'agression.
- Aider à réduire l'anxiété.
- Mettre en évidence les conséquences de l'agression.
- Prévenir le suicide ou l'homicide.
- Évaluer si la personne soignée a besoin de suivre une thérapie (individuelle, de groupe ou familiale) et si elle en a la capacité.
- Donner des exutoires pour les sentiments suscités (par ex : activité de groupe, punching-ball, poterie, sport, art, musique).

- Aider la personne soignée à reconnaître la relation qui existe entre les facteurs déclenchant l'agression et les comportements agressifs.
- Élaborer une approche visant à modifier le comportement pour certains comportements agressifs spécifiques.
- Explorer les expériences de comportement agressif qu'a eues la personne soignée dans le passé et les bénéfices que le comportement agressif actuel lui procure.
- Donner des modèles de rôle de pairs qui démontrent des réponses comportementales plus adaptées.
- Permettre à la personne soignée un maximum d'autonomie et de contrôle sur sa propre situation dans le cadre de limites fixées clairement (par ex. : un comportement préjudiciable aux autres n'est pas toléré).

Résultat de santé : ne pas blesser les autres ou soi-même et reconnaître les conséquences possibles de l'agression extrême/violente

- Ne pas ignorer les menaces d'agression physique.
- Utiliser des contrats concernant l'interdiction de blesser les autres ou soi-même. En période de danger, procéder à une observation à intervalles réguliers (par ex. : surveillance permanente, ou encore toutes les 15 ou 30 minutes, suivant le niveau de risque et la politique institutionnelle).
- Si la personne soignée possède une arme (autre qu'une arme à feu) :
  - Ne pas tenter de la lui prendre, à moins qu'un nombre suffisant de membres de l'équipe ne soient présents pour intervenir.
  - Demander de déposer l'arme dans un lieu neutre.
  - Si l'on est menacé avec l'arme, se protéger à l'aide d'un matelas ou d'une chaise.
- S'il s'agit d'une arme à feu :
  - Évacuer les autres personnes se trouvant sur les lieux.
  - Avertir les forces de sécurité/la police.
- Faire autant que faire se peut appel aux forces du moi de la personne soignée.
  - Utiliser une approche empathique, sincère et ferme.
  - Éviter une approche accusatrice qui augmenterait la culpabilité.
- Reconnaître les risques d'agression modérée ou extrême et intervenir avant que l'agression ne s'exprime.
- Être prudent et éviter les bravades. Communiquer le sens du contrôle de soi et de la sécurité personnelle.

- Éviter de communiquer ouvertement des sentiments de peur et de panique.
- Donner l'opportunité de verbaliser les sentiments, particulièrement la colère ; tenter de calmer le jeu en parlant.
- Éviter les tentatives prématurées de découvrir les facteurs ayant déclenché l'agression. Faire savoir à la personne soignée que vous êtes conscient de sa tension.
- Exprimer le souhait d'aider la personne soignée à retrouver le contrôle d'elle-même.
- Fixer des limites cohérentes en ce qui concerne le type et le degré d'agression qui sera toléré.
- Faire comprendre clairement à la personne soignée qu'elle ne sera pas autorisée à perdre le contrôle d'elle-même et à blesser physiquement les autres.
- Poser aux bons moments des questions sur ce que la personne soignée est en train de vivre.
- Être conscient de situations potentiellement stressantes pour les personnes soignées, et enregistrer tout changement comportemental.
- Si une agression physique est imminente ou se produit, s'approcher tranquillement de la personne soignée avec l'équipe et, si indiqué, utiliser une méthode de contrainte physique étudiée soigneusement auparavant (*cf.* chapitre 5).
- Pour les adolescents violents non psychotiques, évaluer avec précaution l'utilisation de neuroleptiques préalablement à l'isolement. (Administrer des médicaments avant l'isolement peut faire comprendre à l'adolescent que celui-ci peut être évité puisque les médicaments empêchent les sentiments désagréables.)
  - Procéder à une intervention de crise si l'adolescent ne parvient pas à garder le contrôle de lui-même (*cf.* chapitre 5).
  - Si l'isolement est nécessaire, ne pas administrer de neuroleptiques.
  - Après l'isolement sans neuroleptiques, aider l'adolescent à identifier et à examiner ses sentiments et les facteurs qui ont déclenché la violence, et explorer les comportements alternatifs.
- Ne pas ignorer les menaces d'agression physique.
- Être disponible pour la personne soignée lors des périodes de tension accrue.
- Respecter le besoin de la personne soignée d'avoir un espace personnel, libre de toute intrusion non désirée.
- Procurer à la personne soignée un ensemble d'attentes cohérent qui lui permettront de développer le contrôle d'elle-même.

- Aider l'équipe à faire face aux sentiments que suscitent chez elle les personnes soignées agressives. (Les personne soignées agressives sont plus souvent l'objet de maltraitance par les soignants que les personne soignées passives.)
- Aider les membres de l'équipe victimes d'agression extrême à faire face aux sentiments d'auto-accusation, d'hostilité envers la personne soignée ou de conflit de rôle.
  - Utiliser le questionnaire «Réactions aux agressions» (Landenburger, 1989) pour déterminer l'impact de l'agression sur les membres de l'équipe. Faire appel à un programme de soutien par les pairs si un tel programme existe dans l'institution.
- Explorer les options pour des exutoires plus constructifs par où faire passer l'agression.
- Être aussi sincère que possible.
- Oter les objets qui font peur à la personne soignée si possible.
- Reconnaître la nécessité d'établir des frontières très nettes entre l'équipe et la personne soignée.
- Lorsque le thérapeute est menacé verbalement :
  - Garder le contact avec la personne soignée.
  - Analyser les facteurs déclenchant la menace.
  - Permettre la verbalisation des sentiments associés à la menace.
  - Aider la personne soignée à se rendre compte des liens entre les causes de l'agression, les sentiments qu'elle suscite et la menace verbale.
- Lorsque des indices verbaux et non verbaux indiquent un risque d'agression physique :
  - Ne pas éviter la personne soignée mais établir le plus rapidement possible une interaction avec elle.
  - Faire savoir à la personne soignée que vous l'acceptez, elle, mais pas l'agression.
  - Éviter les comportements de représailles.
  - Permettre la verbalisation des sentiments.
  - Suggérer des exutoires physiques constructifs, tels que l'utilisation d'un punching-ball.
  - Suggérer le retrait dans un endroit calme jusqu'à ce que la personne soignée ait retrouvé complètement le contrôle d'elle-même.
- Assurer en permanence un milieu thérapeutique stable pour les personnes soignées présentant des lésions cérébrales.

- Élaborer et utiliser des méthodes de contention soigneusement étudiées et planifiées pour des personnes soignées violentes (protocole de soins).
- Être conscient des cibles potentielles que les personnes soignées peuvent choisir pour leurs agressions physiques.
- Déterminer et anticiper les besoins de médication, de contrainte physique, d'isolement ou de contrainte mécanique, et utiliser ces interventions suivant les protocoles de l'institution (*cf.* également chapitre 5).
- Demander à la personne soignée si elle désire prendre les médicaments et l'encourager à suivre le traitement afin de prévenir toute nouvelle agitation.
- Si la personne soignée refuse de prendre les médicaments, les lui proposer à nouveau un peu plus tard.
- Si l'agitation perdure et que la personne soignée refuse de prendre les médicaments, les lui administrer sous contrainte en position couchée (*cf.* chapitre 5).
- Discuter avec la personne soignée de ce qui s'est passé après l'épisode d'agression physique et de violence.
- Lui dire que les membres de l'équipe s'efforcent de résoudre le problème immédiat.
- Éviter des mouvements brusques avec une personne soignée violente.
- Pour éviter d'être victime de violence :
  - Observer, planifier et agir.
  - Donner à un des membres de l'équipe l'autorité finale sur le choix de la méthode de contrainte.
  - Donner des instructions précises à l'équipe.
  - Faire intervenir plus de membres de l'équipe que nécessaire pour montrer la force.
  - Ne pas abuser de la force.
  - Utiliser des coussins, des matelas ou des chaises pour éviter les coups.
  - Évacuer les autres personnes soignées du lieu de l'agression.
- Utiliser des moyens d'autoprotection pour faire face aux *agressions physiques réelles* : ne pas blesser ou faire mal.
  - Contrôler la respiration — inspirer et expirer profondément et avec force avant d'agir pour se protéger.
  - Mouvement — rester en mouvement lorsqu'on parle à la personne soignée agitée de sorte qu'elle soit incapable de savoir à l'avance où vous vous tenez.
  - Position — pieds bien écartés, un pied en avant prêt à s'avancer vers la personne soignée.

    - Se laisser tomber pour se protéger.
    - Observation — observer les yeux de la personne soignée car elle regardera la partie du corps qu'elle veut attaquer.
    - Actions de protection :
        - Dévier l'action de la personne soignée par des techniques d'auto-défense.
        - Faire contrepoids avec son corps.
        - Rechercher dès que possible de l'aide.
- Pour *prévenir* l'expression intempestive de l'agression, apprendre à la personne soignée à :
    - Reconnaître les signes et symptômes d'alerte, ainsi que les sentiments qui précèdent l'agression.
    - Éviter les substances désinhibitrices telles que l'alcool et les drogues, qui peuvent fausser le jugement.
    - S'entraîner pour garder le contrôle d'elle-même et pour exprimer ses sentiments et l'agression de façon appropriée, à commencer par les facteurs qui déclenchent une tension, une colère, une culpabilité ou une anxiété mineures.
    - Rechercher une aide psychiatrique lorsqu'elle sent le besoin d'être assistée pour parvenir à se contrôler.
    - Si indiqué, adresser la personne soignée à une thérapie de groupe ou individuelle.
- Noter les numéros de téléphone à utiliser en cas d'urgence et les noms des professionnels à contacter en cas de besoin.
- Apprendre à la personne soignée les techniques de relaxation (*cf.* chapitre 5).
- Apprendre à la personne soignée l'affirmation de soi (*cf.* chapitre 5).
- Apprendre aux membres de la famille ou aux personnes importantes sur le plan affectif à apprécier le degré d'agression de la personne soignée et de sa dangerosité.
- Apprendre aux membres de la famille les services que peuvent rendre les centres de crise.

— Évaluation/critères de résultat

- S'engage dans la résolution de problèmes
- Commence à développer des moyens d'auto-défense réalistes et constructifs
- Utilise des techniques appropriées pour contrôler son agression, en respectant l'intégrité des autres
- Utilise des techniques d'affirmation de soi
- N'agresse pas les autres verbalement

- Reconnaît les sentiments de colère
- Demande de l'aide pour contrôler les sentiments de colère
- Se montre capable de contrôler l'agression
- Ne blesse pas les autres ni soi-même
- Ne détruit pas de biens

ALTÉRATION DE LA COMMUNICATION

— Définition

Communication — processus dynamique et réciproque, impliquant un émetteur, un message et un récepteur, au cours duquel il se produit un échange d'information.

Altération de la communication — schéma de communication dans lequel le récepteur arrive souvent à une signification différente de celle voulue par l'émetteur.

— Principes généraux

- Les réponses de la communication altérée sont les suivantes :
  - *Réponse impénétrable* — échec complet de reconnaître les tentatives de communiquer d'autrui, insinuant que l'interlocuteur n'est pas important et ne mérite pas l'attention (par exemple : réponse sans rapport avec la question, absence de réponse, interruption).
  - *Réponse tangentielle* — réponse dirigée seulement sur une partie accessoire de la communication (par exemple : changement de sujet, répondre par «oui» ou par «non», puis parler d'autre chose).
  - *Réponse ambiguë* — réponse semant la confusion parce qu'elle renferme plusieurs messages, souvent conflictuels (par exemple : rester vague en disant à la fois «oui» et «non», utilisation de communication non verbale incongrue par rapport à la communication verbale).
  - *Réponse inappropriée* — réponse semant la confusion parce que le message se perd en vétilles, est incomplet ou prend une trop grande ampleur par rapport à la question.
  - *Réponse projective* — réponse déformée dans laquelle l'interlocuteur laisse entendre qu'il sait ce que l'autre personne ressent ou qu'il est qualifié pour juger de la rectitude des sentiments de l'autre.
  - *Transaction croisée* — la réponse reçue est inappropriée, inattendue, ne suit pas le cours naturel des interactions hu-

maines saines et s'oppose à des transactions complémentaires.
    - *Transaction différée* — la transaction se produit à deux niveaux en même temps : au niveau social et au niveau psychologique.
- Les modes de communication altérée incluent :
    - *Jeux* — série de transactions différées bien structurée conduisant à un résultat bien défini, prévisible, mais souvent douloureux.
    - *Escalade symétrique* — efforts d'une personne pour rendre une autre personne conforme aux attentes qui sont alors satisfaites avec méfiance.
    - *Rigidité complémentaire* — situation dans laquelle une personne se montre forte et surprotectrice à l'égard d'une autre personne.

— Facteurs favorisants

Déficit sensoriel (par exemple : surdité)
Anomalie anatomique (par exemple : fissure palatine)
Obstacle physique (par exemple : trachéotomie)
Trouble psychiatrique (schizophrénie catatonique)
État émotionnel (par exemple : angoisse extrême)
Facteurs liés au développement ou à l'âge
Nombre élevé de facteurs de stress
Altération de la perception
Faibles compétences en communication
Concept de soi inadéquat
Différences culturelles

— Caractéristiques

Bégaiement, troubles de l'élocution
Difficulté à parler ou à verbaliser
Difficulté apparente à former des mots ou des phrases
Difficulté apparente à reconnaître des objets
Désorientation
Message inapproprié par rapport au contexte
Contradiction entre le message verbal et le message non verbal
Erreurs fréquentes de compréhension ou d'interprétation
Absence apparente de réaction à la communication
Verbosité
Association d'idées approximative

Incohérence entre les messages non verbaux
Feedback inapproprié
Divergences de ponctuation
Messages venant de façon inopportune dans le déroulement de la communication
Absence de gratification
Difficulté à exprimer des sentiments
Style de communication manquant d'affirmation
Incapacité de parler la langue usuelle
Incapacité de comprendre la signification des messages non verbaux d'une autre culture

— Évaluation

- Constater les caractéristiques indiquant l'altération de la communication.
- Constater l'existence de déficits sensoriels ou anatomiques, d'obstacles physiques, de troubles psychiatriques ou de facteurs de développement affectant la communication.
- Relever l'existence de facteurs de stress.
- Relever la description que fait la personne soignée de ses perceptions.
- Évaluer l'état émotionnel de la personne soignée.
- Noter les capacités et les limites de communication de la personne soignée durant l'entretien.
- Déterminer les perceptions qu'a la personne soignée de ses capacités de communication avec autrui.
- Déterminer les perceptions qu'ont des personnes importantes sur le plan affectif des capacités de communication de la personne soignée.
- Constater les dysfonctionnements de communication tels que les réponses tangentielles, ambiguës, inappropriées et projectives dans les interactions de la personne soignée.
- Constater la fréquence des transactions croisées ou différées et le type de jeux auxquels se prête la personne soignée.
- Évaluer l'effet du concept de soi de la personne soignée sur la communication.
- Évaluer les interactions de la personne soignée avec les personnes importantes sur le plan affectif.
- Relever l'existence d'influences culturelles ou subculturelles sur les modes de communication de la personne soignée.

— Résultats de santé et interventions de soins infirmiers

Résultat de santé : communiquer efficacement

- Utiliser des techniques de communication thérapeutiques (*cf.* chapitre 5).
- Encourager la personne soignée à rechercher de l'aide pour la correction, la modification ou la prévention de déficits physiques ou anatomiques qui interfèrent avec la communication.
- En collaboration avec le psychiatre, administrer, si nécessaire, des médications pour les troubles psychiatriques ou émotionnels.
- Lors de la phase de travail de la relation thérapeutique, discuter des incongruités entre le message envoyé et la métacommunication et/ou des incongruités entre le message envoyé et le contexte dans lequel il est envoyé.
- Aider la personne soignée à réviser ses perceptions et suppositions.
- Aider la personne soignée à devenir plus consciente de ses forces et de ses limites lorsqu'elle communique avec les autres, cela en fonction du type de message envoyé, du moment choisi, etc.
- Aider la personne soignée à devenir plus consciente de domaines qui lui tiennent à cœur, et discuter avec elle de la possibilité de les partager avec d'autres personnes, et le cas échéant comment.
- Aider la personne soignée à examiner l'effet de ses capacités et modalités de communication, et à rechercher un feedback fidèle des effets produits sur les autres.
- Aider la personne soignée à élaborer des projets pour faire face aux facteurs de stress.
- Discuter de la façon dont les perceptions influencent la communication.
- Aider la personne soignée à identifier des stimuli importants et à savoir en tenir compte.
- Aider la personne soignée à développer sa perspicacité dans la dynamique relationnelle.
- Rendre la personne soignée plus consciente des sentiments d'autrui.
- Aider la personne soignée à tolérer des désagréments et à résoudre des conflits.
- Aider la personne soignée à développer ses capacités de donner et de recevoir dans une relation.
- Encourager la personne soignée à prendre l'initiative d'interactions et de communication avec autrui.
- Encourager sa participation à des groupes.

- Discuter de la communication au sein d'un groupe et des types de messages qui y sont émis et reçus.
- Lorsque l'évaluation de la personne soignée le permet, faire admettre celle-ci dans un groupe d'analyse transactionnelle ou dans un programme de formation à la communication où elle peut améliorer sa compréhension des transactions et des jeux.
- Encourager la personne soignée à diminuer les réponses dysfonctionnelles dans la communication :
  - Réduire leur fréquence.
  - Diminuer l'utilisation de généralisations.
- Enseigner à la personne soignée diverses techniques de communication comme :
  - L'affirmation de soi (*cf.* chapitre 5).
  - L'écoute active.
  - Demander un feedback de la part de l'interlocuteur afin d'être certain que la communication a été correctement comprise ; par exemple, «En disant que... voulez-vous dire que... ?»
  - Donner un feedback sur la communication de l'autre personne, que le message soit clairement exprimé ou non ; par exemple, «Voulez-vous dire que cette expérience vous met en colère ?»
  - Répondre à l'autre personne de façon qu'elle puisse percevoir un réel effort pour comprendre sa vision du monde ; par exemple, «Vous avez raison. Je n'aurais pas dû acheter ce manteau sans vous en parler. Vous vous sentez mis à l'écart.»
  - Écouter activement ce que l'autre personne dit et ne pas se centrer sur la réponse que l'on veut apporter.
  - Demander un feedback à la personne soignée afin qu'elle puisse vérifier sa perception et son interprétation de la communication ; par exemple : «Vous me donnez l'impression que ce film vous a beaucoup ennuyé.»
  - Avec des moyens verbaux et non verbaux, encourager la verbalisation afin d'aider l'autre personne à poursuivre la discussion ; par exemple, «Continuez», «Vous étiez en train de dire...», ou un signe de tête affirmatif.
  - Fournir un feedback en décrivant certains aspects de la communication et leur impact sur la personne soignée.
  - Confronter l'autre personne à la description des discordances qui existent entre ce qu'elle dit et ce qu'elle est en train de faire.
- Soutenir l'utilisation, par la personne soignée, de ses capacités de communication.

- Accroître l'acceptation, par la personne soignée, de feedbacks positifs et négatifs.
- Aider la personne soignée à développer son estime de soi.
- Utiliser les ressources communautaires pour accroître ses connaissances de la langue usuelle.
- Aider la personne soignée à faire face aux différences culturelles.

— Évaluation/critères de résultats

Engage des interactions avec autrui

Réagit de façon appropriée à la communication d'autrui

Communique de façon suffisamment claire pour être compris par autrui

Sélectionne les informations reçues de façon pertinente

Tient compte du contexte lors de la communication

Utilise une communication verbale et non verbale cohérente

Possède des capacités de communication faisant preuve d'affirmation de soi

Rencontre un minimum de malentendus ou de fausses perceptions

Donne et accepte des feedbacks

Exprime ses sentiments de façon appropriée

Ressent du plaisir à communiquer

Se montre capable de prendre en compte les aspects culturels de la communication

ALTÉRATION DES OPÉRATIONS DE LA PENSÉE : CONFUSION AIGUË

— Définition

Apparition soudaine d'un ensemble de changements et de perturbations transitoires de l'attention, de la compréhension, de la perception, de l'activité psychomotrice.

— Principes généraux

- L'état de confusion aiguë peut avoir une issue fatale si les causes sous-jacentes ne sont pas traitées.
- La personne soignée n'est pas forcément désorientée sur tous les plans ; la désorientation temporelle apparaît en premier, et la désorientation vis-à-vis des personnes en dernier.
- Les personnes soignées qui souffrent de confusion chronique peuvent également vivre des périodes de confusion aiguë.

- Il ne devrait *pas* être tenu pour acquis que la désorientation est une conséquence naturelle du vieillissement.
- Il ne devrait *pas* être tenu pour acquis que la désorientation est un processus naturel prévisible de changement de l'état physiologique.
- Bien que les changements de l'état mental soient relativement brefs (de quelques heures à plusieurs semaines), ils sont vraiment impressionnants pour la personne qui les vit et pour sa famille.
- La diminution du niveau de conscience (qui n'existe pas toujours) a pour conséquence une perturbation de la conscience de soi et de l'environnement.
- Les fluctuations (les hauts et les bas) de l'état mental peuvent apparaître d'heure en heure ou de jour en jour.
- Les changements et les perturbations disparaissent habituellement spontanément une fois que les causes sous-jacentes sont identifiées et traitées.
- Sur le plan pharmacologique, l'utilisation minimale de benzodiazépines et d'antidépresseurs est recommandée en raison de leurs effets potentialisateurs de la confusion (cependant, le sevrage alcoolique peut être traité avec des benzodiazépines).

— Facteurs favorisants

Troubles vasculaires ; par ex. : migraine, attaques ischémiques passagères, insuffisance cardiaque, embolie pulmonaire

Troubles du système hématopoïétique ; par ex. : anémie sévère

État neurologique ; par ex. : traumatisme crânien, attaques, tumeur cérébrale

Encéphalopathies métaboliques ; par ex. : hypoglycémie, hyperinsulinémie, déshydratation, intoxication par eau, hypervitaminose, déficience vitaminique

Dépendance liée à l'inhalation de solvants ; par ex. : colle, éther, nitrites, oxyde d'azote

Empoisonnement ; par ex. : industriel, champignons

Processus infectieux

Blessure par une cause physique ; par ex. : coup de chaleur, hypothermie par exposition au froid

Intoxication par l'alcool, des médicaments non prescrits ou illégaux

Intoxication par des médicaments prescrits ; par ex. : neuroleptiques, antiparkinsoniens, benzodiazépines, antihypertenseurs, lithium, analgésiques narcotiques ou non, disulfirame

Sevrage alcoolique, suppression de sédatifs ou d'hypnotiques

Privation de sommeil

Privation ou surcharge sensorielle
Important stress psychologique lié à une maladie physique grave et à une menace d'issue fatale
Stress psychosocial sévère ; par ex. : un deuil et un déménagement chez une personne âgée
Isolement social

— Caractéristiques

Hypertension
Tachycardie
Transpiration
Dilatation des pupilles
Rougeur du visage
Activité psychomotrice anormale, hypo- ou hyperactivité
Altération du cycle sommeil-veille ; par ex. : somnolence diurne et/ou insomnie nocturne
Modification soudaine de l'état mental
Désorientation temporelle (surtout), spatiale et par rapport aux personnes
Fluctuations imprévisibles de la vigilance et de la capacité de concentration
Perturbation de l'attention ; distractivité
Pensées désorganisées
Troubles de mémoire
Discours incohérent, inadéquat ou décousu
Bavardages
Conversation hachée
Persévérance
Fluctuations inconsistantes de l'humeur et des réponses émotionnelles ; par ex. : colère, peur, apathie, dépression, euphorie
Illusions, interprétation erronée de l'environnement
Hallucinations visuelles (le plus souvent) et/ou auditives, tactiles
Délires pauvrement organisés, changeants et transitoires, habituellement de type persécutoire
Délires où les hallucinations sont prises pour la réalité
Manque de motivation pour entamer ou poursuivre un but ou un comportement précis

— Évaluation

- Obtenir les informations suivantes de la part de la personne soignée, de sa famille et de l'équipe :

  - Quand la confusion a-t-elle commencé ? S'agit-il d'un changement soudain de l'état mental ? S'agit-il d'un changement soudain dans les comportements habituels, dans les activités de la vie quotidienne ?
  - La personne soignée a-t-elle déjà vécu quelque chose de cette nature auparavant ?
  - Est-ce que la personne soignée est facilement distraite ou a des difficultés à se concentrer ?
  - Existe-t-il des changements dans la mémoire récente et/ou ancienne ?
  - Constater les désorganisations de la pensée ; par ex. : divagations, discours décousu, changement brutal d'un sujet à un autre.
  - Évaluer le niveau de conscience ; par ex. : alerte, hyperalerte, somnolent, facilement éveillé, stuporeux, comateux.
  - Vérifier la réalité de la désorientation ; existe-t-il des fluctuations dans les capacités d'orientation ?
  - Évaluer la structure de veille/sommeil de la personne soignée ; par ex. : la présence de somnolences diurnes et de réveils nocturnes.
  - Constater les comportements indiquant des pensées délirantes ou des hallucinations, particulièrement les hallucinations visuelles.
  - Est-ce que la personne soignée subit des illusions, des interprétations erronées ?
- Quel est le mode d'activités habituel de la personne soignée ? Constater les signes d'une activité psychomotrice ou d'un retard dans ce domaine.
- Quels sont les signes vitaux de la personne soignée ?
- Quels sont les médicaments actuellement prescrits à la personne soignée ? Existe-t-il des antécédents d'automédication ? Est-ce que la personne soignée prend des médicament nouveaux ?
- Est-on en présence d'une infection ; par ex. : pulmonaire, urinaire ?
- Vérifier les données de laboratoire ; existe-t-il des anomalies sur le plan des électrolytes, de la glande thyroïde, de l'hémoglobine, de l'hématocrite, de la NFS ?
- La personne soignée utilise-t-elle des drogues, de l'alcool ?
- Quel est l'état de santé général de la personne soignée, y compris les problèmes médicaux actuels pour lesquels la personne est soignée ?
- Est-ce que la personne soignée a vécu récemment des stress psychosociaux ?

- Quelles sont les conditions de vie actuelles de la personne soignée ? Bénéficie-t-elle d'un soutien social ?
- Réaliser à intervalles réguliers des évaluations brèves durant la journée afin de déterminer s'il existe des symptômes fluctuants ; par ex. : orientation, attention et concentration, mémoire, opérations de la pensée ; ne pas se contenter des seuls résultats concernant l'orientation pour déterminer la présence ou l'aggravation de la confusion aiguë.
- Collaborer avec le médecin pour déterminer s'il existe des facteurs qui contribuent à la situation clinique présente.

— Résultats de santé et interventions de soins infirmiers

Résultat de santé : faire la différence entre la réalité et l'imagination

- Appeler la personne soignée par le nom qu'il préfère ; se présenter chaque fois par son nom ; utiliser une communication verbale claire et précise ; se tenir ou s'asseoir à une distance permettant d'être vu facilement par la personne soignée ; éviter les mouvements rapides ou brusques.
- Expliquer brièvement et en utilisant des termes simples le but de votre présence auprès de la personne soignée ; éviter les interactions complexes.
- Faire preuve de cohérence en désignant les membres de l'équipe soignante devant s'occuper de la personne soignée — une infirmière par période de travail si possible.
- S'assurer que chaque aide sensorielle utilisée par la personne soignée soit disponible et présentée dans l'ordre d'utilisation ; par ex. : lunettes, appareil auditif, dentier ; encourager la personne soignée à les utiliser.
- Éliminer de l'environnement les stimuli inutiles ; faire le moins de bruit possible avec les équipements hospitaliers ; éviter une utilisation excessive de la radio et de la télévision.
- Fournir des aides visuelles adaptées ; par ex. : horloge/montre et calendrier bien visibles ; photos de proches.
- Utiliser des aides tactiles appropriées ; par ex. : donner une poignée de main, poser la main sur l'épaule de la personne soignée.
- Fournir un éclairage adéquat, non aveuglant, pour éviter des ombres difformes.
- Assurer l'intimité.
- Vérifier l'orientation de la personne soignée à intervalles réguliers ; corriger avec délicatesse et sans confrontation les fausses

interprétations ; incorporer des informations sur l'orientation dans le concours normal de la conversation.

- Enseigner à la famille et aux amis des techniques pour renforcer la réalité chez la personne soignée.
- Ne pas accepter d'argumenter ou d'approuver des manifestations délirantes ou des expériences hallucinatoires ; faire savoir que l'on est conscient de la détresse que provoquent ces expériences chez la personne soignée ; assurer la personne soignée qu'elle est en sécurité dans son environnement actuel.
- Encourager la personne soignée et sa famille à faire état des hallucinations, pensées effrayantes et croyances vécues par la personne soignée.
- Assurer la personne soignée et sa famille que les changements douloureux de l'état mental, les délires, les hallucinations et les problèmes de concentration et de mémoire disparaîtront.

Résultat de santé : ne pas se blesser ou blesser d'autres personnes dans son environnement immédiat

- Assurer la présence du personnel adéquat auprès de la personne soignée.
- Expliquer les dispositifs de sécurité dans l'environnement immédiat ; par ex. : sonnette d'appel, rampe latérale, veilleuse.
- Éviter tout désordre dans l'environnement immédiat.
- Procurer un éclairage suffisant et adéquat à proximité de la personne soignée.
- Distraire la personne soignée pour diminuer son agressivité, son excitation, ses réponses confuses.
- Prendre des mesures restrictives si indiqué.
- Apprendre à la personne soignée comment utiliser correctement les aides techniques ; par ex. : déambulateur, fauteuil roulant.

Résultat de santé : maintenir un apport nutritionnel et hydrique approprié

- Surveiller l'apport des aliments solides et liquides ; si nécessaire, enregistrer les apports et les pertes.
- Collaborer avec le service de diététique si des apports de liquides et solides supplémentaires sont indiqués.
- Superviser et aider la personne soignée durant les repas si nécessaire.
- Surveiller l'apparition de signes de déshydratation.

Résultat de santé : conserver une élimination optimale

- S'assurer que la personne soignée va régulièrement aux toilettes.
- Vérifier s'il existe une incontinence de matières fécales ou d'urine afin de prévenir une dégradation de l'état de la peau.

- Encourager la personne soignée à s'alimenter (produits solides et liquides) pour prévenir la constipation.
- Donner des médicaments facilitant le transit si nécessaire.

Résultat de santé : avoir un cycle veille-sommeil amélioré

- Assurer des périodes de repos sans aucun dérangement, particulièrement la nuit.
- Décourager les petits sommes diurnes.
- Faciliter un mode de vie faisant la différence entre les activités de jour et de nuit.
- Collaborer avec la personne soignée et sa famille pour les aider à trouver des moyens pour faciliter le sommeil et le repos (massages du dos, musique de relaxation, activités d'hygiène routinières).
- Minimiser ou éliminer les bruits environnants inutiles ou inhabituels ; par ex. : radio ou télévision trop fortes, conversations de l'équipe de soins.

Résultat de santé : satisfaire autant que possible les auto-soins

- Donner des ordres simples et univoques permettant d'effectuer une tâche à la fois.
- Encourager la personne soignée à faire le plus possible pour elle-même ; aider si besoin pour la toilette, le bain, l'habillage.
- Accorder un temps raisonnable pour effectuer les activités ; ne pas bousculer la personne soignée.

Résultat de santé : respecter l'intégrité sociale et personnelle

- Inclure la famille et les personnes importantes sur le plan affectif dans les soins à la personne soignée.
- Reconnaître la possibilité que la personne soignée et sa famille éprouvent une douleur de plus en plus importante face aux changements et fluctuations de l'état mental de la personne soignée ; leur faire savoir que vous êtes conscient de leurs inquiétudes et de leurs peurs ; expliquer pourquoi ces changements de comportements se produisent.
- Encourager la famille et les amis à garder des contacts réguliers avec la personne soignée et à la tenir informée des activités et des projets de la famille, en particulier ceux qui concernent la personne soignée.
- Faire savoir à la personne soignée et à la famille que vous connaissez les forces et les réalisations antérieures de la personne soignée.
- Renforcer les comportements appropriés.

— Évaluation/critères de résultat

Fait état d'un cycle de sommeil satisfaisant

L'orientation temporelle, spatiale et avec les personnes s'est améliorée

Les facultés de concentration et d'attention par rapport aux stimuli environnants sont accrues

S'engage dans des activités orientées vers un but et les mène à terme

Retrouve un niveau d'auto-soins et un fonctionnement de rôles optimaux

ALTÉRATION DES OPÉRATIONS DE LA PENSÉE : DÉLIRES

— Définition

Idées fausses dont la personne soignée reste convaincue en dépit de la réalité.

— Principes généraux

- Les idées délirantes peuvent englober de nombreux aspects de la vie de la personne soignée ou bien se concentrer autour d'un thème central.
- La personne soignée peut refuser de demander ou de suivre un traitement.
- Les préoccupations liées aux idées délirantes peuvent interférer avec la capacité d'entretenir des relations satisfaisantes avec la famille, les amis ; elles peuvent empêcher d'exercer une profession et ainsi provoquer une souffrance personnelle.
- Le contenu des délires peut être influencé par les croyances culturelles aussi bien que par des facteurs biologiques et psychosociaux.
- Des recherches suggèrent l'existence d'un trouble du système préfrontal chez les personnes soignées délirantes atteintes de schizophrénie.

— Facteurs favorisants

Menaces sévères envers l'intégrité physique

  Troubles nutritionnels

  Troubles métaboliques

  Tumeurs

Infections
Paralysie générale
Intoxication alcoolique ou induite par des drogues
Stress psychosocial sévère
Sentiment d'impuissance, d'incompétence
Anxiété
Isolement
Sentiments agressifs

— Caractéristiques

Inférence incorrecte de la réalité extérieure

Idée selon laquelle il existe une relation directe entre certains événements ou activités d'autres personnes et les menaces ressenties

Idée d'influence correspondant à la conviction de la personne soignée que sa vie est régie par les autres, soit par l'imposition de la pensée (idée délirante qui pousse la personne soignée à croire que les autres sont en mesure d'implanter des pensées dans son esprit) soit par le vol de la pensée (idée délirante qui pousse la personne soignée à croire que les autres sont capables de s'emparer de ses idées)

La *divulgation de la pensée*, c'est-à-dire l'impression que les autres peuvent entendre ses idées

Idée de persécution faisant croire à la personne soignée que quelqu'un lui veut du mal

Idée cénesthésique erronée laissant croire à la personne soignée que son organisme est menacé

Refus du traitement

Idée de grandeur dictant à la personne soignée de s'ériger en personnage important

Préoccupation à propos des idées délirantes

Perturbation de la capacité d'évaluer ses propres pensées et perceptions

Irritabilité envers d'autres personnes qui n'approuvent pas ses idées délirantes

Perturbation des relations sociales

Perturbation du rôle professionnel

— Évaluation

- La personne soignée risque-t-elle d'agir en fonction de ses idées délirantes, par ex. : faire du mal à elle-même ou à autrui ?
- Est-ce que la personne soignée a agi selon ses idées délirantes ?

- Vérifier le caractère délirant des déclarations de la personne soignée.
- Obtenir un historique précis de la médication de la personne soignée, qu'il s'agisse de médicaments prescrits, non prescrits ou illégaux.
- Consulter la famille et les personnes importantes sur le plan affectif pour rassembler et vérifier les informations concernant les idées délirantes.
- Analyser les résultats provenant de l'investigation médicale pour écarter une origine organique des idées délirantes.
- Évaluer dans quelle mesure des idées délirantes affectent la satisfaction des besoins d'auto-soins, par ex. : le besoin de boire et de manger («la nourriture est empoisonnée»), le besoin d'être propre et de se vêtir (croit que le corps est en papier-carton et qu'il va se désintégrer dans l'eau).
- Depuis quand la personne soignée est-elle délirante ?
- De quelle façon les délires interfèrent-ils avec les activités liées au rôle de la personne soignée, son emploi, ses habitudes de vie, l'attention qu'il porte à ses besoins et problèmes de santé, la gestion de ses finances ?
- Est-ce que la personne soignée montre qu'elle a conscience du problème et désire de l'aide ?
- Quelles opinions la personne soignée a-t-elle des médicaments psychotropes ?
- Vérifier si la personne soignée peut compter sur des services et un soutien sociaux, une famille, des amis, des pairs.

— Résultats de santé et interventions de soins infirmiers

Résultat de santé : avoir des idées délirantes entraînant peu ou pas de distorsions

- Écouter la description des idées délirantes durant la phase d'évaluation initiale ; éviter d'autres descriptions lors des interactions suivantes.
- Donner un feedback au sujet des sentiments communiqués par la personne soignée dans son délire, tels que la peur qu'il peut susciter chez elle ou la solitude dont il témoigne.
- Dire à la personne soignée que vous admettez la sincérité de ses idées délirantes, lorsqu'elle vous pose la question, mais exprimer des doutes à leur sujet ; par ex. : «Je reconnais que ces idées sont tout à fait réelles pour vous, mais elles me paraissent *très* inhabituelles.»

- Ne vous attendez pas à pouvoir changer l'état d'esprit de la personne soignée et corriger son délire par des explications rationnelles.
- Éviter d'argumenter, de défier ou d'essayer de convaincre la personne soignée au sujet de ses fausses idées et déductions.
- Après avoir écouté attentivement le discours délirant de la personne soignée, changer de sujet de conversation.
- Créer des situations où la personne soignée pourra vivre des expériences dans l'«ici et maintenant» dont elle pourra parler avec les autres, qui pourront ainsi les valider.
- Constater l'existence éventuelle d'un facteur déclenchant le délire ; aider la personne soignée à commencer l'identification des facteurs de stress possibles ; l'aider à apprendre des moyens permettant d'éviter ou d'éliminer les facteurs qui alimentent la pensée délirante.
- Enseigner à la personne soignée les choses suivantes :
  - Des moyens pour contrôler ses pensées (par ex. : trouver des distractions pour éviter de ressasser sans cesse les mêmes pensées, s'engager dans des activités concrètes)
  - Savoir reconnaître quand les pensées commencent à être désorganisées (par ex. : se rendre compte qu'on passe du coq à l'âne)
  - Prévoir l'augmentation de son anxiété dans une situation nouvelle et chercher un moyen pour diminuer cette anxiété
  - Vérifier ses idées et ses réflexions avec les autres
  - Utiliser une technique pour interrompre la pensée
  - Utiliser une technique pour changer le cours de la pensée
  - S'opposer aux pensées irrationnelles
  - Utiliser une méthode de résolution de problèmes
  - Apprendre quand, où et avec qui les idées délirantes peuvent être partagées
- Apprendre à la famille de la personne soignée comment répondre aux délires de la personne soignée.

Résultat de la santé : éviter de faire du mal à soi ou aux autres

- Demander à la personne soignée si elle pense faire du mal à elle-même ou aux autres.
- Informer l'équipe professionnelle concernée, la famille ou les personnes importantes sur le plan affectif si la personne soignée semble être un danger pour elle-même ou pour les autres en raison de ses idées délirantes.
- Informer la personne soignée que les membres de l'équipe et d'autres personnes concernés sont au courant du danger potentiel qu'elle présente pour elle-même et d'autres.

- Encourager la personne soignée à prendre les psychotropes prescrits.

Résultat de santé : entamer des activités d'auto-soins

- Permettre à la personne soignée de verbaliser ses peurs et ses inquiétudes en rapport avec les facteurs qui entravent ses activités d'auto-soins telles que manger, faire sa toilette, s'habiller.
- Essayer de négocier un compromis pour les activités que la personne soignée rechigne à effectuer ; par ex. : essayer de trouver de la nourriture ne présentant pas de danger aux yeux de la personne soignée, la laisser seule pendant le repas, lui permettre de choisir le moment pour effectuer sa toilette qui lui semble le moins terrifiant.
- Montrer que l'on apprécie les progrès réalisés dans les auto-soins.

Résultat de santé : commencer des activités qui apportent une satisfaction et qui soient acceptables socialement

- Collaborer avec la personne soignée pour déterminer des buts réalistes de socialisation.
- Respecter les besoins de solitude et d'isolement.
- Suggérer à la personne soignée de choisir des buts modestes et réalistes, de préférence un seul à la fois, afin de mettre toutes les chances de son côté ; par ex. : identifer et mettre en œuvre une activité agréable durant la semaine à venir.
- Ne pas essayer de forcer la personne soignée à s'engager dans une activité contraire à ses idées délirantes.
- Aider la personne soignée à élaborer un emploi du temps quotidien susceptible de minimiser les facteurs environnementaux provoquant ses idées délirantes et de stimuler son intérêt pour le monde réel.

— Évaluation/critères de résultat

Fait preuve d'une diminution des idées délirantes

Fait preuve d'une amélioration de sa capacité d'avoir des relations avec autrui

Satisfait ses besoins d'auto-soins

Ne présente pas de danger pour elle-même ou pour les autres

ALTÉRATION DES OPÉRATIONS DE LA PENSÉE : HALLUCINATIONS

— Définition

Fausses expériences sensorielles, non fondées sur la réalité, pouvant être déclenchées par des stimuli internes ou externes.

— Principes généraux

- Bien que les neuroleptiques puissent diminuer l'anxiété associée aux hallucinations, les médicaments n'éliminent pas toujours leur apparition.
- Les hallucinations sont fréquemment d'apparition soudaine, ce qui peut être effrayant pour la personne soignée.
- L'âge de l'apparition varie, les premières hallucinations pouvant apparaître dès l'âge de 6 ans.
- Les personnes soignées victimes d'hallucinations effrayantes, et plus particulièrement des hallucinations auditives, sont susceptibles de faire du mal à elles-mêmes ou à autrui.
- Les hallucinations auditives sont les plus courantes, mais chaque organe sensoriel peut être impliqué.
- Une adaptation efficace aux hallucinations auditives peut s'obtenir en tenant compte de leurs différentes phases :
    1. La phase de sursaut durant laquelle la personne est effrayée.
    2. La phase d'organisation durant laquelle la personne sélectionne et communique avec la/les voix.
    3. La phase de stabilisation durant laquelle la personne adopte un mode de relation avec les voix.
- Les hallucinations auditives peuvent être perçues comme positives ou négatives ; par ex. : avec des hallucinations positives, la personne peut s'enhardir et se voir positivement. La trajectoire «bon-mauvais» des hallucinations auditives est très complexe et n'est pas totalement comprise.
- La durée des hallucinations peut varier de périodes courtes à plusieurs semaines.
- Une évaluation approfondie du début des hallucinations est indispensable pour vérifier s'il existe une cause organique.
- Parmi les variables qui affectent les réponses d'adaptation individuelles aux hallucinations auditives, on trouve :
    1. Sens et niveau d'amitié accordés à la voix et au message.
    2. Degré d'acceptation de la voix comme partie de soi ou comme étrangère à soi.

3. Nature de la voix (par ex. : mystique) et capacité d'acceptation paisible de la voix comme partie de soi.

- Facteurs explicatifs des hallucinations auditives :
  1. Excitation interne ou trouble de l'humeur.
  2. Prédisposition ou présence d'un seuil critique face à l'expérience hallucinatoire.
  3. Stimulation externe — détermine si la personne soignée vit consciemment des hallucinations.
  4. Renforcement positif lorsqu'une expérience hallucinatoire aboutit à un soulagement de la tension.

— Facteurs favorisants

Privation de sommeil
Privation sensorielle
Abus de substance addictives
Syndromes organiques
Troubles psychiatriques
Événement traumatisant sur le plan émotionnel
Difficultés interpersonnelles graves
Difficultés émotionnelles dissociatives
Facteurs psychodynamiques
Isolement social
Solitude

— Caractéristiques

Incapacité de s'occuper de ses besoins d'auto-soins, par ex. : cheveux en broussaille, vêtements sales, sous-alimentation
Pensée suicidaire, tentative de suicide
Manque d'attention aux responsabilités quotidiennes liées au rôle, par ex. : absentéisme professionnel ; incapacité d'accomplir ses activités ménagères
Ahurissement
Sentiment d'impuissance
Perte de contrôle de la capacité de concentration
Pensée diffuse
Absence de réponse aux stimuli externes
Interprétation erronée de la réalité extérieure
Attitude d'écoute
Détournement du regard, souvent vers le haut
Comportements étranges, par ex. : mouvements des lèvres, se parler à soi-même, marmonner

Rêverie autistique
Baisse du niveau d'éveil
Style de vie de plus en plus limité
Sensation de dépendre de voix extérieures
Distanciation ou désaffection par rapport aux personnes significatives sur le plan affectif
Anxiété en présence des autres
Repli social
Problèmes judiciaires
Honte et embarras
Hallucinations auditives négatives :
- Tourbillon interne et chaos
- Perte d'énergie due à la nature intrusive des hallucinations

Hallucinations auditives positives :
- Sensations de reconnaissance et de confiance
- Estime de soi accrue
- Sentiment de puissance accrue

— Évaluation

- Évaluer le potentiel suicidaire ou d'autres intentions de faire du mal à soi ou à autrui, de commettre un homicide.
- Évaluer la présence réelle d'hallucinations en questionnant directement la personne soignée.
- Identifier les antécédents d'expériences hallucinatoires, par ex. : événement émotionnel traumatique, situation angoissante.
- Explorer en profondeur l'évolution et le vécu des hallucinations pour la personne soignée, par ex. : évaluer le rôle des hallucinations dans la dynamique individuelle de la personne soignée et identifier les sujets de conflit et d'inquiétude. Identifier les thèmes majeurs et les conséquences correspondants.
- Est-ce que des ordres sont donnés pendant les hallucinations ? De quelle nature sont-ils ? La personne soignée suit-elle ces ordres ? À quel moment de la journée et dans quelles circonstances les hallucinations apparaissent-elles ?
- Est-ce que la personne soignée a eu des hallucinations dans le passé ? Pendant combien de temps ? Quand est-ce qu'elle les a vécues pour la première fois ? Comment y a-t-elle réagi, s'y est-elle adaptée et a-t-elle tenté de les contrôler ? Comment y a-t-elle réagi sur le plan affectif ?
- Dans quelle mesure les hallucinations sont-elles réelles pour la personne soignée, ou parvient-elle à faire la distinction entre la réalité et son vécu ?

- Évaluer le degré d'impact des hallucinations sur la performance de rôle et les activités de la vie quotidienne.
- Évaluer le niveau d'anxiété de la personne soignée.
- Si la personne soignée est sous traitement médicamenteux, relever leurs effets sur la personne soignée ; vérifier si le traitement est effectivement suivi.

— Résultats de santé et interventions de soins infirmiers

Résultat de santé : obtenir une diminution de la fréquence et de l'intensité des hallucinations

- En collaboration avec le psychiatre, administrer les neuroleptiques pour réduire anxiété et hallucinations.
- Aider la personne soignée à diminuer sa peur. Lui donner l'assurance de se trouver dans un environnement sûr et d'être protégée.
- Impliquer la personne soignée dans une relation duelle de soutien dans le but de renforcer les fonctions du moi.
- Découvrir les stratégies d'adaptation antérieures de la personne soignée vis-à-vis des hallucinations.
- Explorer le cadre référentiel de la personne soignée ainsi que les sentiments et la dynamique sous-jacents des hallucinations.
- Après l'évaluation initiale, s'intéresser aux sentiments et à la dynamique sous-jacents des hallucinations en évitant d'accorder trop d'importance à la description de leur contenu.
- En fonction des réponses de la personne soignée, réorienter l'attention et aider la personne soignée à s'impliquer dans des activités intéressantes et significatives, en particulier celles nécessitant une réponse verbale ou celles mettant en œuvre un traitement de l'information.
- Introduire des stimuli auditifs significatifs pour les personnes soignées dont les hallucinations diminuent. Utiliser pour ces activités ce que la personne soignée a trouvé utile dans le passé.
- Pour les personnes soignées victimes d'une augmentation de la fréquence des hallucinations et des stimuli, trouver les moyens d'atténuer les stress interpersonnels et l'exposition aux stimuli environnementaux.
- Recommander une psychothérapie.

Résultat de santé : avoir une meilleure compréhension des hallucinations ainsi qu'une capacité accrue de les gérer

- Promouvoir l'estime de soi (*cf. perturbation de l'estime de soi* dans ce chapitre).

- Explorer avec la personne soignée le sens de ses hallucinations ; par ex. : est-ce qu'elle tente d'échapper à quelque chose ?
- Aider la personne soignée à différencier entre les «bonnes» voix et les «mauvaises» voix.
- Apprendre à la personne soignée comment surveiller les symptômes qui peuvent être des signes d'avertissement d'une éventuelle rechute ; par ex. : troubles du sommeil, diminution de la faculté de concentration.
- Explorer avec la personne soignée l'aide que peuvent apporter une variété de stratégies pour faire face aux hallucinations ; par ex. : les ignorer ; écouter et comprendre les voix positives et leur parler ; accepter les hallucinations comme une partie de soi-même.
- Apprendre à la personne soignée des interventions de rejet, celles-ci pouvant aider certaines personnes soignées. Des soins doivent cependant être donnés, car la suppression des hallucinations chez les personnes atteintes d'une maladie mentale chronique peut être contreproductive. Étapes des interventions : (1) Valider si la personne soignée entend des voix, par ex. : «Mme Dupont, entendez-vous des voix en ce moment ?» (2) Dire à la personne soignée : «Je peux vous dire comment arrêter ces voix qui vous troublent.» (3) Répéter plusieurs fois, d'une voix forte et claire : «Allez vous-en et laissez Mme Dupont seule.»
- Aider la personne soignée à développer des stratégies d'auto-surveillance et d'auto-régulation pour faire face aux hallucinations. L'aider à reconnaître l'anxiété et les autres signes et symptômes précurseurs des hallucinations. Apprendre à la personne soignée des stratégies pour faire face à l'anxiété (*cf. anxiété* dans ce chapitre). Utiliser des interventions de rejet si indiqué. Identifier avec la personne soignée d'autres stratégies d'auto-régulation, par ex. : l'auto-apprentissage, l'augmentation des activités intéressantes (jogging, recherche de la compagnie d'autrui, activités sportives), la diminution des activités stressantes, les stratégies pour faire face à l'émotion (sommeil, techniques de relaxation, musique). (*Cf.* chapitre 5 — *Gestion du stress.*)
- Donner des informations sur les expériences hallucinatoires et aider la personne soignée à comprendre et à se rendre compte que ces expériences font partie de la maladie.
- Apprendre à la personne soignée comment limiter ses expériences hallucinatoires à un espace personnel, privé, afin de ne pas déranger autrui.
- Encourager la personne soignée à parler de ses hallucinations avec d'autres personne soignées présentant des troubles simi-

laires afin de diminuer son sentiment d'isolement ; choisir avec beaucoup de précautions le moment pour évoquer cela.

— Évaluation/critères de résultat

Verbalise la diminution de ses hallucinations
Satisfait ses besoins d'auto-soins
Décrit des stratégies d'adaptation efficaces pour vivre avec des hallucinations auditives
Décrit correctement les buts, la posologie, les effets indésirables et l'horaire des prises de ses médicaments actuels

■ ALTÉRATION DES OPÉRATIONS DE LA PENSÉE : SUSPICION

— Définition

Mode d'interaction qui se caractérise par une très forte méfiance à l'égard des autres.

— Principes généraux

- Les personnes qui se méfient des autres sont souvent considérées comme n'étant pas dignes de confiance.
- Alors que le sens de la confiance se forge dans la petite enfance, des rencontres ultérieures peuvent déterminer le niveau de confiance ou de suspicion d'une personne.

— Facteurs favorisants

Affaiblissement des organes sensoriels
Trouble mental organique
Trouble induit par des substances addictives
Peur de perdre son autonomie ou le contrôle de soi
Agression
Crise réactionnelle ou de développement
Anxiété
Trouble psychiatrique
Faible estime de soi

— Caractéristiques

Relations interpersonnelles pauvres

Affect émoussé
Affect plat
Psychorigidité
Utilisation excessive de la projection
Difficulté à partager la connaissance de soi avec autrui
Repli sur soi
Isolement fréquent ; attitude hautaine
Conviction d'avoir affaire à une conspiration ; sensation d'être persécuté et mal jugé
Interprétation erronée des intentions d'une autre personne
Interprétation erronée des actions d'autres personnes, entraînant une réponse agressive
Aliénation
Attitude tendue
Perturbation de la capacité de résoudre les problèmes
Malaise face à ses propres motivations et buts
Difficulté à accepter le point de vue des autres, surtout lorsqu'il est différent du sien
Difficulté à accepter des expériences nouvelles
Utilisation inefficace des ressources

— Évaluation

- Déterminer s'il existe une relation entre l'expression de la suspicion et le potentiel d'agressivité.
- Établir l'impact de la suspicion sur les activités de la vie quotidienne et sur le mode de vie.
- Rechercher tout antécédent d'ordre juridique ou professionnel lié à la méfiance à l'égard des autres.
- Évaluer l'historique des interactions de la personne soignée avec sa famille.
- Déterminer l'étendue et la qualité des contacts avec des personnes significatives sur le plan affectif.
- Identifier l'évaluation que la personne soignée fait de ses forces et de ses limites.
- Examiner la peur qu'a la personne soignée de perdre le contrôle.
- Évaluer la perception du besoin d'aide.
- Identifier les domaines pour lesquels la personne soignée accepte de l'aide.
- Évaluer l'utilisation des ressources de santé et l'observance du programme thérapeutique.
- Évaluer les raisons, les sens et la dynamique qui sous-tendent la suspicion.

— Résultats de santé et interventions de soins infirmiers

Résultat de santé : acquérir une plus grande confiance dans les autres et dans l'environnement

- Donner des informations claires et concises en répondant aux questions ou en expliquant ce qui se passe.
- Éviter les chuchotements.
- Établir une relation interpersonnelle de confiance avec la personne soignée (*cf.* chapitre 2).
- Créer un milieu dans lequel la personne soignée se sente protégée et en sécurité (*cf.* chapitre 5 — *Milieu thérapeutique*).
- Informer la personne soignée dès que possible des changements dans les dates/horaires des rendez-vous.
- Être extrêmement honnête dans les interactions avec la personne soignée. Respecter et tenir ce qui a été promis par l'infirmière ou par l'équipe soignante.
- Éviter de parler de la personne soignée aux autres en sa présence.
- Ne pas essayer de prouver que la personne soignée a tort, ou de la défier.
- Reconnaître les aspects positifs de la suspicion ; par ex. : «Il se peut que vous ne soyez pas capable d'avoir confiance en tout le monde ; cependant, il n'y a pas de raison de penser que l'on ne peut avoir confiance en *personne*.»
- Être conscient des situations où la personne soignée tente de vérifier les justifications de sa suspicion.
- Interroger avec bienveillance la personne soignée sur ses croyances.
- Respecter l'expérience de la personne soignée sans pour autant être d'accord avec elle ; par ex. : «Je suis conscient que cela soit pénible pour vous, mais je n'ai aucune raison de croire que tous les membres de l'équipe soignante vous détestent.»
- Faire preuve de compréhension à l'égard du dilemme de la personne soignée sans faire état de ses opinions.
- Répondre à la suspicion de la personne soignée en rebondissant sur le thème ou le sentiment exprimé symboliquement : «Cela doit être vraiment pénible pour vous de croire cela...» ; «Je n'ai pas eu l'impression d'avoir affaire à quelqu'un de menaçant.»
- Essayer de comprendre la logique qui sous-tend la suspicion ; par ex. : «Pensez-vous que Claudette est contre vous ?»
- Éviter d'acculer la personne soignée à se tenir sur la défensive, l'obligeant à se protéger.
- S'abstenir de corriger les interprétations erronées par des raisonnements.

- Une fois la dynamique de la suspicion connue, ne pas encourager de revenir sans cesse sur le sujet, mais centrer l'attention sur les sentiments ou le processus sous-jacents.
- Noter les incohérences entre le comportement réel et les affirmations du type «Tout va bien.»
- Témoigner de votre connaissance du processus et des sentiments qui sont derrière la suspicion ; par ex. : «Vous devez vraiment vous sentir seule en pensant que tous vos amis sont contre vous.»
- Donner un feedback positif lorsque la personne soignée fait preuve de confiance envers une autre personne.

Résultat de santé : Être moins méfiant et avoir de meilleures relations interpersonnelles

- Au début, chercher des contacts interpersonnels courts et fréquents. Impliquer un minimum de membres de l'équipe soignante dans ces premiers contacts.
- Aider la personne soignée à identifier les personnes avec lesquelles il convient de partager ses réflexions.
- Discuter avec la personne soignée des conséquences qu'auront pour elle la méfiance systématique envers les autres.
- Donner l'assurance que l'environnement est sûr.
- Écouter, montrer une attitude tolérante.
- Préciser les limites des comportements agressifs envers les autres.
- Donner du feedback lorsqu'il est signalé que la personne soignée a été insultante ou menaçante envers les autres.
- Respecter l'intimité de la personne soignée.
- Apprendre à la personne soignée :
  - À devenir consciente de ses sentiments de suspicion et de faire un effort pour les vérifier objectivement ou pour agir de façon appropriée malgré la peur
  - L'importance de ne pas confondre ses sentiments et son espace personnel avec l'ensemble de l'environnement
  - La résolution de problème en tant que moyen pour traiter des interprétations erronées de la réalité
  - À procéder par étapes dans la construction d'une relation de confiance, comme : se présenter, consacrer du temps à une autre personne, être conscient des besoins d'autrui, partager quelque chose entre plusieurs personnes
  - À valider ses perceptions auprès d'autres personnes
  - À reconnaître les conséquences de la suspicion sur sa vie et sur ses activités de la vie quotidienne
- Encourager la personne soignée à participer à des groupes thérapeutiques une fois que le niveau de suspicion a diminué.

— Évaluation/critères de résultat

Participe aux activités de la vie quotidienne
Fait une évaluation correcte des situations et des personnes
A du plaisir à assumer les responsabilités liées au rôle
Montre un meilleur niveau de confiance

ANXIÉTÉ (LÉGÈRE, MODÉRÉE, EXTRÊME/PANIQUE)

— Définition

Anxiété — sentiment pénible, d'intensité variable, d'un danger imminent d'origine inconnue.

— Principes généraux

Anxiété normale — n'implique pas de refoulement ou de mécanismes de défense

État anxieux — état émotionnel de nervosité, d'appréhension, de tension

Anxiété-trait — disposition anxieuse quasi permanente

Processus de l'anxiété — séquence complexe de réponses cognitives, comportementales et affectives résultant des réponses aux facteurs de stress

- Il existe une explication de l'origine de l'anxiété dans les modèles biologique, familial, génétique, comportemental, cognitif, psychanalytique et interpersonnel (*cf.* chapitres 1 et 7).
- L'anxiété peut être vécue aux niveaux conscient, préconscient et/ou inconscient.
- Les mécanismes de défense du moi (par ex. : le déplacement, l'identification, la projection, la régression, la dénégation — *cf.* également chapitre 1) servent à faire face à l'anxiété (généralement au niveau inconscient), mais ils peuvent engendrer des réponses inadaptées, en fonction de l'importance de la distorsion de la réalité.
- Un même facteur de stress ne génère pas de l'anxiété ou le même degré d'anxiété chez toutes les personnes.
- La réponse à l'anxiété peut être constructive (comportement dirigé vers une tâche) ou destructrice (réactions défensives).
- Lorsque le niveau d'anxiété dépasse les stratégies d'adaptation d'une personne, des modes de comportement inadaptés peuvent apparaître.

- L'anxiété peut se manifester par des changements physiologiques dans les systèmes : gastro-intestinal (manque d'appétit, diarrhée, malaise abdominal), cardio-vasculaire (augmentation de la fréquence cardiaque, lipothymie), urinaire (mictions fréquentes), tégumentaire (rougeur, démangeaisons, transpiration), neuromusculaire (insomnie, déambulation, augmentation des réflexes), respiratoire (augmentation de la fréquence respiratoire, souffle court).
- L'anxiété peut se manifester par des réponses comportementales (accidents, repli sur soi), cognitives (diminution de la concentration, manque d'objectivité) et affectives (nervosité, tension).
- L'anxiété peut se manifester comme une caractéristique clinique majeure parmi des troubles psychiatriques tels que les troubles anxieux de l'enfance et de l'adolescence, ou les troubles de l'adaptation avec humeur anxieuse.

— Facteurs favorisants

Besoins non satisfaits
Phase terminale d'une maladie ou risque de mort
Changement ou risque de changement dans l'état de santé
Menace envers le système de protection personnel
Changement, réel ou perçu, dans le statut socio-économique
Menace envers l'environnement
Crise de croissance
Crise réactionnelle
Relations interpersonnelles hostiles, particulièrement dans l'enfance
Menace envers des relations ou des structures interpersonnelles significatives
Changement ou risque de changement dans le rôle
Transmission et contagion interpersonnelles
Échec, réel ou perçu, des capacités d'adaptation
Menace envers le concept de soi
Menace, réelle ou perçue, compromettant l'atteinte des objectifs prévus
Conflit intérieur
Menace envers le système de valeurs, des idéaux ou des croyances
Échec des mécanismes de défense

— Caractéristiques

Anxiété légère
Légère tension musculo-squelettique

Voix calme
Bon contact visuel
Conscience élevée des stimuli
Vigilance accrue
Bruits apparaissant plus forts
Léger malaise
Nervosité et irritabilité légères
Légère perturbation du sommeil
Comportement discret pour capter l'attention
Léger mépris et légère hostilité manifestés furtivement
Augmentation de la conscience des problèmes et de la capacité de les résoudre
Champ de perception élargi et capacité de voir plus de liens entre les événements
Curiosité, questions répétées
Attention accrue sur la situation qui pose problèmes
Capacité accrue de faire face aux facteurs de stress
Sentiments de confiance et d'optimisme

Anxiété modérée

Augmentation de la pression artérielle et des fréquences cardiaque et respiratoire
Augmentation de la tension musculaire
Tremblements
Mélange de tension et d'excitation
Dilatation des pupilles
Malaise modéré
Changement dans le ton de la voix
Champ de perception rétréci, inattention sélective
Capacité modérée de percevoir et de comprendre les liens entre les événements
Attention accrue sur la situation qui pose problèmes et concentration sur les données sensorielles ayant trait aux problèmes
Élément du contrôle volontaire, par ex. : capacité d'être dirigé vers des stimuli imprévus
Capacité d'accomplir correctement des tâches apprises
Potentiel certain d'apprentissage
Incertitude modérée quant à ses propres capacités et ressources
Incertitude modérée quant à la possibilité d'atteindre des résultats positifs
Mélange d'optimisme, de confiance et de peur
Motivation pour résoudre le problème

Potentiel de créativité et de croissance
Transpiration
Mictions fréquentes

Anxiété grave
Tachycardie
Tension, rigidité musculaire
Hyperventilation
Maux de tête, vertiges
Déambulation, activité sans but
Immobilité
Perte d'appétit, nausée
Débit verbal rapide, phrases coupées, saccadées
Tonalité élevée de la voix
Expression de préoccupations
Serrement des dents
Tendance à dissocier soi et le sentiment d'anxiété
Dénégation de l'existence de sentiments désagréables afin de se protéger
Somatisation
Sensation d'un événement majeur imminent
Importante réduction du champ de perception
Concentration sur un petit détail ou sur des détails dispersés
Incapacité de voir des liens entre des événements ou des détails
Difficulté à apprendre
Verbalisation difficile ou inappropriée
Difficulté à se concentrer
S'attend à des conséquences négatives

Anxiété extrême (panique)
Agitation psychomotrice flagrante et grave
Vomissements
Actions désorganisées
Vertiges, étourdissements
Aspect épuisé, pâleur
Grimaces
Tonalité vocale élevée, voix forte
Malaise important, terreur, épouvante
Sentiment d'être accablé, impuissant, sans défense
Sentiment de colère et de rage
Passage à l'acte verbal ou physique
Immobilité

Utilisation de modes d'adaptation antérieurs (se jeter à terre, crier)
Perception irréaliste et considérablement réduite de la situation
Déformation d'un détail, importance exagérée accordée à un détail, perturbation du champ de perception
Indifférence aux stimuli externes
Activités désorganisées et déconnectées de la réalité
Incapacité de différencier le réel et l'irréel
Difficulté extrême à résoudre les problèmes
Sensation de désintégration de la personnalité
Préoccupation face à des issues négatives

— Évaluation

- Déterminer le niveau d'anxiété en identifiant les signes et les symptômes physiologiques et/ou psychologiques.
- Constater les facteurs de stress ou des menaces en rapport avec :
  L'état de santé
  La stabilité de l'environnement
  Le système de sécurité personnel
  Des relations interpersonnelles significatives
  Le fonctionnement de rôle
  Le concept de soi
  L'essence ou la nature de la personnalité
  Le système de valeurs, des idéaux et des croyances
- Constater les réponses comportementales adaptées ou non adaptées à l'anxiété.
- Déterminer les changements de comportement ou les changements physiologiques résultant de l'anxiété.
- Évaluer l'influence du milieu hospitalier ou des relations interpersonnelles sur l'anxiété des personnes soignées.
- Déterminer ce que la personne soignée a fait dans le passé pour réduire l'anxiété.
- Identifier les stratégies adaptées et inadaptées utilisées actuellement par la personne soignée pour faire face à l'anxiété.
- Déterminer les ressources disponibles et les forces de la personne soignée pour faire face à l'anxiété.

— Résultats de santé et interventions de soins infirmiers

Résultat de santé : vivre un niveau d'anxiété qui permet une résolution de problème efficace

- Établir une relation interpersonnelle positive avec la personne soignée.
- Communiquer avec empathie, un regard positif inconditionnel et cohérent.
- Ne pas chercher à prouver la cause du comportement.
- Reconnaître, en tant que soignant, la réciprocité de l'anxiété et développer le contrôle de ses propres réponses.
- Utiliser des phrases courtes, simples et parler avec une voix calme et ferme en s'adressant à une personne très anxieuse.
- Donner des informations simples, claires et brèves sur ce que la personne soignée vivra probablement durant son hospitalisation.
- Clarifier et valider les informations si nécessaire.
- Utiliser l'écoute active.
- Administrer des médicaments anxiolytiques en collaboration avec un psychiatre.
- Intervenir promptement pour prévenir l'escalade de l'anxiété.
- Laisser les personnes soignées très anxieuses dans un milieu calme.
- Éloigner la personne soignée de la situation déclenchant le stress lorsque son niveau d'anxiété est élevé, et ce jusqu'à ce que le niveau d'anxiété ait diminué.
- Limiter le contact avec d'autres personnes soignées anxieuses.
- Lorsque la personne soignée est très anxieuse, éviter de lui demander de prendre des décisions, de l'interroger sur les causes de son comportement ou de faire des interprétations.
- Éviter de contribuer aux situations provoquant des stress ou de les provoquer par inadvertance (menaces, manque de sincérité, mettre en lumière le point faible de la personne soignée, utilisation à tort et à travers de termes psychiatriques ou médicaux, exigences déraisonnables, utilisation aléatoire de la confrontation face au comportement de la personne soignée, attitude indifférente ou insouciante, interférence avec les droits et les buts de la personne soignée, attitude de jugement, impatience).
- Aider la personne soignée à s'engager dans des activités récréatives et de loisirs pour réduire l'anxiété : chorale ; volley-ball ; ping-pong ; marche ; promenade ; natation ; tâches concrètes et simples ; jeux simples ; activités de routine ; travaux ménagers ; toilette ; puzzles ; jeux de cartes ; musique (*cf.* chapitre 5 — *gestion du stress*).

- Établir d'un commun accord un emploi du temps pour les activités quotidiennes en tenant compte des préférences et des ressources de la personne soignée.
- Lors des hospitalisation brèves, proposer à la personne soignée un soutien supplémentaire pour l'aider à faire face à l'anxiété lors des périodes de transition que sont l'admission et l'annonce de la sortie.
- Permettre de pleurer.
- Encourager la discussion des sentiments en fonction des possibilités de la personne soignée, par ex. : les difficultés vécues avec des personnes importantes sur le plan affectif.

Résultat de santé : reconnaître l'existence de l'anxiété, prendre conscience de sa cause, et développer des stratégies d'adaptation et des réponses comportementales adaptées

- Si l'anxiété est légère ou modérée
  - Aider la personne soignée à identifier l'anxiété en lui demandant, par exemple : «Êtes-vous mal à l'aise actuellement ?» Montrer à la personne soignée que vous êtes conscient du malaise en lui donnant du feedback sur les comportements non verbaux indiquant la présence d'anxiété.
  - Aider la personne soignée à découvrir les similitudes entre la situation présente et les expériences passées où un malaise comparable a été ressenti. Poser des questions telles que : «Avez-vous déjà ressenti dans le passé ce que vous ressentez maintenant ? Que s'est-il alors passé pour vous ? Qu'avez-vous fait pour vous sentir moins anxieux ?»
  - Demander à la personne soignée de décrire ce dont elle avait envie, quelles étaient ses pensées ou ses attentes avant de devenir anxieuse. Lui faire découvrir également la relation qui existe entre son état anxieux et ses comportements adaptés ou inadaptés.
  - Explorer avec la personne soignée les raisons probables de son anxiété en l'aidant à identifier les idées fausses et en clarifiant la nature du problème de manière réaliste.
  - Aider la personne soignée à développer des solutions et des méthodes alternatives pour diminuer l'anxiété ; laisser la personne soignée choisir les solutions. Encourager le jeu de rôle pour lui faire tester les solutions (*cf.* chapitre 5 — *prise de décision*).
  - Évaluer les résultats de santé avec la personne soignée. Encourager des évaluations à partir de tâches plutôt qu'à partir de la personne elle-même.

- Permettre à la personne soignée d'explorer des événements nouveaux. Utiliser le jeu de rôle pour l'aider à s'adapter aux découvertes génératrices d'anxiété.
- Apprendre à la personne soignée :
  - que l'anxiété fait partie de la vie et qu'un niveau léger d'anxiété peut favoriser l'apprentissage, la résolution de problèmes et l'évolution vers l'actualisation de soi ;
  - à observer ce qui se passe, à le décrire, à analyser ce qui était attendu et en quoi les attentes diffèrent de la situation présente ; à développer des solutions alternatives pour résoudre le problème ou pour faire face aux changements par rapport aux attentes, et à valider la situation avec les autres ;
  - l'affirmation de soi (*cf.* chapitre 5) ;
  - les techniques de gestion du stress (*cf.* chapitre 5) ;
  - à réduire l'anxiété grave ou extrême en parlant avec quelqu'un ; en faisant de la marche ; en participant à des jeux simples ; en accomplissant des tâches simples et concrètes ; en faisant du sport ; ou, si l'anxiété est extrême, rechercher l'aide d'un professionnel.
- Encourager la personne soignée à avoir de nouveaux centres d'intérêt, de nouveaux loisirs.
- Une fois que l'anxiété a diminué et que la relation avec l'équipe est établie :
  - encourager des activités sociales, même si la personne soignée montre des réticences et des craintes ;
  - accompagner la personne soignée aux premières séances d'activités nouvelles et lui permettre de les quitter si le niveau d'anxiété devient trop important ;
  - encourager progressivement la personne soignée à participer à ces activités sans la présence d'un membre de l'équipe.
- Si la personne soignée est foncièrement optimiste, réceptive à l'expérience et souple, utiliser des interventions de groupe destinées à faire face à l'anxiété et aider la personne soignée à les choisir de façon objective.
- Si le monde subjectif est éteint, fermé ou déformé, aider la personne soignée à développer une vision du monde constructive et plus optimiste.
- Aider la personne soignée à évacuer de son mode de vie les attentes négatives.
- Dans la résolution de problèmes, donner à la personne soignée la liberté de travailler à son propre niveau et à son propre rythme.
- Réduire les bénéfices secondaires que la personne soignée obtient par ses réponses inadaptées.

- Encourager la personne soignée à suivre une psychothérapie individuelle ou de groupe.
- Impliquer les membres de la famille ou des personnes importantes sur le plan affectif dans le plan de traitement de soins.
- Impliquer la personne soignée activement dans la préparation de la sortie (*cf.* chapitre 5 — *préparation à la sortie*).

— Évaluation/critères de résultat

- L'anxiété a diminué ou disparu
  - Les caractéristiques de l'anxiété sont absentes ou réduites
- L'anxiété est identifiée, analysée, et des stratégies constructives sont utilisées
  - Identifie son anxiété
  - Montre que les causes de l'anxiété commencent à être comprises
  - Utilise des stratégies constructives pour réduire l'anxiété
- Reconnaît les aspects constructifs de l'anxiété
  - Reconnaît les possibilités de croissance de l'anxiété légère

COMPORTEMENTS RITUELS

— Définition

Comportements ou pensées rituels répétitifs, incontrôlables, qui ont pour but de maîtriser l'anxiété et des conflits intérieurs.

— Principes généraux

- Les actions ou les pensées compulsives sont, dans la plupart des cas, des tentatives pour contrôler des pulsions primaires et pour faire face à l'anxiété qu'elles génèrent.
- Les traits obsessionnels-compulsifs, comme la méticulosité, la prudence, la rationalité, l'ordre et la précision, sont utiles à bien des égards.
- L'anxiété apparaît lorsque la personne essaie de contrôler une activité compulsive ou une pensée obsédante autrement que par cette activité ou cette pensée.
- Les personnes présentant des compulsions ou des obsessions ont un besoin important de contrôler.
- Des obsessions et des compulsions graves peuvent interférer avec la réalisation des activités de la vie quotidienne et les attentes de rôle.

- La personne reconnaît généralement que ses obsessions ou compulsions sont irrationnelles.

— Facteurs favorisants

Facteurs physiologiques
Trouble obsessionnel-compulsif
Facteurs psychodynamiques
 Conflits entre le ça, le moi et le surmoi
 Stagnation à un stade de développement
 Pulsions inacceptables
 Sentiments inacceptables vis-à-vis de soi
Anxiété
Réponse comportementale apprise

— Caractéristiques

Pensée répétitive incontrôlable (obsession)
 Pensées morbides répétitives
 Pensées effrayantes répétitives
 Pensées anxiogènes répétitives
 Pensées ridicules répétitives
Actes répétitifs incontrôlables
 Lavage de mains répétitif
 Suivi rigide répétitif d'un emploi du temps
 Nettoyage répétitif de la maison, de la chambre
Augmentation de l'anxiété lorsque des comportements rituels sont interrompus
Besoin élevé de contrôler l'environnement, les autres ou soi-même
Attention exagérée pour un détail sans sentiments particuliers
Inflexibilité
Précautions, tergiversations exagérées
Difficultés à accomplir les activités de la vie quotidienne

— Évaluation

- Décrire le mode de vie habituel de la personne soignée et l'importance de son comportement dysfonctionnel.
- Identifier le niveau d'anxiété et d'éventuels moyens utilisés pour contenir l'anxiété.
- Noter les situations qui ont tendance à accroître l'anxiété et peuvent engendrer des pensées obsédantes ou des comportements compulsifs.

- Observer l'expression des sentiments de détresse associés aux rituels.
- Identifier les changements dans la vision que la personne soignée a d'elle-même.
- Vérifier si la personne soignée considère que ses pensées ou ses actes répétitifs aliènent le soi.
- Recueillir des données sur le soulagement du besoin impérieux d'un acte ou d'une pensée répétitifs que peuvent apporter diverses activités.
- Identifier l'effet du comportement présent sur l'accomplissement des activités de la vie quotidienne, y compris l'activité professionnelle.
- Identifier les relations interpersonnelles et les habitudes dans le domaine de la santé susceptibles d'être touchées de façon négative par les pensées ou les actes répétitifs.

— Résultats de santé et interventions de soins infirmiers

Résultat de santé : ressentir une anxiété et un besoin de comportements rituels moindres

- Administrer la clomipramine (Anafranil®) sur prescription.
- Avoir une approche bienveillante, calme, détendue.
- Éviter de juger ou de désapprouver le comportement de la personne soignée.
- Éviter la confrontation face au comportement rituel.
- Ne pas exercer de pressions pour changer le comportement rituel.
- Permettre le rituel sans faire des remarques désobligeantes ou tenter de le faire cesser.
- Prévoir suffisamment de temps pour terminer les rituels.
- Aider la personne soignée à établir un emploi du temps pour ses activités quotidiennes et à s'engager dans des activités constructives.
- Éviter d'introduire trop de changements dans les habitudes quotidiennes.
- Donner du soutien à la personne soignée pour terminer ses activités, particulièrement celles qui sont nouvelles.
- Rassurer la personne soignée et l'aider à vivre des moments de relaxation et de plaisir.
- Donner des occasions pour exprimer les sentiments.
- Aider la personne soignée à identifier les moyens de faire face à son anxiété et aux pensées répétitives qui en découlent.

- Apprendre à la personne soignée des moyens de faire face à l'anxiété, comme l'identification des sentiments, le contrôle de la pensée, l'exercice.
- Être conscient de l'anxiété suscitée dans l'équipe et prendre des mesures pour la diminuer.
- Donner du feedback à la personne soignée à propos de l'expression de l'obsession, et l'aider à parler ouvertement de sa signification.
- Apprendre à la personne soignée différentes façons de faire face aux conséquences de ses comportements rituels.
- Aider la personne soignée à accroître la palette de ses stratégies visant à diminuer l'anxiété.
- Identifier et décrire les capacités sociales que la personne soignée désire acquérir.
- Faire décrire par la personne soignée l'aptitude sociale qui a entraîné l'anxiété.
- Apprendre à la personne soignée les techniques de prise de décision (*cf.* chapitre 5 — *prise de décision).*
- Apprendre à la personne soignée des techniques pour empêcher les pensées indésirables.
- Apprendre à la personne soignée à se récompenser pour tout comportement non rituel.
- Encourager la personne soignée à suivre une psychothérapie.

— Évaluation/critères de résultat

Les comportements rituels ont diminué
Les comportements rituels sont plus discrets
Utilise d'autres techniques efficaces pour réduire son anxiété
Dit des choses positives sur soi

CONFLIT DÉCISIONNEL (PRÉCISER)

— Définition

Incertitude quant à la ligne de conduite à adopter lorsque le choix entre des actes antagonistes implique un risque, une perte ou une remise en cause des valeurs personnelles.

— Principes généraux

- Les valeurs personnelles affectent les prises de décision et reflètent les préférences d'une personne pour un résultat attendu.

- Les buts et croyances personnels affectent le processus de prise de décision parce qu'ils reflètent les croyances de la personne quant à la probabilité de l'issue d'une action particulière.
- Dans le processus de décision, ce sont les actions considérées comme familières, présentant peu de risque ou devant aboutir à un résultat souhaité qui sont généralement sélectionnées.
- Il y a décision conflictuelle lorsqu'il existe de fortes chances que certaines actions auront des conséquences à la fois positives et négatives pour la personne, et qu'une action particulière ne satisfera pas ses buts et ses valeurs.
- Les réponses émotionnelles, cognitives et comportementales à une décision conflictuelle varient selon le niveau de conflit dans la décision. Alors qu'un faible niveau de conflit peut stimuler et accroître la prise de décision, un niveau moyen peut mettre la personne sur la défensive, tandis qu'un niveau élevé peut entraîner de l'hypervigilance et une détresse extrême.

— Facteurs favorisants

Trouble mental
Perturbation des fonctions cognitives
Anxiété (modérée, sévère, extrême/panique)
Buts et croyances irréalistes
Difficulté à prendre une décision
Informations contradictoires ou insuffisantes sur les solutions possibles et leurs conséquences
Résultats prévus ayant des conséquences négatives et positives
Manque de ressources sociales
Interférences d'autres personnes dans le processus de décision
Impression que le système de valeurs est menacé
Valeurs personnelles incertaines

— Caractéristiques

Détresse, tension modérée
Détresse, tension sévère
Hypervigilance
Égocentrisme
Personne sur la défensive
Verbalisation d'une incertitude modérée ou extrême quant aux solutions existantes
Verbalisation de détresse lors de la reconnaissance des conséquences indésirables

Hésitation entre plusieurs solutions
Remise à plus tard de la prise de décision, ou prise de décision passive
Hésitation entre croyances et valeurs

— Évaluation

- Évaluer le fonctionnement cognitif et le niveau d'anxiété de la personne soignée.
- La personne soignée présente-t-elle un trouble mental ? Quel en est l'impact sur son fonctionnement ?
- Évaluer les buts, croyances et valeurs de la personne soignée par rapport au sujet de la décision.
- La personne soignée a-t-elle des capacités et de l'expérience dans la prise de décision ?
- Quelles informations la personne soignée possède-t-elle qui soient nécessaires à la prise de décision ?
- Existe-t-il des soutiens sociaux ou des interférences qui concernent la personne soignée impliquée dans le processus de décision ?
- La personne soignée éprouve-t-elle de l'incertitude quant aux solutions possibles ? Si oui, dans quelle mesure ?
- Est-ce que la personne soignée verbalise ou manifeste de la détresse lors de la découverte que toutes les solutions possibles ont un certain nombre de conséquences indésirables ?
- La personne soignée hésite-t-elle entre différentes solutions ?
- La personne soignée remet-elle à plus tard la décision ?

— Résultats de santé et interventions de soins infirmiers

Résultat de santé : prendre des décisions efficaces et au bon moment

- Évaluer et, si nécessaire, réduire le niveau d'anxiété.
- Ne pas forcer la prise de décision lorsque le fonctionnement cognitif est perturbé.
- Aider la personne soignée à accepter les sentiments éprouvés lorsqu'il s'agit de prendre des décisions.
- Aider la personne soignée à prendre des mesures concernant les aspects émotionnels, cognitifs et comportementaux d'un trouble mental pour lui permettre de prendre des décisions.

- Aider la personne soignée à cesser de trouver des prétextes pour remettre à plus tard la prise de décision, et y travailler avec elle lorsqu'elle se sent reposée et moins distraite.
- Encourager la personne soignée à explorer et à développer la compréhension de la situation créée par la décision conflictuelle.
- Identifier d'éventuels manques de connaissances et donner les informations nécessaires le cas échéant.
- Aider la personne soignée à analyser et à clarifier ses buts et ses attentes.
- Si nécessaire, aider la personne soignée à développer des buts adaptés à la réalité.
- Aider la personne soignée à analyser et à clarifier ses propres valeurs.
- Aider la personne soignée à identifier et à analyser les choix possibles, de même que les conséquences de chacun de ces choix. Apprendre à la personne soignée différentes techniques pour trouver des solutions créatives (par ex. : remue-méninges) et pour trouver des approches différentes pour envisager les problèmes (*cf.* chapitre 5 — *prise de décision*).
- Aider la personne soignée à avoir une bonne compréhension des résultats potentiels de chacune des solutions.
- Aider la personne soignée à réajuster des buts irréalistes.
- Aider la personne soignée à devenir pleinement consciente des conflits inhérents à la décision qu'elle prendra.
- Aider la personne soignée à identifier des solutions qui soient cohérentes avec ses propres valeurs et dont le résultat soit le plus positif possible.
- Donner une aide appropriée lorsqu'une action est engagée. Utiliser le jeu de rôle si possible.
- Discuter avec la personne soignée de situations présentant un risque de conflit décisionnel.
- Encourager et aider dans toute la mesure du possible la personne soignée dans l'évaluation du résultat ; par ex. : reconnaître l'existence d'un conflit décisionnel.

— Évaluation/critères de résultat

Verbalise le fait d'être conscient des buts et des valeurs
Identifie les solutions possibles
Identifie des résultats réalistes
Choisit des actions cohérentes avec ses propres valeurs
Met en œuvre des actions
Évalue le résultat de la décision prise réellement

CRISE RÉACTIONNELLE

— Définition

Crise — changement subit résultant d'un décalage entre la perception d'une personne selon laquelle un événement constitue une menace pour son bien-être physique ou psychique d'une part et les mécanismes d'adaptation et le soutien disponibles pour faire face aux facteurs de stress d'autre part.

Crise réactionnelle — changement subit résultant d'un événement ou d'une suite d'événements ressenti(s) comme menaçants en l'absence d'un éventail de ressources d'adaptation approprié pour faire face aux facteurs de stress/événements.

— Principes généraux

- La crise peut se présenter comme une crise individuelle, une crise familiale ou une crise collective.
- Les événements ou les facteurs de stress peuvent constituer
  - une menace envers l'intégrité de soi ou des besoins instinctuels
  - une perte réelle ou perçue comme telle
  - un défi
- Les résultats de santé sont influencés par le soutien social et d'autres ressources disponibles, la perception de l'événement et les capacités d'adaptation.
- La crise offre des opportunités de croissance personnelle si elle trouve une issue positive.
- Une issue négative de la crise peut entraîner une baisse du niveau de fonctionnement, un suicide, de la violence ou le prolongement de la maladie mentale.
- Pendant la crise, une personne est plus ouverte aux suggestions, à l'apprentissage et au potentiel de croissance des émotions.
- Une personne peut être consciente des facteurs de stress et du changement soudain et rechercher de l'aide, ou se sentir impuissante face à cette situation.
- La crise évolue spontanément vers sa résolution et dure en moyenne 6 semaines. L'événement déclenchant apparaît souvent entre 10 et 14 jours avant que le client ne vienne chercher de l'aide.
- Les phases de la crise peuvent englober

  Le déni — Apparaît au début, mais peut persister tout au long de la crise.

Une névrose d'angoisse — Les activités quotidiennes habituelles sont maintenues mais avec beaucoup de difficultés ; on peut rencontrer un peu d'hyperactivité ou de ralentissement psychomoteur.

Une désorganisation — Les activités quotidiennes habituelles sont réduites ou interrompues ; on peut rencontrer une anxiété sévère, la peur, la culpabilité, la honte, un sentiment d'impuissance, une dépression ou la colère. La personne soignée est préoccupée par l'événement menaçant et ses liens symboliques avec des événements survenus précédemment.

Une tentative de réorganisation — La personne soignée utilise l'éventail de ressources d'adaptation habituelles pendant plusieurs semaines lorsqu'elles donnent des résultats positifs ; dans le cas contraire, elle a recours à des mécanismes de fuite comme le rejet de la responsabilité de la difficulté sur les autres ou l'abus de substances addictives empêchant une issue positive de la crise.

Une réorganisation partielle et générale — Le niveau de fonctionnement, habituellement atteint 6 semaines après le début de la crise, peut être inférieur, identique ou supérieur à celui qui existait avant la crise.

— Facteurs favorisants

Déséquilibre entre les ressources réelles ou perçues et l'événement menaçant réel ou perçu

Événement inattendu, traumatisant

Ressources personnelles inappropriées

Trouble physique

Trouble mental

Perte de mémoire

Perturbation sensorielle

Perte financière importante

Perturbation des perceptions

Perturbation des opérations de la pensée

Capacités d'adaptation inappropriées

Antécédents de réponses aux stress inadaptées

Manque d'un réseau social de soutien

Manque de ressources communautaires

— Caractéristiques

Déni

Symptômes physiques, par ex. : maux de tête

Difficultés dans les activités de la vie quotidienne
Hyperactivité
Retard psychomoteur
Désorganisation
Comportement dysfonctionnel non dirigé vers un but
Difficultés de communication
Anxiété sévère
Anxiété extrême (panique)
Sentiment d'impuissance
Dépression
Menace de suicide
Culpabilité, auto-accusation
Reproches faits aux autres
Colère extrême
Rupture familiale
Déploiement inapproprié des ressources d'adaptation

— Évaluation

- Quelles sont les manifestations comportementales actuelles ? Existe-t-il des risques de suicide ou d'homicide ? Quel est actuellement le niveau de fonctionnement de rôle ?
- Quelle est la nature de la crise ? S'agit-il du début ? Quelle est l'intensité du/des facteur(s) ou événement(s) déclenchant(s) ?
- Comment la personne soignée perçoit-elle les difficultés ?
- Quelles sont les stratégies et compétences de résolution de problèmes de la personne soignée ?
- Quelles capacités d'adaptation ont été utilisées avec succès dans le passé ?
- Est-ce qu'un soutien social, tel que la famille ou des amis, est disponible ? (Des instruments tels que le Questionnaire de soutien social de Norbeck ou le Questionnaire sur les ressources personnelles — *cf.* Wheeler — peuvent être utilisés pour évaluer le soutien social.)
- La crise de la personne soignée affecte-t-elle d'autres membres de la famille ou d'autres personnes importantes sur le plan affectif ? Comment sont-ils affectés ?
- Quelles sont les ressources communautaires disponibles ?

— Résultats de santé et interventions de soins infirmiers

Résultat de santé : réduire le niveau d'anxiété et atteindre un état émotionnel permettant d'orienter le fonctionnement de la personne soignée vers un but précis

- Introduire sans délai une thérapie de crise afin de réduire la désorganisation et l'anxiété, d'accroître les chances d'une résolution optimale et de prévenir une psychopathologie (*cf.* aussi *anxiété* dans ce chapitre).
- Établir une relation au moyen d'une approche chaleureuse, soutenante, soignante, empathique, empreinte de confiance et sans jugements de valeurs.
- Aider la personne soignée à reconnaître et à exprimer des sentiments tels que l'anxiété, la colère et la tristesse.
- Si indiqué, (faire) assurer un accompagnement de deuil (*cf.* chapitre 5).
- Donner des explications simples et prudentes pendant la phase initiale de la crise.
- Renforcer les stratégies d'adaptation utilisées antérieurement et avec efficacité par la personne soignée pour réduire la tension.
- Aider la personne soignée à diminuer les reproches qu'elle fait à elle-même ou aux autres.

Résultat de santé : parvenir à une perception réaliste de l'événement déclenchant et des expériences qui ont suivi

- Demander à la personne soignée de décrire la séquence d'événements intervenant dans le processus d'adaptation aux facteurs de stress.
- Aider la personne soignée à avoir une meilleure compréhension de la crise en discutant avec elle des effets du/des facteur(s) de stress et de leur lien avec les comportements subséquents.
- Offrir un soutien du moi.
- Faire comprendre à la personne soignée que ses difficultés peuvent être comprises, que d'autres personnes ont déjà vécu des problèmes semblables et que l'on peut trouver les moyens de les résoudre.
- Offrir de l'espoir (*cf.* chapitre 5 — *thérapie de soutien*).
- Centrer l'attention sur les difficultés actuelles, non sur celles du passé.
- Définir, avec le concours de la personne soignée, les buts poursuivis et les comportements que l'on désire atteindre à travers la thérapie.

- Aider la personne soignée à définir le problème (*cf.* chapitre 5 — *intervention en situation de crise*).
- Clarifier les expériences en faisant ressortir les liens qui existent entre les faits vécus.
- Faciliter la constitution de ressources, par ex. : la capacité de la personne soignée à réguler elle-même ses réponses internes afin de gérer les événements stressants.

Résultat de santé : utiliser et augmenter l'éventail de capacités d'adaptation

- Apprendre comment contrôler son état émotionnel et comment reconnaître qu'il interfère avec la résolution d'un problème.
- Encourager l'utilisation du savoir-faire existant en matière de résolution de problèmes.
- Encourager la personne soignée à décrire ses propres réalisations pour faire face à la crise.
- Faire la synthèse des changements positifs intervenus durant la thérapie.
- Promouvoir la responsabilité individuelle dans la résolution de problèmes et dans la prise de décision.
- Apprendre à la personne soignée les capacités de prise de décision (*cf.* chapitre 5).
- Apprendre à la personne soignée les capacités de résolution de problème en
  - Définissant clairement le problème
  - Identifiant des solutions possibles
  - Décrivant les conséquences possibles des solutions proposées
  - Choisissant des alternatives
  - Testant un comportement ou une action
  - Évaluant les résultats
  - Redéfinissant le problème si nécessaire
- Explorer et analyser des moyens alternatifs pour gérer le stress (*cf.* chapitre 5).
- Aider la personne soignée à formuler un plan d'action qui
  - Utilise les soutiens disponibles pour faire face à la crise réactionnelle
  - Identifie et mobilise les forces et les capacités de prise de décision de la personne soignée
  - Développe diverses options pour l'action
- Soutenir la personne soignée durant l'émergence d'un concept de soi plus positif.

Résultat de santé : utiliser et développer des soutiens pour faire face à la crise réactionnelle

- Identifier et faire fonctionner les soutiens sociaux.
- Faire des visites à domicile si nécessaire.
- Donner des informations sur les ressources communautaires (par ex. : possibilités d'hébergement, appartements thérapeutiques), et aider la personne soignée à faire les démarches auprès de celles-ci.
- Faciliter l'accès au thérapeute dans le cadre des limites fixées.
- Encourager l'utilisation du téléphone comme moyen de communication.
- Encourager la personne soignée à avoir recours au soutien communautaire, aux services sociaux ou à d'autres personnes importantes sur le plan affectif, et à leur faire confiance.
- Surveiller la dépendance de la personne soignée vis-à-vis du thérapeute et la réduire si nécessaire.
- Demander le concours de la personne soignée pour l'élaboration du plan de traitement/soins.
- Aider la personne soignée à augmenter son réseau social.
- Analyser les ressources connues de la personne soignée.
- Utiliser la technique de prévention que constitue une planification anticipatoire ajustée à la situation particulière de la personne soignée ; faire décrire par la personne soignée les crises futures potentielles et les stratégies d'adaptation possibles.

— Évaluation/critères de résultat

Présente un niveau de fonctionnement semblable à celui d'avant la crise

Démontre une amélioration de son niveau de fonctionnement par rapport à celui d'avant la crise

DÉPRESSION

— Définition

État émotionnel, de gravité légère à sévère, caractérisé par le découragement, la tristesse, le sentiment de dévalorisation, de l'agitation, un ralentissement psychomoteur, et l'incapacité, à des degrés variables, de prendre soin de soi.

— Principes généraux

- Différents modèles, théories et explications éclairent la compréhension de la dépression : psychanalytique, interpersonnel, cognitif, comportemental, génétique et psychophysiologique.
- Selon le modèle des systèmes multi-dimensionnels, les facteurs génétiques jouent un rôle potentiel dans la dépression, alors que les expériences de l'enfance peuvent être des facteurs prédisposants. Les facteurs de stress, divers interdits et le sens que la personne donne aux événements interagissent et peuvent être des facteurs déclenchants.
- Les facteurs de risque de la dépression comprennent l'âge (l'incidence est plus élevée chez les personnes âgées), le statut socio-économique (on rencontre des niveaux élevés de dépression surtout au sein des classes sociales défavorisées), le sexe (la symptomatologie dépressive est plus fréquente chez les femmes), le chômage (la dépression est fréquente parmi les chômeurs), le degré d'intégration sociale et de soutien social (ces deux éléments ont un effet positif sur la santé mentale).
- La dépression est réversible, particulièrement si elle a été correctement diagnostiquée et traitée, et a plus de chance de devenir chronique à un âge avancé.
- La schizophrénie s'accompagne chez 20 à 30 % des personnes soignées d'un syndrome dépressif majeur, qui peut accroître le risque de suicide et le taux de rechute et entraîner un fonctionnement psychosocial faible.
- Étant donné qu'un quart à un tiers des personnes soignées pour une démence de type Alzheimer développent une dépression, la détection d'une dépression revêt une importance particulière chez cette catégorie de personnes.
- La faible estime de soi des personnes soignées déprimées peut être modifiée et améliorée par une attitude bienveillante de l'infirmière, de même qu'en aidant la personne soignée à devenir consciente de ses sentiments négatifs et à développer des techniques d'adaptation et de prise de décision.
- Une approche de soutien bienveillant peut aider la personne soignée à se sentir mieux, et il est probable qu'elle rumine moins ses pensées suicidaires.
- Des signes comme le manque d'appétit ou la constipation diminuent lorsque la personne soignée retrouve de l'espoir, comprend ses sentiments et s'implique dans des activités.

— Facteurs favorisants

Facteurs génétiques

Déséquilibres ou changements hormonaux
Dysfonctionnement des neurotransmetteurs
Maladie physique
Maladie mentale
Effets indésirables des médicaments
Facteurs psychologiques
- Peur d'échouer
- Culpabilité
- Perte de contrôle
- Colère
- Pensées négatives
- Conflit intérieur

Erreurs cognitives
- Image négative de soi
- Image négative du monde et de l'avenir

Crise, particulièrement lors de perte, décès, séparation
Situation financière catastrophique
Chômage
Facteurs sociaux
- Perte de rôle
- Changement culturel
- Éloignement du groupe
- Manque de soutien social

— Caractéristiques

Plaintes physiques
Troubles du sommeil
Modification de l'appétit ou du poids
Constipation
Mauvaise hygiène personnelle
Manque d'énergie, fatigue
Ralentissement psychomoteur
Agitation
Perte d'intérêt pour la sexualité
Difficultés pour accomplir les activités de la vie quotidienne
Manque de motivation
Affect plat ; humeur triste
Verbalisation de sentiments de dévalorisation
Désespoir
Sentiment d'impuissance
Culpabilité inappropriée

Crises de larmes fréquentes
Idéation suicidaire
Tentatives de suicide
Confusion, désorientation
Difficulté de concentration
Plaintes de pertes de mémoire
Faible capacité de résoudre des problèmes
Diminution des activités sociales
Interactions sociales limitées
Manque de sens existentiel

— Évaluation

- Déterminer le risque suicidaire. Être particulièrement attentif lorsque la personne soignée devient agitée ou lorsqu'elle a perdu un être cher.
- Déterminer le risque d'homicide et être particulièrement attentif lorsque la personne soignée devient agitée.
- Établir si la personne soignée a perdu récemment un être cher, a subi une atteinte à l'estime de soi, un changement majeur dans sa situation socio-économique ou tout autre stress majeur.
- Faire l'inventaire des plaintes physiques et identifier les mesures prises par la personne soignée pour y faire face.
- Noter les modifications dans les plaintes physiques et déterminer si elles sont en relation avec le niveau d'anxiété.
- Déterminer le cycle de sommeil habituel de la personne soignée ; s'il est irrégulier, s'enquérir de ce qui pourrait aider à le modifier.
- Observer le mode d'alimentation actuel de la personne soignée et le risque de perte de poids.
- Noter les signes verbaux indiquant l'appétit.
- Apprécier d'éventuels changements dans le mode d'élimination, notamment le risque de constipation.
- Noter le contenu des pensées et des verbalisations récurrentes ; par ex. : les pensées concernant sa propre valeur, la peur, les soucis et les préoccupations, l'expression de dévalorisation, de désespoir, de sentiment d'impuissance.
- Constater une augmentation éventuelle des plaintes, des comportements trop critiques ou du scepticisme.
- Identifier les activités que la personne soignée fait pour elle-même.
- Déterminer l'ampleur du retrait par rapport à la famille et aux amis.

- Identifier les personnes avec lesquelles la personne soignée parle facilement.
- Observer les changements dans les stratégies d'adaptation ou dans les capacités d'organiser les activités de la journée.

— Résultats de santé et interventions de soins infirmiers

Résultat de santé : acquérir une attitude positive envers soi et éprouver moins de dévalorisation, de désespoir et de sentiment d'impuissance

- Établir une relation thérapeutique (*cf.* chapitre 2).
- En collaboration avec le psychiatre, administrer les médicaments antidépresseurs.
- Fixer des limites concernant les mauvais traitements physiques envers soi-même ou envers autrui.
- Aider la personne soignée si nécessaire à accomplir ses autosoins, par exemple ses soins d'hygiène.
- Encourager l'activité physique.
- Aider la personne soignée à se centrer sur des activités dans «l'ici et maintenant» plutôt que sur ses plaintes physiques.
- Fixer des limites réalistes par rapport au comportement de la personne soignée.
- Aider la personne soignée à fixer des objectifs à court terme et à réussir leur réalisation.
- Procurer du soutien et donner un feedback positif lorsque la personne soignée prend des décisions.
- Faire preuve de fermeté lorsque la personne soignée hésite à faire quelque chose pour elle-même.
- Confronter la personne soignée à ses demandes irrationnelles.
- Aider la personne soignée à exprimer sa colère ou son anxiété de façon constructive.
- Lorsque la personne soignée commence à ruminer ses pensées négatives, l'orienter sur d'autres activités ou lui poser des questions sur sa vie.
- Passer du temps avec la personne soignée, même sans parler.
- Répondre à l'expression de sentiments ; par ex., si la personne soignée dit : «Je ne vaux rien», ou : «Je n'ai pas de raisons de vivre», donner une réponse du type : «Si je comprends bien, vous vous sentez "bonne à rien"».
- Commencer à clarifier l'état «Je ne vaux rien» en répondant : «Dans quel domaine ?»
- Éviter d'ergoter ou de porter des jugements moraux.

- Prévenir l'isolement des autres.
- Aider la personne soignée à redéfinir l'idée qu'elle a d'elle-même ou de la situation.
- Aider la personne soignée à élargir l'éventail de ses ressources d'adaptation.
- Apprendre à la personne soignée :
  - À reconnaître la tension en soi.
  - À repérer les sentiments désagréables que peut dissimuler la colère.
  - À reconnaître d'autres symptômes de la dépression.
  - À identifier les pensées qui apparaissent juste avant le sentiment de perte d'espoir ou de tristesse.
  - À choisir un comportement qui aide à diminuer de tels sentiments.
  - À identifier les situations potentiellement stressantes.
  - À discerner le moment pour demander de l'aide à des professionnels.
  - L'importance d'avoir des activités.
  - À se récompenser.
  - À reconnaître les effets bénéfiques de l'exercice physique sur l'estime de soi.
  - À se centrer sur les choses accomplies plutôt que sur les choses non faites.
  - À chercher des informations sur les médications.

— Évaluation/critères de résultat

Parle de façon positive de soi
A une humeur normale
Accomplit ses activités de vie quotidienne
Utilise des techniques de résolution de problèmes
Répond aux attentes du rôle
Fait des projets qui démontrent le désir de vivre

DEUIL DYSFONCTIONNEL

— Définition

Deuil — processus normal par lequel une personne s'adapte à une perte significative ; ce processus comprend :

- L'émancipation émotionnelle par rapport à la perte significative d'un objet, d'une personne ou d'autres modalités de vie établies.

- La réadaptation à l'environnement.
- Le développement de nouvelles relations, l'investissement émotionnel dans de nouveaux objets afin de restructurer sa vie et de réussir sa réorganisation personnelle.

Deuil dysfonctionnel — le processus normal de deuil se retrouve bloqué dans une étape du travail qui a une durée excessive ou s'accompagne de réactions émotionnelles exagérées.

— Principes généraux

- Le deuil normal n'est pas accompagné de problèmes mentaux et ne requiert pas d'aide psychiatrique, mais le travail personnel peut être facilité par un accompagnement de qualité afin d'éviter un deuil dysfonctionnel.
- Les symptômes physiques, qui ne doivent pas persister longtemps, apparaissent souvent immédiatement après la perte et comprennent :
  - des soupirs ;
  - une sensation de choc ;
  - une sensation d'estomac vide, des dérangements digestifs ;
  - une douleur physique ;
  - un souffle court.
- La nature exacte de la réaction normale de deuil peut varier selon les personnes. Les comportements peuvent être les suivants :
  - *Déni (refus)* — la personne soignée évite l'acceptation de la perte, dressant ainsi une barrière pour ne pas voir la réalité ; elle agit comme si la personne décédée est toujours présente ou comme si la perte n'avait pas eu lieu ; elle se comporte comme quelqu'un qui se sent perdu.
  - *Colère (irritation)* — elle est dirigée contre l'objet ou la personne perdu(e) ou contre soi-même, ou encore elle peut se déplacer vers un autre objet ou une autre personne ; elle peut provoquer le rejet de la responsabilité de la situation sur les professionnels de santé ou donner lieu à une mauvaise interprétation de ce qu'ils disent.
  - *Négociation (marchandage)* — dernière tentative pour repousser la réalité de la perte, pouvant inclure un marchandage avec une divinité ; tentatives pour négocier la modification de la réalité.
  - *Reconnaître la réalité de la perte* — pleine conscience de la perte, y compris du sens et de la valeur qu'avaient la personne ou l'objet pour soi, de la perte ou d'un changement de rôles de la réalité, de nouvelles responsabilités et rôles ; préoccupations au sujet de la perte.

- *Acceptation et réintégration* — mise en œuvre d'un comportement de résolution de problème pour faire face à la perte et aux problèmes comme aux changements qui en découlent ; restructuration et réorganisation des habitudes de vie.
- Le deuil dysfonctionnel peut comprendre le déni excessif et prolongé, un état dépressif prolongé, et il peut conduire à la maladie mentale, particulièrement la dépression.

— Facteurs favorisants

Perte, réelle ou perçue comme telle, de parties ou de fonctions du corps ou du bien-être physiologique, psychologique et social
Perte, réelle ou perçue comme telle, d'un être cher, d'un animal ou d'une possession précieuse
Perte ou changement, réels ou perçus comme tels, du statut social
Décès brutal ou inattendu d'une personne importante sur le plan affectif
Succession de pertes ne permettant pas d'accomplir le travail personnel nécessaire
Processus d'anticipation du deuil prolongé et stressant
Soutien social inapproprié
Bénéfices secondaires liés à la perte
Identification excessive à la personne décédée ou situation non réglée avec elle
Incapacité d'accomplir le travail de deuil à cause d'autres tâches
Deuil dysfonctionnel de parents (si la perte est celle d'un enfant)
Manœuvres inconscientes de certains membres de la famille pour contrôler le destin ou pour soulager la culpabilité (si la perte est celle d'un enfant)

— Caractéristiques

Durée excessive de n'importe laquelle des étapes du deuil
Réactions émotionnelles excessives ou dénaturées
  Déni prolongé ou excessif
  Isolement social ou repli sur soi prolongé
  Comportement laissant supposer que la perte vient de se produire
  Régression à un stade de développement antérieur
  Estime de soi extrêmement faible
  Fort sentiment de perte d'identité
  Recherche incessante de l'objet ou de la personne perdu(e)
  Idéalisation excessive de la personne décédée
  Culpabilité et auto-accusation excessives

Hostilité grave/prolongée envers la personne décédée
Idées suicidaires
Perte d'espoir grave
Attaques de panique prolongées
État dépressif prolongé

Plaintes somatiques
Engagement dans des activités nuisibles pour soi
Réaction(s) émotionnelle(s) retardée(s)

— Évaluation

- Quel est le degré de dépression ? Existe-t-il des tendances suicidaires ?
- Existe-t-il des caractéristiques indiquant un deuil dysfonctionnel ?
- Quelle est la phase actuelle du processus de deuil et quelles en sont les manifestations comportementales ?
- Quel a été le comportement de la personne soignée depuis le moment de la perte ?
- Quelle est la nature de la perte ? Quand s'est-elle produite ?
- Comment la personne soignée a-t-elle perçu la perte ? Cette dernière a-t-elle une valeur ou un sens particulier(ère) ? La signification de la perte est-elle liée à la capacité, réelle et perçue, de satisfaire ses propres besoins ?
- Comment la personne soignée s'est-elle adaptée aux pertes dans le passé ? Quelles ressources a-t-elle utilisé ?
- Est-ce que le risque de deuil dysfonctionnel est important ? À titre d'exemple, les personnes soignées présentant des risques élevés sont celles :
  - Qui ont eu une relation ambivalente avec la personne décédée avant son décès.
  - Qui ont un réseau social pauvre ou qui souffrent d'isolement social.
  - Dont la perte est un divorce ou une séparation.
  - Qui ont connu de nombreuses pertes dans le passé, face auxquelles elles ont utilisé des stratégies d'adaptation inefficaces.
  - Qui présentent un façade stoïque, courageuse.
- Quelle est la nature du réseau social existant ?
- Quelles sont les réactions des personnes importantes sur le plan affectif aux réponses de la personne soignée face à la perte ?
- Identifier les facteurs culturels pouvant influencer la perception de la perte ou le processus de deuil.

— Résultats de santé et interventions de soins infirmiers

Résultat de santé : accomplir un travail de deuil normal

- Aider la personne soignée à comprendre les symptômes physiques.
- Savoir que, bien que la personne soignée puisse déjà être passée par les étapes de déni, de colère ou de négociation, il existe toujours la possibilité que ces émotions réapparaissent périodiquement.
- Aider la personne soignée à faire face au déni (*cf.* aussi *stratégies d'adaptation défensives* dans ce chapitre).
  - Aider la personne soignée à comprendre que les autres réagissent de la même manière lorsqu'ils sont confrontés à un deuil.
  - Être authentique, honnête et réaliste au sujet de la perte.
  - Permettre un contact visuel et tactile avec le corps de la personne décédée lorsque cela est possible.
  - Parler sur un ton bienveillant.
- Aider la personne soignée à faire le travail de colère (*cf.* aussi *agression* dans ce chapitre).
  - Faire preuve de tolérance, de patience et d'empathie.
  - Permettre l'expression franche des sentiments. Ne pas être défensif.
  - Aider la personne soignée à comprendre les raisons de ses sentiments.
  - Si la personne soignée a des difficultés à exprimer sa colère, la placer avec d'autres personnes soignées qui sont capables d'exprimer ouvertement leurs sentiments.
  - Rassurer la personne soignée quant au fait que son sentiment de culpabilité fait partie du processus de deuil normal ; l'aider à faire le travail personnel face à la culpabilité.
  - Encourager la personne soignée à évacuer les aspects conflictuels de sa relation avec la personne décédée ; faire le travail nécessaire par rapport à l'ambivalence.
- Aider la personne soignée à faire le travail de négociation :
  - Reconnaître le besoin qu'a la personne soignée de parler de la perte, et ce par une écoute active.
  - Permettre l'expression des sentiments et des pensées ; présenter la réalité avec délicatesse.
- Aider à reconnaître la réalité la perte :
  - Être présent physiquement ; offrir son soutien et renforcer l'estime de soi.

   - Proposer sa présence (*cf.* chapitre 5 — *thérapie de soutien*).
   - Montrer son acceptation et un regard positif inconditionnel.
   - Corriger les informations fausses concernant la cause de la perte.
   - Renforcer les forces passées et présentes pour faire face aux difficultés.
   - Montrer que pleurer est possible par une attitude compréhensive et chaleureuse.
   - Encourager le soutien de la personne soignée par les membres de la famille et les amis.
   - Surveiller l'apparition d'une dépression.
   - Faciliter l'examen des aspects positifs et négatifs de la perte de la personne, de l'objet ou du mode de vie.
   - Clarifier les informations factuelles et compléter celles qui font défaut.
   - Utiliser le toucher pour proposer le soutien si indiqué.
- Aider à accepter la perte :
   - Explorer la nature des problèmes rencontrés en rapport avec la perte par la personne soignée.
   - Interroger la personne soignée au sujet des prochaines étapes du processus d'adaptation.
   - Aider à bien étudier les stratégies d'adaptation.
   - Coordonner les ressources nécessaires pour développer de nouvelles compétences requises pour réajuster les habitudes de vie et pour s'investir dans de nouvelles émotions, ou aider à trouver ces ressources.
   - Soutenir la personne soignée lorsqu'elle essaie des stratégies d'adaptation nouvelles. Utiliser les techniques de jeux de rôle si possible.
- Éviter la suppression des symptômes de deuil à l'aide de médicaments comme les benzodiazépines ; utiliser des interventions de soutien (*cf.* chapitre 5 — *thérapie de soutien ; accompagnement de deuil*).
- Répondre franchement et avec tact aux questions posées par la personne soignée.
- Orienter, de façon simple et claire, la personne soignée dans les nouveaux aspects de l'environnement.
- Favoriser un environnement dans lequel la perte peut être placée dans un contexte spirituel en invitant la personne soignée, si elle le désire, à suivre des rites et des pratiques religieux/spirituels.
- Être conscient des différences pouvant exister entre les étapes du deuil parmi les membres de la famille. Aider la personne soignée et sa famille à communiquer entre eux.

- Offrir un soutien et une guidance étendus lors des activités courantes accomplies pendant la période de choc qui suit immédiatement la perte.
- Faire preuve de bienveillance et d'intérêt, en particulier immédiatement après la perte.
- Encourager la personne soignée à rechercher de l'aide et à ne pas être «trop fière».
- Utiliser le jeu de rôle pour aider à accepter des sentiments.
- Ne pas abandonner la personne soignée durant la période de deuil.
- Soutenir l'anticipation du deuil et fournir une guidance à cet effet afin de prévenir le développement d'un deuil dysfonctionnel.
  - Aider la personne soignée à s'adapter à la perte imminente.
  - Encourager une discussion ouverte au sujet de la perte imminente ainsi que l'expression des sentiments.
  - Apprendre à la personne soignée des techniques de résolution de problèmes :
    - Définir les changements de vie et les problèmes que la perte entraînera vraisemblablement.
    - Développer plusieurs stratégies possibles pour faire face aux problèmes.
    - Établir les conséquences possibles de chaque stratégie.
    - Établir les stratégies prioritaires en fonction de leur utilité pour résoudre les problèmes.
- Offrir une assistance renforcée, durant le travail personnel, aux personnes présentant un risque élevé de deuil dysfonctionnel telles que :
  - Celles qui ont eu une relation ambivalente, difficile ou traumatisante avec la personne décédée.
  - Celles qui se comportent de façon stoïque, courageuse et enjouée.
  - Celles qui vivent en isolement social ou qui ont un réseau social pauvre.
  - Celles qui ont vécu de nombreuses pertes et qui ont utilisé des stratégies d'adaptation inefficaces dans le passé.
  - Celles qui ont l'impression que leur réseau social ne leur apporte pas suffisamment de soutien.
  - Celles qui perdent leur conjoint dans des circonstances extrêmement traumatisantes — mort provoquant la colère ou la culpabilité, mort inattendue ou prématurée.
  - Celles qui vivent simultanément des crises existentielles.
- Faire bénéficier la personne soignée d'interventions psychosociales pendant le deuil afin de réduire le risque de deuil dysfonctionnel (*cf.* chapitre 5 — *accompagnement de deuil*).

Résultat de santé : résoudre le deuil dysfonctionnel

- Appliquer les interventions utilisées lors d'un deuil normal.
- Aider la personne soignée à traverser la phase dans laquelle elle reste bloquée :
  - Identifier l'étape du deuil que vit actuellement la personne soignée et les objets ou faits qu'elle associe encore à la perte.
  - Encourager l'utilisation de techniques de relaxation (*cf.* chapitre 5).
  - Utiliser le génogramme pour l'aider à identifier les pertes non résolues.*
  - Évaluer la nécessité d'une thérapie brève.
  - Déterminer la nécessité d'une consultation pour un traitement par antidépresseurs.

(*Cf.* également chapitre 5 — *thérapie de soutien ; accompagnement de deuil*).

— Évaluation/critères de résultat

Débute un travail de deuil normal
  Suit normalement les étapes du deuil
  Reconnaît la réalité de la perte
A des réactions émotionnelles cohérentes avec sa culture et ses attentes personnelles
Restructure et réorganise sa vie de façon constructive
Développe de nouvelles relations et de nouveaux investissements émotionnels

DEUIL PAR ANTICIPATION

— Définition

Processus survenant avant une perte significative réelle ou potentielle, et en prévision de celle-ci.

— Principes généraux

- La perte significative peut concerner toute perte, comme celle d'un membre à la suite d'une intervention chirurgicale planifiée,

* *Cf.* Lorraine M. Wright et Maureen Leahey, *L'Infirmière et la famille. Guide d'évaluation et d'intervention*, InterEditions, 1995.

celle d'un ami qui projette de s'installer à l'étranger, ou le décès probable d'un être cher en phase terminale.

- Les comportements et les sentiments manifestés et vécus durant le deuil par anticipation sont semblables à ceux rencontrés lors du deuil normal.
- Il peut exister quelques différences entre le deuil par anticipation et le processus de deuil normal qui suit une perte significative, en termes d'aboutissement, d'espoir, d'accélération et d'ambivalence.
- Le deuil par anticipation peut être influencé par des variables interpersonnelles, socioculturelles et psychologiques.
- Le deuil par anticipation peut aider une personne à se préparer à une perte réelle et à alléger le poids du deuil après la perte.
- Le deuil par anticipation peut également entraîner des conséquences négatives, comme une dépression après la perte réelle.
- Selon le vécu du deuil par anticipation et les réponses apportées par les personnes importantes sur le plan affectif, le deuil par anticipation peut être fonctionnel ou dysfonctionnel.

— Facteurs favorisants

- Perte potentielle perçue :
  - d'une partie du corps
  - d'une ou de fonction(s) du corps
  - du bien-être physiologique, psychologique et social
  - d'un bien matériel précieux
  - d'un animal familier
  - d'un rôle social
  - d'un être cher
- Perception de sa propre mort imminente

— Caractéristiques

Deuil normal par anticipation d'une perte
Déni du risque de perte
    Incrédulité
    Volonté d'éviter le sujet de la perte
Symptômes physiologiques
    Sensation d'avoir l'estomac vide
    Sensations de choc
    Épuisement
    Diminution de l'appétit
Préoccupations personnelles

Désintérêt pour la vie quotidienne
Colère
Culpabilité
Pleurs
Tristesse
Difficulté de concentration
Sentiment d'irréalité
Retrait social
Ambivalence
Altération des modalités de communication
Altération du niveau d'activité
Espoir d'empêcher la perte

— Évaluation

- Quelle est la signification de la perte imminente pour la personne ?
- Existe-t-il des caractéristiques d'un deuil normal ? Si oui, lesquelles ?
- Est-ce qu'il existe des caractéristiques d'un deuil dysfonctionnel ?
- Comment les personnes importantes sur le plan affectif répondent-elles à la personne qui vit un deuil par anticipation ?
- Dans quelle mesure la personne est-elle en mesure d'effectuer ses auto-soins et d'assumer ses responsabilités professionnelles ou sociales ?
- Identifier les facteurs culturels qui influencent le processus de deuil.

— Résultats de santé et interventions de soins infirmiers

Résultat de santé : accomplir un travail de deuil par anticipation qui soit constructif

- Encourager des habitudes de vie saines.
- Être tolérant, rassurant, donner du soutien.
- Aider la personne à comprendre le déni.
- Aider à accepter les sentiments de colère.
- Donner du soutien durant les phases de négociation et de dépression.
- Aider la personne soignée à accepter la réalité d'une perte potentielle. Donner de l'espoir tout en restant réaliste.
- Discuter avec la personne soignée des conséquences de la perte prévue.

- Aider la personne soignée à s'adapter aux changements de rôles.
- Apprendre à la personne les techniques de résolution de problèmes.
- Soutenir et aider la personne soignée dans son adaptation à la perte imminente.
- Encourager l'utilisation de réseaux de soutien comprenant la famille, les groupes d'entraide et les conseillers spirituels.
- Évaluer les facteurs de risque liés au deuil dysfonctionnel et, le cas échéant, donner à la personne soignée une assistance supplémentaire pendant le processus de deuil anticipé.

(*Cf.* également le résultat de santé proposé dans le diagnostic infirmier — accomplir un travail de deuil normal.)

— Évaluation/critères de résultat

Débute un travail d'anticipation du deuil constructif
Satisfait les auto-soins requis
Assume des responsabilités sociales et professionnelles

DYSFONCTIONNEMENT SEXUEL

— Définition

Changement dans le fonctionnement sexuel perçu comme insatisfaisant, dévalorisant ou inadéquat.

— Principes généraux

- La sexualité représente une dynamique propre à chaque individu, et qui englobe tous les aspects liés au fait d'être un homme ou une femme ; elle n'est pas limitée aux seuls rapports sexuels.
- Les personnes satisfaites sur le plan sexuel sont conscientes de leurs sensations sexuelles, les acceptent comme étant normales ; elles comprennent le fonctionnement de la vie sexuelle, ont une image corporelle positive, respectent les droits des autres et sont tolérantes face aux erreurs.
- Le fonctionnement sexuel peut être affecté par des processus morbides, un état de santé défaillant, la douleur, des troubles émotionnels, des sentiments, des expériences sexuelles traumatisantes ou stressantes, des relations interpersonnelles, les conditions du milieu, des normes culturelles ou des croyances religieuses.

- Le dysfonctionnement sexuel peut toucher n'importe quel aspect de la féminité ou de la masculinité.
- Le dysfonctionnement sexuel peut se produire au cours de n'importe quelle phase du déroulement de l'expérience sexuelle ; phase du désir, phase d'excitation, phase d'orgasme/d'éjaculation.
- La réaction d'une personne à un facteur favorisant, ou à plusieurs d'entre eux, est fonction de multiples variables ; par ex. : vie sexuelle antérieure, nature et cause de la difficulté rencontrée, signification de la situation actuelle pour la personne, richesse des ressources de la personne, possibilité de soins et recours effectif à une assistance ou à une consultation de spécialiste.

— Facteurs favorisants

Altérations structurelles ou fonctionnelles du corps
- Anomalies congénitales
- Facteurs génétiques
- Processus morbide
- Altération de la fonction hormonale
- Facteurs liés au traitement
    - Chirurgie
    - Radiothérapie
    - Médication

Douleur due à une cause organique
Douleur due à une cause psychogène
Fatigue
Sévices physiques
Grossesse
Accouchement
Vieillissement
Troubles psychiatriques, par ex. : trouble mental organique, troubles de l'humeur
Facteurs psychosociaux
- Mauvais traitements psychosociaux
- Traumatisme sexuel ; par ex. : viol, inceste
- Crise de croissance
- Crise réactionnelle
- Image corporelle négative
- Attitude ambivalente à l'égard des rapports sexuels
- Attitude trop critique à l'égard de sa vie sexuelle
- Anxiété par rapport à ses performances
- Crainte d'être enceinte

Peur du SIDA ou d'autres MST
Évitement des stimulations ou des fantaisies érotiques
Peur de l'intimité
Manque d'intimité
Informations erronées
Techniques sexuelles inadéquates
Modèles de rôle inefficaces
Faibles capacités de communication
Manque de personnes importantes sur le plan affectif
Problèmes relationnels avec des personnes importantes sur le plan affectif
Pressions de la part du partenaire
Normes familiales
Attentes irréalistes
Conflits liés aux valeurs
Facteurs spirituels et/ou culturels
Croyances religieuses

— Caractéristiques

Restrictions imposées par la maladie et/ou le traitement, réelles ou perçues
Préoccupations générales au sujet de la sexualité
Verbalisation de problèmes concernant le fonctionnement sexuel
Interrogations sur les pratiques sexuelles
Confusion quant à l'expression des désirs sexuels
Conflit ou mécontentement face au rôle sexuel
Attitude négative à l'égard de la sexualité
Difficulté à discuter des questions de la sexualité
Altération des relations interpersonnelles ; par ex. : isolement
Perturbations lors de la phase d'orgasme/d'éjaculation
Éjaculation précoce ou tardive
Inhibition de l'orgasme
Perturbations lors de la phase d'excitation
Plaisir/satisfaction sexuels réduits
Absence de plaisir/satisfaction sexuels
Impuissance
Coït douloureux
Perturbations lors de la phase de désir
Absence de désir
Diminution du désir sexuel à l'égard de la personne importante sur le plan affectif

Douleur lors de la phase pré-orgastique/pré-éjaculatoire
Douleur lors de la phase post-orgastique/post-éjaculatoire
Dyspareunie
Évitement phobique des relations sexuelles
Mépris pour le bien-être d'autrui
  Agression
  Potentiel de violence
  Acte sexuel avec un(e) mineur(e)
  Acte sexuel avec d'autres personnes incapables de donner un consentement éclairé ; par ex. : les personnes souffrant d'une maladie mentale, d'un handicap congénital
  Utilisation de la coercition
  Utilisation de la force physique
  Supplice/torture d'un(e) partenaire
  Dégradation psychologique d'un(e) partenaire

— Évaluation

- Établir l'anamnèse de la sexualité.
- La personne soignée éprouve-t-elle des altérations fonctionnelles ou structurelles de son corps pouvant affecter sa vie sexuelle ?
- La personne soignée présente-t-elle des troubles mentaux ; par ex. : abus de substances addictives pouvant affecter sa vie sexuelle ?
- Évaluer les facteurs psychosociaux pouvant affecter la vie sexuelle ; par ex. : crise de croissance.
- Évaluer les influences spirituelles et culturelles pouvant affecter la vie sexuelle.
- Évaluer la présence de facteurs de stress.
- Évaluer la vulnérabilité due aux agressions sexuelles infligées par autrui, par ex. : viol.
- La personne soignée a-t-elle subi un traumatisme sexuel dans le passé ?
- Est-ce que la personne soignée ou son/sa partenaire expriment des préoccupations au sujet de la vie sexuelle ?
- Demander à la personne soignée de décrire la nature et l'importance de ses problèmes sexuels.
- Évaluer les besoins d'apprentissage face aux besoin sexuels.
- Évaluer le stade de développement/maturation de la personne soignée.
- La personne soignée éprouve-t-elle des difficultés lors de la phase d'orgasme/d'éjaculation, lors de la phase excitation ou lors de la phase du désir ? Quelle est la nature de ces difficultés,

quelle est leur ampleur ? Quelle est leur importance pour la personne soignée et/ou pour son (sa) partenaire ?

- La personne soignée se sent-elle à l'aise lorsqu'elle parle des questions concernant la sexualité ?
- Vérifier le sens du comportement sexuel de la personne soignée.
- Évaluer la compréhension par la personne soignée des effets de la maladie, des troubles psychiatriques, des facteurs de stress et/ou des facteurs liés au traitement sur le fonctionnement sexuel normal.
- La personne soignée éprouve-t-elle des douleurs lors de la phase pré- ou post-orgastique/éjaculatoire ? Existe-t-il une dyspareunie ?
- Quelles sont les croyances et les attitudes de la personne soignée à l'égard de la sexualité ? Évaluer le niveau d'anxiété ou de peur.
- Évaluer si l'attitude de la personne soignée respecte le bien-être de son (sa) partenaire.

— Résultats de santé et interventions de soins infirmiers

Résultat de santé : vivre une relation sexuelle satisfaisante où l'autre personne est respectée

- Être conscient de ses propres conflits personnels concernant la sexualité et résoudre les problèmes qu'ils posent.
- Éviter d'émettre des jugements ou d'être partial.
- Créer une atmosphère rassurante et protectrice permettant une discussion ouverte et l'expression des sentiments.
- Encourager la personne soignée à exprimer ses pensées et à parler ouvertement de ses inquiétudes quant à la sexualité.
- Aider la personne soignée à faire revivre les émotions refoulées liées au traumatisme sexuel.
- Explorer avec la personne soignée les origines du dysfonctionnement sexuel.
- Parler ouvertement du sens des comportements sexuels et du désir de les changer.
- Aider la personne soignée à identifier des moyens appropriés et/ou d'autres possibilités pour satisfaire ses besoins sexuels.
- Aider la personne soignée à explorer des moyens d'intensifier son plaisir sexuel.
- Aider la personne soignée à identifier les facteurs de stress et de crise, et à y faire face (*cf.* chapitre 5 — *intervention en situation de crise*).

- Identifier les comportements sexuels provocants ou inappropriés, et en discuter avec la personne soignée.
- Aider la personne soignée à devenir consciente de ses comportements sexuels à risque ou socialement inappropriés, et analyser avec elle les conséquences qui peuvent en découler.
- Aider la personne soignée à développer une image corporelle plus positive d'elle-même.
  - L'informer quant aux possibilités d'amélioration.
  - Lui proposer de participer à un groupe d'entraide.
- Renforcer l'estime de soi (*cf. perturbation de l'estime de soi* dans ce chapitre).
  - Aider la personne soignée à fixer des attentes plus réalistes quant à ses propres performances sexuelles ou à celles des autres.
- Fournir des informations précises à la personne soignée afin de combler les lacunes dans ses connaissances sur une vie sexuelle saine qui se caractérise par l'acceptation des sensations sexuelles, des fantaisies sexuelles, une image corporelle positive, le respect des droits et des sensations d'autrui, et la tolérance à l'égard d'erreurs.
- Fournir des informations précises afin de combler les lacunes dans la connaissance de techniques sexuelles (par ex. : parler des techniques de protection lors des rapports sexuels) ou adresser la personne soignée à un spécialiste sexologue.
- Fournir des informations sur les principales structures et fonctions de reproduction, la contraception, les rapports sexuels protégés, ainsi que sur les effets produits par la maladie physique, les troubles psychiatriques, les médications et d'autres traitements.
- S'assurer que la personne soignée hospitalisée puisse exprimer sa sexualité de façon appropriée.
- Apprendre à la personne soignée l'importance du respect du programme thérapeutique par rapport au processus morbide.
- Aider la personne soignée à améliorer ses interactions sociales.
- Apprendre à la personne soignée comment nouer des rapports sociaux acceptables (*cf.* chapitre 5).
- Apprendre à la personne soignée les techniques de gestion du stress (*cf.* chapitre 5 — *gestion du stress*).
- Apprendre à la personne soignée les techniques d'affirmation de soi (*cf.* chapitre 5).
- Discuter des valeurs, des conflits de valeurs et des croyances spirituelles et, si indiqué, organiser une aide spirituelle pour la personne soignée.
- Discuter des divers conflits culturels en présence.

- Orienter la personne soignée en fonction des problèmes qu'elle présente ; par ex. : accompagnement de deuil, thérapie de couple ou familiale, sexothérapie ou consultation d'un sexologue, traitement d'une maladie physique.
- Impliquer le/la partenaire dans la prise de décision.
- Donner des informations sur des ressources communautaires ou sur des associations *ad hoc.*

— Évaluation/critères de résultat

Se préoccupe de façon minimale de sa sexualité
Obtient satisfaction lors de la phase orgastique/éjaculatoire
A du plaisir sexuel durant la phase d'excitation
Ressent du désir sexuel
A peu ou point de douleur pré- ou post-orgastique/éjaculatoire
La dyspareunie a cessé totalement ou presque
Noue des rapports sociaux acceptables afin de satisfaire ses besoins sexuels
Démontre de l'intérêt pour le bien-être du/de la partenaire lors de la satisfaction de ses besoins sexuels

MANIPULATION

— Définition

Mode d'interaction dans lequel l'autre est contrôlé, exploité ou utilisé afin de satisfaire des besoins ou des désirs immédiats, ou bien, comme il arrive fréquemment, pour éviter de se sentir mal à l'aise. Dans une telle relation, il est fait peu de cas des besoins, buts et sentiments de l'autre personne, qui se trouve ainsi déshumanisée et traitée comme un objet.

— Principes généraux

- Utilisée occasionnellement comme l'un des nombreux comportements dont dispose un individu, la manipulation peut être un moyen destiné à satisfaire les besoins d'une personne sans pour cela entraîner nécessairement des conséquences négatives.
- Lorsque certains besoins et demandes ne sont pas satisfaits par une autre personne, la manipulation sert à manœuvrer celle-ci afin d'obtenir la satisfaction souhaitée malgré son manque d'enthousiasme.

- La manipulation utilisée comme principal mode de satisfaction des besoins personnels va à l'encontre du but recherché, car elle a un impact négatif sur la relation interpersonnelle.
- Les relations interpersonnelles restent à un niveau superficiel avec des comportements tels que l'instauration d'un rapport pseudo-intime sur la base de flatteries, des attitudes antagonistes comme des contacts physiques agressifs ou encore des intrigues pour monter une personne contre une autre.
- La personne qui fonde ses interactions sur la manipulation comme principal mode de satisfaction de ses besoins compromet la proximité interpersonnelle, la spontanéité, la connaissance de soi, la divulgation de renseignements personnels et la croissance personnelle.
- Les comportements manipulateurs peuvent s'intensifier si l'infirmière tente d'éviter la personne soignée.
- La conscience de soi est essentielle pour l'infirmière, et doit englober les éléments de sa propre vulnérabilité et de ses besoins non satisfaits.

— Facteurs favorisants

Troubles psychiatriques (par exemple : personnalité limite, troubles liés à l'utilisation de substances addictives)
Facteurs congénitaux
Anxiété
Peur
Faible tolérance à la frustration
Situation de crise
Sentiments de perte de contrôle
Besoin de pouvoir
Besoins de dépendance non satisfaits
Aliénation
Facteurs liés à la communication familiale
Stabilité familiale réduite
Utilisation de la manipulation comme principal mode de comportement par un parent ou par une personne importante sur le plan affectif
Absence de modèle de rôle parental
Réseau social soutenant l'utilisation de la manipulation
Milieu conflictuel
Faible estime de soi

— Caractéristiques

Gestes suicidaires fréquents
Comportements de contrôle
Lutte de pouvoir
Oublis délibérés
Larmoiement
Utilisation de noms d'emprunt
Attitude non coopérative
Réticence à accepter des limites, des règles et/ou des contrôles
Mépris de l'autorité
Utilisation déshumanisée d'autrui
Tromperie, malhonnêteté
Exigeance
Utilisation des faiblesses d'autrui
Intimidation
Implication excessive dans les problèmes d'autrui tout en ignorant les siens
Utilisation excessive de son charme, de la flatterie
Tentatives pour obtenir un traitement de faveur
Comportements fréquents pour attirer l'attention
Utilisation de comportements de séduction
Relations pseudo-intimes
Relations superficielles
Contacts physiques agressifs
Intrigues pour faire monter une personne contre une autre
Relations intenses et instables
Relations trop dépendantes
Relations ambivalentes
Manque de confiance dans une relation
Manque de motivation pour changer
Manque de réussite
Croyances déformées
Manque de croissance personnelle

— Évaluation

- Identifier l'éventail des comportements manipulateurs utilisés par la personne soignée.
- Constater (ce) qui devient le sujet principal des manipulations.
- Déterminer quels problèmes la personne soignée évite ou quels besoins elle cherche à satisfaire.

- Constater les facteurs situationnels qui tendent à augmenter la manipulation.
- Évaluer le niveau d'anxiété, d'agressivité.
- Évaluer dans quelle mesure la personne soignée est capable d'identifier ses propres sentiments et désirs.
- Décrire le type de relations interpersonnelles que la personne soignée a établi avec sa famille et des personnes importantes sur le plan affectif ainsi que celles qu'elle entretient avec les membres de l'équipe de santé.
- Évaluer les réactions des membres de la famille/des personnes importantes sur le plan affectif aux comportements manipulateurs utilisés par la personne soignée.
- Décrire les récompenses que la personne soignée reçoit pour ses comportements manipulateurs.
- Examiner ses propres sentiments et réactions à l'égard des comportements manipulateurs de la personne soignée.
- Recueillir des informations auprès des membres de l'équipe sur les causes, la nature et les types de comportements manipulateurs de la personne soignée.

— Résultats de santé et interventions de soins infirmiers

Résultat de santé : éprouver confiance et sécurité dans les relations interpersonnelles

- Encourager la personne soignée à anticiper ses besoins et, lorsque cela est possible, à les satisfaire afin de rendre inutiles les comportements manipulateurs.
- Aider progressivement la personne soignée à explorer ses comportements de distanciation.
- Faire preuve d'intérêt et de respect à l'égard de l'autre personne, forger des comportements pouvant lui servir de modèle.
- Établir d'entrée de jeu des limites dans les domaines où il importe de protéger la personne soignée ou d'autres personnes.
- Expliquer avec soin les règles communautaires et les conséquences de leur respect et de leur non-respect.
- Clarifier les raisons de l'existence de restrictions/limites et les conséquences du respect ou du non-respect de celles-ci.
- Faire respecter les limites de façon cohérente ; pour cela, une coordination entre les membres de l'équipe est nécessaire.
- Évaluer les effets des limites et les moyens de les faire respecter.
- Tenir à jour les données du plan de soins infirmiers afin d'assurer la coordination et la cohérence de l'équipe de santé.

- Se montrer disposé à admettre des erreurs.
- Désigner un membre de l'équipe comme référent de la personne soignée pour répondre à ses questions et demandes afin d'éviter le renforcement des comportements manipulateurs.
- Offrir à la personne soignée des occasions pour exercer du contrôle ou de l'influence de façon constructive (par exemple : établir avec la personne soignée son plan de traitement et les buts de celui-ci, utiliser des contrats).
- Créer des occasions pour utiliser les ressources et les savoir-faire de façon constructive.

Résultat de santé : avoir un amour-propre renforcé et ressentir moins le besoin d'utiliser des comportements manipulateurs

- Enseigner à la personne soignée :
  - La responsabilité à l'égard de soi-même (par exemple : formuler clairement ses demandes auprès d'une seule personne de l'équipe ; participer au programme thérapeutique).
  - L'utilisation de techniques de relaxation afin de faire face à ses sentiments et à ses stress (*cf.* chapitre 5 — *gestion du stress*).
  - La planification des principales activités de la journée et la nécessité de se concentrer sur l'accomplissement de celles-ci.
  - La façon d'approcher les autres pour satisfaire ses besoins.
  - La capacité de reconnaître les situations où des besoins ou des demandes personnels sont satisfaits ainsi que les interactions témoignant de considération et de respect.
  - L'identification des règles de la famille et la façon de participer à leur formulation et à leur respect.
  - La fixation de ses propres limites.
  - La capacité de reconnaître les signes d'anxiété et la façon d'apaiser ce sentiment.
  - La façon d'identifier les comportements positifs et de se récompenser.
- Fixer des limites réalistes et rationnelles.
- Admettre que des limites interpersonnelles soient testées.
- Aider la personne soignée à ne plus se voir comme une victime en lui demandant de définir clairement ses droits.
- Aider la personne soignée à faire la distinction entre ses propres souhaits ou désirs et l'exécution de tâches exigées par d'autres.
- S'abstenir d'émettre des jugements lorsque la personne soignée analyse ses comportements manipulateurs.
- Donner un feedback sur les effets produits par les tentatives de manipulation d'autres personnes.

- Chercher une périodicité régulière pour les interactions avec la personne soignée, en évitant qu'elles soient subordonnées à son comportement ou à ses exigences.
- Éviter des comportements de rejet et de représailles ainsi que des luttes de pouvoir, car ces comportements diminuent l'estime de soi.
- Aider la personne soignée à différer la satisfaction immédiate de chacun de ses désirs ou besoins.
- Demander fréquemment à la personne soignée de décrire ses perceptions de l'«ici et maintenant» ainsi que ses sentiments dans ces situations.
- Discuter des alternatives possibles dans ses relations aux autres, en particulier à l'égard de l'autorité.
- Faire répéter les comportements alternatifs afin de vérifier s'ils conviennent.

— Évaluation/critères de résultat

Réduit l'utilisation de la manipulation négative
Verbalise des idées positives sur soi-même
Montre l'acceptation de la responsabilité de soi
Établit des relations interpersonnelles satisfaisantes

PERTURBATION DE LA DYNAMIQUE FAMILIALE

— Définition

Dysfonctionnement structurel et systémique d'une famille qui fonctionne la plupart du temps efficacement, l'empêchant de satisfaire les besoins de développement ou de subsistance d'un ou plusieurs de ses membres.

— Principes généraux

- Les caractéristiques d'un fonctionnement sain et normal d'une famille comportent : l'existence de comportements qui facilitent la croissance et le développement de leurs membres ; la satisfaction des besoins physiques, émotionnels et de subsistance des membres de la famille ; la capacité de s'adapter aux événements de la vie, la capacité de prendre ensemble, et de manière constructive, des décisions et de trouver les bonnes solutions aux problèmes ou difficultés rencontrés ; une communication ouverte et confiante ; un respect et un soutien mutuels ; le respect de l'autonomie de chacun tout en faisant preuve d'affection et d'intimité.

- Les familles sont multiculturelles et multidimensionnelles ; par exemple : les différences culturelles se reflètent dans la manière qu'a la famille de communiquer — la possibilité qu'ont les membres de la famille de communiquer de façon directe entre eux.
- Les familles évoluent selon diverses étapes de développement et de transition.
- Les changements dans un comportement individuel affectent l'ensemble du système familial, tout comme les changements dans la dynamique familiale affectent les comportements individuels des membres de la famille.

— Facteurs favorisants

Stade de développement antérieur non achevé
Conflits intrapsychiques d'un ou de plusieurs membres de la famille
Crises et/ou transitions liées au développement
    Arrivée d'un nouveau membre de la famille
    Perte d'un membre de la famille
    Changements de rôle majeurs
    Hospitalisation d'un membre de la famille
    Départ à la retraite
Crises et/ou transitions situationnelles
    Maladie physique d'un membre de la famille
    Maladie mentale d'un membre de la famille
    Facteurs liés au traitement
        Traitement demandant beaucoup de temps
        Traitement onéreux
        Traitement particulièrement fatigant
        Traitement induisant de nombreux effets secondaires
    Perversion morale d'un membre de la famille
    Chômage
    Problèmes financiers
    Catastrophe naturelle
    Guerre
Absence de compétences nécessaires à un fonctionnement normal de la famille
    Incapacité de négocier des rôles
    Techniques de communication défaillantes
    Incapacité de s'adapter à des demandes variables
    Techniques de négociation en situation de conflit inappropriées
    Techniques d'adaptation inappropriées
    Modes de comportement appris inadaptés

Facteurs culturels
- Conflits provoqués par des valeurs ou des croyances
- Coutumes trop exigeantes

— Caractéristiques

Incapacité de satisfaire les besoins des membres de la famille ; par exemple : besoins liés au développement, à la croissance, besoins physiques, émotionnels, de sécurité

Anxiété

Incapacité de faire face aux facteurs de stress qui affectent la famille

Incapacité de s'adapter aux changements de situation

Structures de communication inefficaces
- Règles, rites et symboles communiqués de façon floue

Difficultés lors de l'expression ou de l'acceptation de sentiments

Prise de décision inefficace au sein de la famille

Absence de prise de décision en commun

Capacité réduite de résoudre des problèmes en tant que famille

Difficultés graves pour résoude des conflits

Perturbations de rôle
- Rôles rigides, inflexibles
- Incapacité des uns et des autres de donner ou de recevoir de l'aide
- Inversion de rôles
- Conviction profonde d'être mis à l'écart
- Relations excessivement proches, ne respectant pas l'autonomie
- Manque de respect ou méfiance parmi les membres de la famille

Socialisation minimale avec des personnes extérieures à la famille

Non-participation de la famille aux activités communautaires

Existence de barrières inappropriées entre la famille et des personnes extérieures à la famille

— Évaluation

- Observer la famille entière et s'entretenir avec tous ses membres si possible.
- Obtenir une histoire de la famille incluant naissances, décès, mariages, emplois, formations, principaux déménagements et maladies de ses membres.
- Écouter attentivement les descriptions par les divers membres de la famille de la situation actuelle ; par exemple : l'existence de conflits, d'une crise.

- Observer le système familial, ses règles, ses secrets, ses souffre-douleur, ses façons de prendre des décisions et ses inversions de rôles.
- Observer les modalités de communication au sein de la famille ; par exemple : ses membres sont-ils capables de dire ouvertement aux autres ce qu'ils pensent ? Les enfants peuvent-ils discuter de leurs problèmes avec les parents ?
- Constater l'existence ou l'absence d'entraide au sein de la famille ; par exemple : des rebuffades ou des remarques sarcastiques sont-elles fréquentes ? Existe-t-il de l'hostilité entre les membres de la famille ?
- Constater les capacités de la famille de résoudre les problèmes et de prendre des décisions.
- Constater le niveau d'intimité ou de distance entre les membres de la famille.

— Objectifs familiaux et interventions de soins infirmiers

Objectif familial : établir une communication ouverte

- Aider la famille à identifier ses ressources et à les utiliser au mieux.
- Apprendre aux membres de la famille à dire ce qu'ils pensent réellement de façon à être compris par tous.
- Signaler quand un membre de la famille essaie de «lire» dans les pensées d'un autre membre.
- Agir comme médiateur, être attentif à ne pas prendre parti.
- Encourager l'expression de points de vue différents.
- Servir de modèle de rôle en étant sans ambiguïté, recherchant la clarification, montrant du respect, écoutant l'expression des sentiments, faisant des suggestions, exprimant des opinions, définissant des limites et en utilisant des énoncés clairs.
- Discuter du rôle que joue l'anxiété dans la rupture de la communication et dans le développement de la triangulation.
- Conseiller les membres de la famille qui cherchent à améliorer la communication.

Objectif familial : maîtriser un savoir-faire constructif pour résoudre des problèmes et prendre des décisions

- Aider la famille à clarifier la question qui doit être résolue, en faisant une description aussi précise que possible de la situation.
- Aider les membres de la famille à identifier d'une part les problèmes dont il est nécessaire de discuter ensemble et dont la réso-

lution dépend du groupe et d'autre part les problèmes qui doivent être traités individuellement.

- Aider la famille à redéfinir l'ensemble de la situation en termes positifs, par exemple : admettre que la situation est susceptible de changer.
- Aider les membres de la famille à proposer des solutions alternatives permettant de résoudre le problème.
- Apprendre à la famille les étapes des processus de résolution de problème et de prise de décision (*cf.* chapitre 5).
- Donner des informations sur la dynamique familiale pouvant faciliter le processus de résolution de problèmes.
- Apprendre aux membres de la famille à reconnaître les facteurs émotionnels intervenant dans le processus de résolution de problèmes, en particulier les effets de l'anxiété.
- Aider la famille à acquérir une attitude suffisamment souple envers les règles et les règlements pour permettre le meilleur fonctionnement possible de l'ensemble de la famille.
- Aider la famille à reconnaître les changements de l'environnement et à s'adapter à ceux-ci.

Objectif familial : tous les membres de la famille s'entraident, s'enrichissent mutuellement et permettent à chacun de croître

- Aider les membres de la famille à identifier les moyens qui leur permettent de s'entraider.
- Encourager les membres de la famille à exprimer leur soutien mutuel.
- Faire ressortir les ressources de la famille et encourager leur utilisation.
- Donner un feedback positif lorsque des membres de la famille témoignent de leur soutien mutuel.
- Aider les membres de la famille à reconnaître les besoins d'intimité et d'affection de chacun.
- Aider les membres de la famille à reconnaître leurs différences et à les accepter.
- Si indiqué, conseiller à la famille d'entreprendre une thérapie familiale.

— Évaluation/critères de résultat

Satisfaction des besoins de base de la famille
Poursuite de la croissance des membres de la famille
Existence d'une communication claire
Existence d'interactions constructives et de rôles différenciés

Participation à la résolution de problèmes et aux prises de décision
Existence de contacts avec la collectivité

■ PERTURBATION DE L'ESTIME DE SOI

— Définition

Jugement négatif de soi-même ou sentiments négatifs vis-à-vis de soi-même, tels que la dévalorisation de soi et de ses capacités, l'autocritique, l'autodépréciation ou l'absence de confiance en soi, pouvant être exprimés directement ou indirectement.

— Principes généraux

- L'estime de soi est une composante du concept de soi. La perturbation de l'estime de soi peut être réactionnelle (en réponse à un événement traumatique) ou chronique (évaluation négative de longue date).
- Les personnes ayant une haute estime de soi sont confiantes quant à leurs capacités, s'auto-évaluent de manière réaliste, se sentent utiles et dignes d'intérêt. Leurs buts sont cohérents avec leurs capacités et leurs moyens, et peuvent être changés en fonction des circonstances. Ces personnes s'apprécient comme elles apprécient les autres.
- Les personnes ayant une faible estime de soi manquent de confiance, se sentent bonnes à rien et sans importance, et sont plus sensibles aux informations négatives.
- L'estime de soi se développe au cours de la vie et est influencée par les expériences positives vécues.

— Facteurs favorisants

Décalage entre le soi réel et le soi idéal
Perceptions et connaissances conflictuelles
Perception d'expériences négatives répétées (par ex. : globalisation d'événements négatifs) ou d'événements traumatisants
Capacités d'adaptation inefficaces (par ex. : capacités de communication et d'affirmation de soi)
Sentiment d'impuissance appris
Perception de changements négatifs dans la structure ou la fonction du corps
Attentes irréalistes vis-à-vis de soi ou de personnes importantes sur le plan affectif

Intériorisation des critiques faites par les autres
Dépendance à l'égard des autres pour l'auto-évaluation
Difficultés lors des transitions de rôle
Relation(s) abusive(s)
Dysfonctionnement des relations familiales
Attentes culturelles conflictuelles
Pauvreté
Détérioration du voisinage (par ex. : toxicomanie)
Limites imposées par l'environnement (par ex. : hospitalisation)

— Caractéristiques

Dévalorisation de soi à travers l'autocritique
Sens réduit de valorisation de soi
Craintes ou soucis, en particulier d'échouer
Sentiment de déception et d'impuissance
Sentiment de fragilité et de médiocrité
Minimisation de ses véritables ressources et compétences
Sentiment d'échec personnel
Incapacité de s'accepter
Sensibilité aux informations négatives
Déni de pouvoir se donner du plaisir
Hésitation à donner ses points de vue
Préoccupations par rapport à des échecs réels ou imaginaires intervenus dans le passé
Ambivalence et remises à plus tard
Comportement auto-destructeur
Difficultés à atteindre ses buts et à réussir
Réseau de relations interpersonnelles pauvre
Incapacité de respecter ses propres opinions et celles des autres
Difficultés à accepter le renfort positif
Recherche de bénéfices indirects de ses autocritiques
Manque de persévérance
Refus d'assumer la responsabilité de ses soins
Attente du pire résultat pour soi

— Évaluation

- Quelle perception de soi a la personne soignée ?
- Quelle perception du soi idéal a la personne soignée ?
- Quels sont les buts de la personne soignée et dans quelle mesure sont-ils réalistes ?

- Quelles sont les perceptions et les connaissances spécifiques de la personne soignée par rapport à son auto-évaluation ?
- Quelles sont les normes que la personne soignée fixe pour elle-même ? Sont-elles réalistes ?
- Encourager la personne soignée à évaluer ses forces et ses potentiels. De quelle façon la personne soignée a-t-elle réussi dans le passé ? Quelles stratégies d'adaptation a-t-elle utilisé ?
- Décrire les relations interpersonnelles de la personne soignée. Existe-t-il un réseau social comprenant des personnes importantes sur le plan affectif avec lesquelles la personne soignée se sente bien ?
- Constater les manifestations de dépression.

— Résultats de santé et interventions de soins infirmiers

Résultat de santé : avoir une meilleure estime de soi

- Utiliser une approche constructive susceptible d'accroître l'estime de soi de la personne soignée.
    - Éviter les jugements de valeur.
    - Ne pas rejeter l'expression par la personne soignée de sentiments négatifs.
    - Communiquer avec empathie (*cf.* chapitre 2).
    - Faire preuve d'un regard positif inconditionnel.
    - Accepter la personne soignée comme une personne sans tenir compte de ses échecs antérieurs.
    - Être congru et authentique.
- Se centrer sur les forces et les potentiels de la personne soignée.
    - Encourager la personne soignée à faire l'inventaire de ses forces et ses potentiels.
    - Décourager les tentatives de se concentrer sur les échecs.
    - Aider la personne soignée à accepter une attitude où elle n'a pas à être constamment parfaite.
    - Encourager sa participation à des expériences satisfaisantes et gratifiantes.
    - Encourager le développement de capacités et d'activités nouvelles dans lesquelles le succès peut être expérimenté.
    - Trouver des moyens d'utiliser les forces de la personne soignée.
    - Encourager la personne soignée à formuler sa propre opinion de soi et à diminuer sa dépendance à l'égard de l'opinion des autres.

- Aider la personne soignée à devenir consciente de sa façon de dévaloriser ses propres opinions.
- Aider la personne soignée à analyser ses propres opinions.
- Aider la personne soignée à reconnaître ses connaissances incongrues.
- Aider la personne soignée à se centrer sur des événements particuliers plutôt que sur des généralités.
- Créer des occasions permettant à la personne soignée d'analyser ses sentiments de déception.
- Montrer que l'on apprécie une apparence soignée, des activités bien menées et d'autres forces.
- Encourager la personne soignée à
  - Développer des moyens pour renforcer positivement ses activités actuelles.
  - Minimiser les fréquentations pratiquant de fausses louanges.
- Enseigner à la personne soignée comment utiliser le processus de résolution de problèmes pour rechercher une solution conctructive à ses problèmes actuels et futurs.
  - Avec la personne soignée, faire l'inventaire de ses qualités négatives et bâtir des plans pour les changer.
  - Aider la personne soignée à élaborer des solutions aux problèmes et à fixer des buts de façon réaliste.
  - Aider la personne soignée à planifier des actions permettant d'atteindre les buts fixés.
  - Encourager la personne soignée à analyser ses sentiments, ses pensées et son comportement de façon critique.
  - Encourager la personne soignée à assumer la responsabilité de ses propres opinions et comportements et à en évaluer les conséquences.
- Apprendre à la personne soignée à renforcer le soi de façon positive ; par ex. : s'offrir une sortie au restaurant après avoir réussi quelque chose.
- Décourager l'utilisation d'expressions insinuant une estime de soi médiocre dans le but d'en tirer des bénéfices.
- Encourager l'habitude d'une bonne tenue vestimentaire, d'une bonne apparence extérieure.
- Aider la personne soignée à développer des défenses contre les attaques subies par le concept de soi.
- Encourager la personne soignée à assumer la responsabilité de ses propres opinions et comportements et à évaluer leurs conséquences en fonction des possibilités présentes.
- Passer du temps avec la personne soignée, aussi bien au sein de groupes que dans une relation duelle.

- Encourager la personne soignée à suivre une thérapie de groupe dans le but de lui faire comprendre que d'autres personnes vivent des peurs et des échecs semblables aux siens.
- Enseigner à la personne soignée les caractéristiques de l'affirmation de soi et des capacités de communication (*cf.* chapitre 5 — *affirmation de soi* et *rapports, comportements sociaux acceptables*).
    - Sensibilité aux sentiments des autres.
    - Emploi de messages utilisant le «je».
    - Respect des comportements, opinions et droits des autres.
    - Cohérence entre la posture, l'expression faciale, le ton de la voix et la communication verbale.
    - Communication claire de ses attentes vis-à-vis des autres.
    - Reconnaissance de la négociation comme tactique utile.
    - Expression ferme mais gentille de ses opinions et de ses désirs, inflexible s'il le faut, mais sans menaces.
    - Défense de ses droits.
    - Mise en relief de l'apprentissage et de la compétence.
- Enseigner à la personne soignée les composantes des comportements témoignant d'affirmation de soi et de savoir-faire en communication (*cf.* chapitre 5).
    - Fixer des buts et exprimer honnêtement aux autres ses pensées et ses sentiments.
    - Agir clairement et avec constance en conformité avec les buts fixés
    - Assumer la responsabilité des conséquences de ses actes.
    - Rester sensible aux droits et aux sentiments des autres.
- Encourager la personne soignée à rejoindre des associations d'entraide ou de quartier.
- Encourager la personne soignée à utiliser son savoir-faire en matière de résolution de problèmes pour faire face aux stress générés par l'environnement.
    - Revoir avec la personne soignée les problèmes identifiés et le plan d'action.
    - Aider la personne soignée à préparer un plan d'action ; par ex. : en utilisant le jeu de rôle.
    - Aider la personne soignée dans l'évaluation du plan d'action..

— Évaluation/critères de résultat

Démontre une estime de soi positive
Fixe et atteint des buts réalistes et significatifs

Suit un traitement et en reconnaît les bénéfices
Fait preuve d'affirmation de soi et de savoir-faire en communication
Se sent compétent
Exprime ses propres opinions de manière sûre
Valorise ses propres contributions
A un comportement constructif
A un réseau social constructif
Les caractéristiques sont modifiées, réduites ou supprimées

PERTURBATION DES INTERACTIONS SOCIALES

— Définition

Rapports sociaux insuffisants, excessifs ou insatisfaisants.

— Principes généraux

- Les interactions sociales sont un mode dynamique d'échange social qui a lieu dans un contexte impliquant au moins deux personnes.
- Il existe différents niveaux de conscience dans les interactions sociales ; par exemple : la conscience de son apparence extérieure.
- Les capacités cognitives, la perception de la réalité, le stade de maturité et l'éventail des capacités d'adaptation sont importants pour des interactions sociales efficaces.
- Des facteurs environnementaux peuvent avoir un impact sur les interactions sociales, et être à l'origine de la perturbation.
- Les perturbations des interactions sociales d'individus présentant une maladie mentale chronique peuvent être provoquées par de nombreux facteurs ; par exemple : une perturbation de la perception de la réalité, une agression grave, la perte des capacités interpersonnelles, un faible contrôle des pulsions, la manipulation.
- Les personnes présentant une maladie mentale chronique ont la plupart du temps peu d'amis et ont souvent des interactions sociales perturbées.

— Facteurs favorisants

Mobilité physique réduite
Déficits sensoriels
Difficultés d'élocution

Douleur violente
Affaiblissement extrême provoqué par une maladie physique, par exemple cancer au stade terminal
Handicap congénital
Trouble mental
Faible contrôle des pulsions
Altération du contact avec la réalité
Agression grave
Abus de substances addictives
Facteurs liés à des traitements, par exemple chirurgical
Émotions extrêmes, par exemple panique
Altération des opérations de la pensée
Capacités de communication et de relations sociales inappropriées
Manque de personnes importantes sur le plan affectif
Manque d'occasions pour engager des interactions avec d'autres personnes
Crise de croissance
Barrières culturelles
Barrières linguistiques
Barrières environnementales, par exemple les limites imposées par les conditions d'hospitalisation
Perturbation du concept de soi

— Caractéristiques

Malaise en société
Sentiments de solitude ou de rejet
Sentiment d'être souvent mal compris
Incapacité d'établir ou d'entretenir des relations positives signalée
Volonté délibérée d'éviter les autres
Isolement des autres
Absence de réponse aux tentatives d'interactions d'autres personnes
Comportement social non constructif
Changement social excessif
Absence de relations proches interdépendantes
Relations superficielles
Mécontentement à l'égard du réseau social
Modes d'interaction problématiques signalés par la famille
Difficultés interpersonnelles au travail

— Évaluation

- Évaluer les antécédents sociaux et identifier à quel moment s'est produit le changement dans le comportement social.
- Évaluer les obstacles physiques, émotionnels et environnementaux à l'établissement de relations interpersonnelles positives et constructives ; par exemple : mobilité physique réduite, anxiété extrême, manque d'occasions pour avoir des interactions avec d'autres personnes.
- Quelle perception la personne soignée a-t-elle des relations sociales ?
- Constater le niveau de malaise dans les interactions sociales.
- Demander à la personne soignée de décrire ce qui la satisfait dans les relations sociales.
- La personne soignée ressent-elle de la solitude ou un rejet ?
- Est-ce que la personne soignée vit un deuil ?
- Quel est le degré d'initiative de la personne soignée dans les interactions et dans la réponse aux tentatives des autres pour établir des interactions ?
- Quelles sont les caractéristiques des interactions familiales, amicales et professionnelles de la personne soignée ?
- Est-ce que la personne soignée est capable de vivre dans un esprit de coopération avec d'autres personnes ?
- Est-ce que la personne soignée est capable de participer à des activités récréatives avec d'autres personnes ?
- Est-ce que la famille, les amis ou d'autres connaissances sont disponibles pour la personne soignée ?
- Comment les autres personnes réagissent-elles aux difficultés interpersonnelles de la personne soignée ?
- Évaluer les capacités sociales et de communication réelles de la personne soignée.

— Résultats de santé et interventions de soins infirmiers

Résultat de santé : garder des interactions avec d'autres personnes dans la vie quotidienne en rencontrant un minimum d'anxiété, et engager des interactions sociales satisfaisantes dans toute la mesure du possible

- Réduire les obstacles à l'établissement d'interactions sociales satisfaisantes ; par exemple : diminuer l'anxiété ; procurer l'accompagnement d'un deuil (*cf.* chapitre 5 — *thérapie de soutien*) ; fournir des occasions d'interactions sociales.

- Offrir des occasions pour exprimer des sentiments de façon acceptable.
- Analyser avec la personne soignée son expérience subjective d'une rencontre spécifique.
- Améliorer l'estime de soi (*cf. perturbation de l'estime de soi* dans ce chapitre).
- Encourager la personne soignée à exprimer sa perception des difficultés rencontrées.
- Aider la personne soignée à identifier ses malaises et mécontentements.
- Créer une ambiance rassurante dans laquelle des sentiments comme le rejet peuvent être facilement exprimés.
- Établir un milieu thérapeutique facilitant les interactions sociales (*cf.* chapitre 5) et des comportements nouveaux tout en permettant des moments de solitude.
- Aider la personne soignée à identifier des comportements ou des situations qui éloignent d'elle d'autres personnes.
- Discuter avec la personne soignée de ce que le silence communique.
- Utiliser, si indiqué, la communication non verbale pour encourager les interactions (*cf.* chapitre 5 — *techniques de communication*)
- Définir l'étendue de l'interaction initiale avec la personne soignée en fonction de son niveau de tolérance observé.
    - Commencer par des rencontres courtes mais fréquentes.
    - Discuter de sujets qui sont neutres pour la personne soignée.
    - Ne pas perdre de vue la réalité au cours de la conversation.
    - Rester centré sur ce qui se passe ici et maintenant.
    - Susciter des activités significatives.
- Explorer et soutenir les ressources de la personne soignée.
- Tirer parti des ressources de la personne soignée, encourager les interactions avec un pair avec lequel la personne soignée se sent à l'aise ; par exemple : proposer des parties de cartes entre la personne soignée et le pair.
- Utiliser les techniques de jeu de rôle pour explorer divers aspects des interactions sociales (*cf.* chapitre 5 — *rapports/ comportements sociaux acceptables*).
    - Comment entamer une conversation.
    - Comment poursuivre une conversation.
    - Comment terminer une conversation.
    - Comment refuser une demande.
    - Comment demander quelque chose.
    - Comment mener un entretien d'embauche.

  - Comment demander à quelqu'un de participer à une activité ; par exemple : aller au cinéma.
- Après avoir obtenu des interactions réussies en situation duelle avec un membre de l'équipe, un pair, un ami et/ou un membre de la famille, encourager la personne soignée à participer à des activités au sein de petits groupes.
- Encourager un investissement accru dans des groupes spécialisés dans les activités intéressant la personne soignée ; par exemple : groupe de musique.
- Enseigner à la personne soignée des savoir-faire spécifiques, par exemple : interactions sociales, techniques de communication, affirmation de soi dans la communication (*cf.* aussi chapitre 5), techniques d'entretien d'embauche.
- Aider la personne soignée à identifier de nouvelles occasions d'interactions sociales et encourager sa participation à des activités avec d'autres personnes.
- Donner un feedback positif afin d'améliorer les interactions sociales.
- Donner des informations à la famille sur la maladie mentale de la personne soignée, sur le comportement qui en découle et sur le traitement.
- Donner des conseils à la famille pour ses interactions avec la personne soignée.

— Évaluation/critères de résultat

Verbalise de la satisfaction quant aux interactions duelles
Verbalise de la satisfaction quant aux interactions de groupe
Fait partie d'un réseau social d'entraide
Consacre du temps aux interactions avec d'autres personnes
Fait preuve de capacités d'adaptation à des situations sociales nouvelles et complexes

RISQUE DE SUICIDE

— Définition

Il y a risque de suicide lorsque la possibilité existe que la personne soignée se tue volontairement et intentionnellement.

— Principes généraux

- Les théories sur le suicide sont fondées sur : *des aspects psychodynamiques* — conflit entre les instincts de vie et de mort, où le désir de mort prédomine ; l'agressivité est dirigée contre soi suite à un comportement autodestructeur ; *la perspective sociologique* — désaffection pour la société, avec une lutte difficile pour fonctionner en l'absence de normes et de rôles clairs ; cette lutte est trop douloureuse pour la personne et peut conduire au suicide ; *des aspects cognitifs* — la perte d'espoir, comprenant une appréciation de soi extrêmement négative et l'anticipation d'une issue médiocre, peut conduire au suicide ; *des aspects psychophysiologiques* — certaines altérations biochimiques ont été identifiées lors de recherches effectuées sur des victimes de suicide.
- Environ 80% des personnes qui se suicident présentent quelques indices spécifiques. Toutes disent que le suicide les préoccupe.
- Parmi les indices de suicide, on trouve :
  - Des indices verbaux directs comme : «Je veux me tuer.»
  - Des indices verbaux indirects comme : «Vous serez plus tranquille sans moi.»
  - Des paroles codées comme : «Comment puis-je léguer mon corps à la science ?»
  - Des indices comportementaux que sont les tentatives de suicide ou une amélioration brutale de l'affect chez une personne déprimée.
  - Des indices situationnels tels que l'annonce d'une perte importante.ou celle du diagnostic d'un cancer.
- Un projet récent de suicide ayant de fortes chances de réussir (par ex. : avec une arme à feu, une pendaison, un empoisonnement), et pour lequel la personne dispose des moyens nécessaires, augmente le potentiel de suicide.
- D'autres indications du risque élevé de suicide sont la dépression (particulièrement lorsqu'il existe des fluctuations de niveau) ; une perte majeure récente ; des antécédents familiaux de suicide ; «mettre ses affaires en ordre», par ex. : faire don de biens personnels précieux ; perte d'espoir avec peu de projets ou buts pour l'avenir ; refus de passer un «contrat de non-suicide».
- On estime que le refoulement est étroitement corrélé avec le risque de suicide et qu'il peut constituer un mécanisme par lequel l'agressivité se dirige contre soi.
- Le suicide peut être empêché parce que certaines personnes présentant un potentiel de suicide sont confrontées au doute avant de se suicider.

- Il se produit plus de suicides durant la période d'amélioration qui suit une dépression grave que pendant la grave dépression elle-même.
- Une personne qui vit des hallucinations peut répondre aux voix qui lui commandent de se tuer.
- En France, entre 11 000 et 12 000 personnes se suicident tous les ans (70 % d'hommes et 30 % de femmes).

— Facteurs favorisants

Réaction à une maladie physique ; par ex. : sida, cancer
Délire
Douleur chronique ou aiguë
Trouble psychiatrique:
  Schizophrénie
  Troubles de l'humeur
  Troubles liés à l'utilisation de substance addictives
  Troubles mentaux organiques
  Troubles de l'adaptation avec humeur dépressive
  Troubles de la personnalité
Perturbation des opérations de la pensée/de la perception :
  Hallucinations
  Délires
  Phobies
  Désorientations
  Perturbation de la faculté de juger
Stress sévère
Crise liée au développement
Menace de privation extrême ; par ex. : institutionnalisation
Perturbation grave du concept de soi
Capacités d'adaptation inappropriées
Antécédents de tentatives de suicide lors de situations stressantes
Réseau social stressant ou inadéquat
Relations interpersonnelle pathologiques
Aliénation
Vague de suicides
Dysfonctionnement familial
Maltraitance d'enfant ou inceste
Situation socio-économique précaire
Facteurs culturels
Stress spirituel

— Facteurs de risque

Verbalisation directe du désir de se tuer
Verbalisation indirecte du désir de se tuer
Verbalisation codée du désir de se tuer
Antécédents de tentatives de suicide
Mise en ordre de choses inhabituelles avant un long voyage
Rédiger un testament dans des circonstances inhabituelles
Acheter un cercueil pour soi-même lors des obsèques d'une personne importante sur le plan affectif
Faire don de biens précieux
Suractivité psychologique lors de stress
Se sentir agité
Colère
Agressivité refoulée
Tristesse, carence affective
Projet de suicide ayant de fortes chances de réussir
Se procurer des moyens pouvant être utilisés pour se tuer
Manque de projets d'avenir
Perte d'espoir
Refus de signer un «contrat de non-suicide»
Expression d'une inquiétude importante quant au contrôle de son propre destin
Connaissances imprécises des conséquences d'une tentative de suicide
Difficultés à résoudre des problèmes
Recherche désespérée d'aide, d'attention, de sécurité
Repli sur soi
Isolement social

— Évaluation

- Évaluer la gravité de l'intention, du désir de mourir et du danger objectif pour la vie, ainsi que la chance de réussir.
- Explorer la situation présente de la personne soignée.
- Quelle est la nature des comportements suicidaires de la personne soignée qui l'ont conduite à son hospitalisation ? Méthode utilisée ? Précision du plan ? Lieu ? Proximité d'autres personnes ? Conséquences physiques ? Actions pour faire marche arrière ou pour obtenir de l'aide ?
- Est-ce que la personne soignée verbalise son envie de mourir, par ex. : «Je suis fatigué. Je ne sers plus à rien. Personne ne s'intéressera à ma mort» ou «La mort résoudra tous les problèmes» ?

  - Interroger la personne soignée sur les points suivants :
    Avez-vous pensé à vous suicider ?
    Êtes-vous en train de penser à vous suicider, maintenant ?
    Depuis combien de temps y pensez-vous ?
    Quelle est la durée et la fréquence de vos pensées à ce sujet ?
    Comment pensez-vous vous y prendre ?
    Avez-vous ce qu'il faut pour le faire ?
    Avez-vous déjà tenté de vous suicider ?
    Y a-t-il eu des cas de suicide dans votre famille ?
    Quelle est la probabilité que vous passiez à l'acte ?
    Comment voyez-vous votre avenir ?
- Observer les comportements non verbaux de la personne soignée : repli sur soi, collection d'objets pouvant blesser, don de biens personnels précieux.
- La personne soignée a-t-elle des antécédents de comportements suicidaires ?
- Évaluer la signification d'un contrôle inadéquat de la douleur et toute idée suicidaire associée.
- Constater les signes de dépression : manque d'intérêt pour les activités de la vie quotidienne, insomnie, perte d'appétit, tristesse, plaintes physiques, perte d'espoir.
- Est-ce que la personne soignée présente une perturbation de la faculté de juger pouvant être le résultat d'abus de substances addictives ?
- La personne soignée a-t-elle vécu des délires ou des hallucinations auditives ?
- La personne soignée a-t-elle connu une désorientation, des troubles de la mémoire, une confusion aiguë ou chronique ?
- La personne soignée a-t-elle tenté de se suicider dans le passé ? Quelle méthode a-t-elle utilisé ? En quel lieu ? À proximité d'autres personnes ? Quels en ont été les conséquences physiques ?
- Existe-t-il des *fluctuations* dans les niveaux de dépression de la personne soignée ?
- Est-ce que des maladies physiques peuvent se cacher derrière les comportements de la personne soignée ?
- Évaluer la qualité du réseau social.
- Utiliser une échelle d'évaluation validée pour établir le risque suicidaire.
- Lors de l'appréciation du potentiel de suicide, prendre en considération les variables suivantes :
  - Verbalisations du désir de mourir avec un plan précis
  - Existence d'un projet suicidaire ayant de fortes chances de réussir et disponibilité des moyens prévus

- Antécédents de tentatives de suicide ou de comportements autodestructeurs
- Perception du suicide comme délivrance ou fuite
- Perte récente d'un être cher, d'un rôle ou d'un bien
- Douleur physique ou maladie
- Alcoolisme, toxicomanie
- Maladie mentale présente ou passée
- Âge et sexe
- Difficultés au foyer, séparation, divorce
- Situation professionnelle, chômage
- Départ à la retraite
- Stress financier
- Perte des croyances religieuses

— Résultats de santé et interventions de soins infirmiers

Résultat de santé : rester hors de danger et ne pas se faire du mal

- Dans le cadre de la psychiatrie de secteur, si le risque est élevé, organiser une hospitalisation immédiate afin que la personne soignée puisse être observée en milieu protégé.
- Créer un milieu thérapeutique souple reconnaissant les besoins de la personne comme ceux du groupe et favorisant les comportements constructifs (*cf.* chapitre 5 — *milieu thérapeutique*).
- Créer un environnement sûr, d'où ont été ôtés tous les objets tranchants et autres objets/éléments nocifs, empêchant ainsi la personne soignée de se faire du mal (*cf.* chapitre 5 — *interventions de protection — observation pour la prévention de suicide*).
  - Décider avec les membres de l'équipe quels objets personnels doivent être retirés à la personne soignée et quels dangers spécifiques de l'environnement doivent être éliminés.
- Évaluer avec les membres de l'équipe la nécessité d'une observation étroite, d'une restriction de la zone de déplacement, ou d'une garde rapprochée de la personne soignée pour prévenir le suicide.
- Observer étroitement la personne soignée :
  - Instaurer une fréquence d'observation proportionnelle au degré de risque que présente la personne soignée ; par ex. : toutes les 15 ou 30 minutes (*cf.* chapitre 5 — *interventions de protection — observation pour la prévention de suicide*).
  - Réduire progressivement le niveau d'observation de la personne soignée à mesure que le risque diminue.
  - Envisager que la personne soignée assume une certaine responsabilité en se présentant à intervalles réguliers à l'équipe.

- Pour les personnes soignées qui ne sont pas en observation permanente, utiliser les «contrats de non-suicide».
- Adopter une attitude protectrice, non punitive.

- Offrir du soutien par rapport aux impulsions autodestructrices et suggérer des comportements alternatifs.
- Fixer des limites par rapport aux comportements destructeurs envers soi ou envers les autres.
- Permettre l'expression de la colère et de l'hostilité à l'intérieur de ces limites.
- Prévenir l'isolement ; aller voir la personne soignée.
- Évaluer l'impact des comportements de la personne soignée sur l'équipe et sur les autres personne soignées.

Résultat de santé : accomplir les activités de la vie quotidienne

- Montrer une attitude bienveillante, attentive.
- Tout en indiquant à la personne soignée que ses comportements autodestructeurs ne sont pas acceptables, lui faire savoir que, pour vous, elle est une personne digne d'intérêt.
- Aider la personne soignée à accomplir les activités de la vie quotidienne en lui laissant autant d'autonomie que possible et en tenant compte de ses limites.
- Encourager les prises de décision simples en tenant compte des limites de la personne soignée.

Résultat de santé : développer des méthodes d'adaptation permettant de faire face au stress et de diminuer le risque de suicide

- Donner de l'espoir (*cf.* chapitre 5 — *thérapie de soutien : donner de l'espoir)*. Faire ressortir qu'il existe d'autres moyens de s'adapter à ce qui se passe. Faire savoir que la situation pourra être réévaluée lorsque la personne soignée ne sera plus obnubilée par le désir de mourir.
- Aider la personne soignée à regarder les aspects positifs que l'avenir peut réserver. Explorer d'éventuelles croyances religieuses/spirituelles susceptibles d'aider la personne soignée à éviter le suicide.
- Identifier ce que la personne soignée croit pouvoir être utile pour l'aider.
- Aider la personne soignée à identifier l'anxiété.
- Chercher les moyens de diminuer l'anxiété de la personne soignée.
- Apprendre à la personne soignée des stratégies pour garder le contrôle (par ex. : marcher, rester au lit) lorsque le stress augmente et à rechercher de l'aide d'un professionnel si nécessaire.

- Aider la personne soignée à reconnaître les moments où elle est en colère, les raisons de sa colère et les moyens de la contenir.
- Éviter d'interpréter des remarques comme : «Je me tuerais plutôt que de faire cela» comme des comportements visant à attirer l'attention.
- Écouter très attentivement les expressions où la personne soignée affirme ne pas présenter d'intérêt, sans insister sur le fait que ses mots sont mal choisis.
- Faire passer le message que ce n'est pas parce l'on a des pensées mauvaises et que l'on fait des erreurs que l'on est «mauvais».
- Éviter d'imposer ses propres sentiments, valeurs et jugements moraux.
- Aider la personne soignée à élaborer des buts personnels réalistes.
- Ne pas adopter une approche joyeuse, exubérante.
- Encourager la personne soignée à avoir des interactions avec d'autres personnes.
- Apprendre à la personne soignée des techniques d'adaptation et de prise de décision afin de prévenir de nouvelles menaces ou tentatives de suicide, voire un suicide réussi. Aider la personne soignée à utiliser les stratégies suivantes (*cf.* chapitre 5 — *prise de décision*) :
  - Analyser la situation.
  - Établir des buts réalistes. Maîtriser les activités de la vie quotidienne et compter sur soi autant que faire se peut.
  - Minimiser les distractions que représentent la satisfaction immédiate de désirs ainsi que l'indulgence envers soi-même en reconnaissant que chaque jour présente une opportunité pour accroître la confiance en soi et un pas en avant pour atteindre des buts réalistes.
  - Identifier les solutions possibles aux divers problèmes.
  - Évaluer les conséquences des diverses solutions possibles ; encourager la personne soignée à changer d'alternative si nécessaire.
  - Tester les différentes options par le jeu de rôle si possible.
  - Évaluer l'impact des actions.
  - Faire preuve de courage, de persévérance et de maîtrise de soi pour diminuer l'impact du feedback négatif des autres.
  - Utiliser les buts personnels comme cadre général dans lequel il est possible de mettre en perspective les situations complexes.
  - Être déterminé, afin que les opinions des autres personnes n'empêchent pas d'accomplir des activités nouvelles ou ori-

ginales ou d'atteindre les buts fixés (*cf.* chapitre 5 — *affirmation de soi*).

  - Établir des relations lors d'activités en commun. Résister pour ne pas compromettre sa propre identité ou essayer d'infléchir les autres en cas de divergences.
  - Se centrer sur des pensées positives, non sur les pensées négatives.
  - Éviter de se sentir obligé de se révéler sans cesse aux autres.
  - Aménager des moments de solitude pour trouver des forces et se concentrer sur sa propre direction.
  - Reconnaître que dans les situations stressantes futures, l'envie de se suicider peut réapparaître et que d'en parler avec quelqu'un est un moyen de prévention important.
  - Noter les numéros de téléphone à utiliser en cas de crise ou d'urgence.
- Collaborer avec la personne soignée pour établir un emploi du temps quotidien qui, tout en restant souple, permet d'utiliser son temps au mieux.
- Encourager la personne soignée à éviter d'avoir recours aux substances addictives, de s'épuiser ou de prendre des sédatifs.
- Insister sur l'importance de prendre les médicaments prescrits, en particulier après la sortie de la personne soignée de l'hôpital.

— Évaluation/critères de résultat

Le risque de suicide est enrayé
Fait preuve de capacités d'adaptation adéquates à l'égard des facteurs de stress
Manifeste une humeur pertinente
Verbalise de l'espoir pour son propre futur
Fait preuve d'un concept de soi positif
Établit des relations significatives avec les autres
Fait preuve d'un fonctionnement de rôle adéquat
Exprime ses sentiments de façon appropriée

SENTIMENT D'IMPUISSANCE

— Définition

Impression que ses actes seront sans effet. Sentiment d'être désarmé devant une situation ou un événement.

— Principes généraux

- Chacun désire pouvoir contrôler.
- Il existe différentes réactions à la perte de contrôle.
- Les cinq bases du pouvoir social personnel sont (French, Raven) :
  - Le pouvoir fondé sur la punition
  - Le pouvoir fondé sur la récompense
  - Le pouvoir fondé sur la légitimité de son propre rôle dans l'organisation
  - Le pouvoir fondé sur la connaissance
  - Le pouvoir fondé sur des caractéristiques personnelles
- Le foyer de contrôle influence la vision qu'une personne a d'une situation donnée :
  - Ceux pour qui le foyer de contrôle externe est important ont l'impression que les situations sont contrôlées par des facteurs externes (par ex. : le destin).
  - Ceux pour qui le foyer de contrôle interne est important estiment qu'ils sont capables de contrôler ce qui se passe, quelle que soit la situation.
- Le sentiment d'impuissance peut avoir un impact sur le désir d'apprendre.
- L'on peut distinguer deux types de sentiment d'impuissance : l'un est lié au caractère (concerne la personnalité et le mode de vie de la personne soignée), l'autre est situationnel (concerne l'impression qu'a une personne de perdre le contrôle dans une situation donnée).
- La perte de pouvoir dans un domaine de la vie d'une personne peut être contrebalancée par le renforcement d'une source de pouvoir dans un autre aspect de la vie, ou par l'avènement d'une nouvelle source de pouvoir.

— Facteurs favorisants

Maladie physique aiguë
Maladie chronique progressivement invalidante
Menace envers l'intégrité physique (par ex. : défigurement)
Maladie mentale
Perte de contrôle
Déficits sensoriels
Personnalité fragile
Perception du foyer de contrôle
Pertes majeures
Difficulté à réaliser les activités développementales

Facteurs de maturation (par ex. : pressions professionnelles)
Manque de connaissances
Mode de vie dépendant
Problèmes interpersonnels ou ruptures répétés
Incapacité d'assumer les responsabilités liées au rôle
Manque de ressources sociales
Moyens financiers insuffisants
Hospitalisation
Restrictions imposées par le milieu de soins (milieu de soins non promoteur de croissance)
- Retrait d'objets personnels
- Intrusion dans l'intimité
- Absence de personnalisation
- Excès d'autorité
- Manque d'explication de la part des soignants
- Impossibilité de participer au processus de décision
- Accaparement par l'équipe de ressources importantes
- Éloignement de personnes importantes sur le plan affectif
- Utilisation abusive par l'équipe de récompenses et de renforcements négatifs

— Caractéristiques

Gravité sévère :
- Propos indiquant le fait de ne pouvoir ni contrôler ni influencer la situation ou son issue
- Propos indiquant le fait de ne pas pouvoir contrôler ses soins
- Dépression face à la détérioration physique qui progresse en dépit de l'observance des traitements/soins
- Apathie
- Résignation
- Repli sur soi
- Émotions fortes telles que violence, panique ou dépression

Gravité moyenne :
- Non-participation aux soins ou à la prise de décision lorsque l'occasion se présente
- Expression d'insatisfaction et de frustration face à l'incapacité d'accomplir les mêmes tâches et/ou activités qu'auparavant
- Indifférence face à ses progrès
- Expression de doutes quant à sa capacité de bien exercer son rôle
- Réticence à exprimer ses véritables sentiments, dans la crainte d'éloigner le personnel soignant

Incapacité de s'informer sur ses soins
Échec de l'apprentissage
Dépendance envers autrui pouvant se traduire par de l'irritabilité, du ressentiment, de la colère, et un sentiment de culpabilité
Manque de persistance face à ses soins personnels
Passivité
Émotions modérées telles que anxiété modérée

Faible gravité :

Augmentation de la passivité
Expression d'incertitude face aux fluctuations de son niveau d'énergie
Dépression, anxiété ou agressivité légères

— Évaluation

- Évaluer les facteurs favorisants présents.
- Constater les signes et symptômes indiquant l'existence d'un état dépressif et le niveau de celui-ci.
- Évaluer l'existence et le niveau de sentiments tels que l'anxiété, la peur et l'agressivité.
- Évaluer la capacité d'accomplir les activités de la vie quotidienne.
- Évaluer la perception de la personne soignée concernant la situation et ses conséquences.
- Relever les aspects de la situation que la personne soignée croit ne pas pouvoir changer.
- Déterminer le contrôle que la personne soignée pense avoir sur le problème de santé actuel.
- Vérifier si le foyer de contrôle est interne ou externe.
- Quel est le contrôle que la personne soignée pense avoir sur le problème de santé actuel ou sur la situation ?
- Évaluer la résistance au changement afin de découvrir si la personne soignée a peur du changement ou tente de maintenir le contrôle sur sa propre vie.
- Relever les modes de décision ainsi que l'implication de la personne soignée dans le processus décisionnel.
- Constater les indices d'une augmentation éventuelle de la passivité de la personne soignée.
- Relever les aptitudes à exprimer les sentiments.
- La personne soignée cherche-t-elle activement des informations sur son problème de santé ou sur la situation ?
- Constater les forces et les limites dans l'exercice du rôle.

- Comment la personne soignée s'est-elle adaptée aux facteurs de stress dans le passé ?
- Relever la présence de difficultés interpersonnelles liées au sentiment d'impuissance.
- Relever l'augmentation de plaintes, demandes et refus concernant la poursuite du programme thérapeutique.
- Être attentif à une augmentation éventuelle de l'isolement, des résistances ou du rejet.
- Relever le degré de dépendance envers autrui.
- Évaluer le soutien que les soignants apportent à la personne soignée pour satisfaire son besoin de contrôle et pour qu'elle assume autant de responsabilité que possible dans ses auto-soins.

— Résultats de santé et interventions de soins infirmiers

Résultat de santé : se sentir capable de contrôler les activités et leurs conséquences et éprouver ainsi une diminution du sentiment d'impuissance

- Intervenir pour diminuer les sentiments extrêmes ou modérés afin que la personne soignée se sente plus à l'aise et capable de fonctionner normalement (*cf. agression, anxiété* et *dépression* dans ce chapitre).
- Permettre l'expression des sentiments.
- Subvenir aux besoins de base en acceptant la dépendance mais en encourageant la personne à développer ses auto-soins, à faire ses propres choix et à être autonome.
- Aider la personne soignée à identifier ses sentiments d'impuissance.
- Encourager la personne soignée à analyser les facteurs qui contribuent à son sentiment d'impuissance.
- Encourager l'identification et l'utilisation de ses propres forces et potentiels (*cf.* chapitre 5 — *protection des droits de la personne soignée*).
- Aider la personne soignée à identifier ses valeurs personnelles.
- Aider la personne soignée à déterminer des buts réalistes.
- Aider la personne soignée à faire la distinction entre les situations que l'on peut changer et celles que l'on ne peut pas.
- Aider à identifier les points que la personne soignée peut contrôler.
- Développer un milieu thérapeutique dans lequel la personne soignée peut retrouver le sens du contrôle.
    - S'abstenir de cataloguer la personne soignée.

    - Appeler la personne soignée par son nom entier ou par le nom choisi par elle.
    - Pour autant que les règles de sécurité le permettent, accepter l'utilisation d'objets personnels.
    - Protéger l'intimité de la personne.
    - Arranger des plages de temps où la personne pourra être seule.
    - Encourager la personne soignée à structurer son environnement proche, par ex. : laisser des photos de ses proches ou d'autres objets familiers.
    - Encourager la personne soignée à participer aux groupes de patients et/ou aux séances thérapeutiques de groupe.
    - Effectuer les modifications de l'environnement suggérées par la personne soignée.
    - Personnaliser autant que possible les soins, par ex. : prendre du temps pour la tenue vestimentaire.
    - Encourager la personne soignée à participer autant que possible à la fixation des buts et à l'élaboration du plan de traitement/soins.
    - Encourager le processus de prise de décision en planifiant les activités quotidiennes.
    - Proposer des options réalistes dans les plans de traitement/soins.
    - Créer des occasions d'avoir des interactions sociales et des visites de personnes importantes sur le plan affectif.
    - Conserver l'intérêt et la participation de la personne soignée dans le programme de traitement/soins.
    - Encourager les questions concernant le programme de traitement/soins.
    - Se montrer disposé à modifier les règles de l'institution dans le but d'accroître l'indépendance de la personne soignée au sein de l'établissement.
    - Encourager la participation de la personne soignée dans la création d'un environnement agréable.
    - Pour autant que les règles de sécurité le permettent, diminuer les restrictions imposées par l'institution afin de permettre à la personne soignée d'avoir le plus d'occasions possible de s'autocontrôler.
- Montrer que l'on apprécie le fait que la personne soignée participe activement à ses propres soins, ou qu'elle fait des progrès dans ce sens.
- Enseigner à la personne soignée les choses suivantes :

- Les renseignements nécessaires au sujet de sa maladie, du traitement et des résultats escomptés.
  - Pour les personne soignées ayant un foyer de contrôle externe, fournir des informations et des directives écrites et donner des encouragements pour suivre elles-mêmes l'évolution de leur état.
  - Pour les personnes soignées ayant un foyer de contrôle interne, fournir des informations aussi détaillées et explicites que désirées.
- Les cinq bases du pouvoir social personnel (*cf.* plus haut, les «principes généraux») et leurs conséquences.
- Le savoir-faire nécessaire pour la résolution de problèmes.
- Les aptitudes requises pour l'affirmation de soi.

- Structurer des occasions permettant à la personne soignée de réussir.
- Donner de plus en plus d'occasions où la personne soignée peut contrôler les décisions, y compris des négociations avec l'équipe de santé.
- Aider la personne soignée à redéfinir ses relations.
- Augmenter le nombre d'activités communautaires auxquelles la personne soignée peut participer.
- Chercher s'il existe des groupes d'aide et y adresser la personne soignée.
- Faire savoir que l'on attend de la personne soignée qu'elle cherchera de l'aide si elle rencontre des problèmes dans le futur.

— Évaluation/critères de résultat

Considère qu'elle contrôle la situation actuelle

Considère que ses propres actions sont capables d'influencer les résultats

Participe activement aux situations qu'elle considère comme importantes pour soi

STRATÉGIES D'ADAPTATION DÉFENSIVES

— Définition

Déni — mécanisme de défense involontaire et inconscient qui renie des faits réels menaçants et leur impact en les remplaçant par une version plus agréable et plus acceptable.

Déni non constructif — degré de déni qui expose une personne à un risque ou à un danger accru ; par ex. : aggravation d'une maladie ou risque de mort.

— Principes généraux

Le déni peut refléter un processus de protection du moi coordonné et sain modifiant la réalité interne ou externe par la non-reconnaissance de l'existence d'un événement ou d'une situation douloureuse. Il peut être réversible ou être remplacé, grâce à un mécanisme de défense plus mature, par un processus de changement évolutif. Le déni peut être une défense temporaire en servant de tampon face à une situation stressante ou traumatique soudaine, inattendue. Cependant, le déni peut être pathologique, particulièrement lorsqu'il est utilisé trop fréquemment. Plus le nombre d'éléments de la réalité externe qu'une personne dénie est élevé, plus elle s'expose aux conséquences.

- Le déni peut protéger le moi, gérer les instincts, réduire ou ménager les conflits internes, garder les émotions dans des limites supportables, permettre de maîtriser les changements du concept de soi, préserver le sentiment de bien-être de la personne soignée ainsi que ses relations interpersonnelles.
- Le déni peut permettre la mobilisation d'éléments de l'éventail des ressources d'adaptation de la personne soignée, et promouvoir la prise de conscience et l'acceptation de la situation traumatique dans un avenir plus ou moins proche.
- Quatre phases du processus de déni peuvent être décrites :
  - *Évaluation préconsciente* du danger, du traumatisme ou du facteur de stress
  - *Crise douloureuse* et mise en œuvre d'actions défensives
  - *Blocage cognitif* par lequel des informations menaçantes sont exclues de la conscience
  - *Comportement écran* rendant les idées et les comportements crédibles
- Le déni se manifeste à différents niveaux et de différentes manières ; sa fonction est de capter l'attention.
- Le déni peut devenir non constructif en fonction du moment choisi, des circonstances et de son ampleur, par ex. : lorsqu'il interfère avec le traitement médical ou psychiatrique et fait courir à la personne soignée un risque accru.
- Le déni peut être la marque de troubles psychiatriques spécifiques.

— Facteurs favorisants

Maladie physique
État physique compromis suite à une maladie
Douleur sévère
Blessure personnelle
Conséquences négatives d'un problème de santé
Troubles psychiatriques
Abus de substances addictives
Facteurs de stress écrasants
Expériences passées négatives
Perte significative inattendue
Mode de réponse appris
Capacités d'adaptation inappropriées
Manque de force du moi
Manque de connaissances
Manque de ressources appropriées
Manque de soutien social
Menaces pesant sur les valeurs ou les croyances

— Caractéristiques

Déni
Évalue le danger, le traumatisme ou le facteur de stress dans son préconscient
Désavoue la réalité menaçante
Exclut la signification du danger de sa conscience
Déforme la réalité menaçante
A un affect inapproprié
Minimise les symptômes
Transfère la source des symptômes vers d'autres organes
Est incapable de reconnaître l'impact des symptômes sur le style de vie
Écarte de son esprit un événement pénible, par ex. une maladie
Soulage les symptômes par un autodiagnostic et des remèdes maison

Déni non constructif
Tarde à se faire soigner, au détriment de sa santé
Refuse de se faire soigner, au détriment de sa santé
Non-observance du traitement, au détriment de sa santé
Est incapable de résoudre des problèmes
Est incapable de satisfaire les attentes liées au rôle
Abus de substances addictives

— Évaluation

- Maintenir le respect envers la personne soignée et rester très attentif à sa disposition à parler de la situation.
- Que signifie cette expérience pour la personne soignée et quelle est la cause sous-jacente du déni ? Comment perçoit-elle et évalue-t-elle la signification de ce qui lui arrive ?
- Évaluer le niveau des sentiments tels que la colère, l'anxiété.
- Évaluer le degré et la phase du déni. Il existe plusieurs outils pour les mesurer : WOC-R (Folkman & Lazarus), Inventaire des mécanismes de défense (Glesner & Ihilivech), Échelle du déni défensif (Haan), Échelle du déni (Hackett & Cassem).
- Comparer la description que fait la personne soignée de ses symptômes et celle figurant dans un rapport objectif établi par une tierce personne.
- Comment la personne soignée s'est-elle adaptée à des facteurs de stress similaires dans le passé ?
- Quel était l'éventail des ressources d'adaptation habituel de la personne soignée lorsqu'elle était confrontée à des problèmes de santé dans le passé ?
- Évaluer l'éventail des ressources d'adaptation actuel de la personne soignée (*cf.* les diagnostics infirmiers *stratégies d'adaptation individuelle inefficaces* et *crise réactionnelle* dans ce chapitre).
- Pendant combien de temps la personne soignée a-t-elle dénié les symptômes de son problème de santé ?
- Quelles sont les conséquences probables pour la personne soignée si elle continue à dénier son problème de santé ?
- Quels sont les traitements disponibles pour la personne soignée ?
- Quelles sont les ressources de soutien social dont la personne soignée pourrait bénéficier ?
- Quelles sont les principales normes culturelles déterminant l'obtention du traitement et des soins de santé ? Est-ce qu'un stigmate est associé au problème de santé actuel de la personne soignée ?
- Constater l'existence de pensées et de sentiments contradictoires susceptibles de perpétuer le déni.

— Résultats de santé et interventions de soins infirmiers

Résultat de santé : maintenir l'intégrité du moi, du concept de soi et un niveau émotionnel tolérable

- Essayer de comprendre le vécu de la personne soignée, ses perceptions et le contexte dans lequel s'accroît le niveau d'anxiété, contribuant ainsi à l'amplification du déni.
- Ne pas évoquer directement le déni, notamment lors de la phase initiale de la relation d'aide avec la personne soignée.
- Ne pas blâmer la personne soignée parce qu'elle utilise le déni.
- Ne pas essayer d'amener la personne soignée à admettre qu'elle a recours au déni, par ex. : ne pas essayer de l'amener à «prouver» qu'elle «ment».
- Fournir un milieu protecteur et prévisible (*cf.* chapitre 5 — *milieu thérapeutique*).
- Assurer sa propre présence si indiqué (*cf.* chapitre 5 — *thérapie de soutien* ; *présence*).
- Aider la personne soignée à trouver des moyens pour diminuer son anxiété ou son agression (*cf. anxiété, agression* dans ce chapitre).
- Aider la personne soignée à identifier les sujets qui augmentent le niveau de malaise.
- Différer les interventions à propos du déni si le déni ne pose pas de problèmes à la personne soignée et/ou apparaît comme un mécanisme temporaire permettant de faire face à un facteur de stress inattendu.
- Utiliser la technique d'approbation des aspects du déni fondés sur la réalité, si indiqué.

Résultat de santé : faire face à la situation de stress en se montrant capable de s'adapter et de résoudre des problèmes

- Ne pas évoquer directement le déni.
- Soutenir la personne soignée lorsque des déformations de la réalité sont découvertes.
- Aider la personne soignée à prendre conscience de l'éventail des réponses d'adaptation qu'elle utilise lorsqu'elle fait face à des problèmes de santé.
- Progressivement, et en choisissant soigneusement le moment, amener la discussion sur les contradictions entre la situation réelle et les perceptions de la personne soignée. Aborder pour commencer les aspects de la situation qui provoquent le moins d'anxiété.

- Renforcer la perception qu'a la personne soignée de la force de ses ressources et de ses capacités d'adaptation.
- Analyser les comportements d'adaptation actuels de la personne soignée et leurs conséquences ; prévoir suffisamment de temps pour qu'elle puisse les explorer correctement et dans un climat détendu.
- Explorer des interprétations réalistes des événements avec la personne soignée.
- Soutenir la personne soignée lorsqu'elle procède à une nouvelle interprétation des situations et sentiments menaçants.
- Aider la personne soignée à acquérir de nouvelles connaissances ; lui fournir des informations nouvelles si nécessaire.
- Élaborer avec la personne soignée des buts acceptés conjointement.
- Aider la personne soignée à déployer un éventail de ressources d'adaptation pertinent (*cf.* les diagnostics infirmiers *stratégies d'adaptation individuelle inefficaces* et *crise réactionnelle* dans ce chapitre).
- Si indiqué, proposer un accompagnement de deuil (*cf.* chapitre 5 — *thérapie de soutien — accompagnement de deuil*).
- Faciliter l'obtention, par la personne soignée, d'aide d'autrui.
- Vérifier si le déni existe aussi chez d'autres membres de la famille.
- Le cas échéant, analyser le soutien des membres de la famille au déni de la personne soignée.
- Établir, avec d'autres membres de l'équipe, la famille et tout autre aidant concerné, un plan pour analyser le besoin de déni.
- S'assurer que la famille et les autres personnes importantes sur le plan affectif comprennent que le déni protège la personne soignée de l'anxiété que générerait l'acceptation de la réalité.
- Pour le déni non constructif, si la situation est urgente et que la persistance du déni de la réalité se fait au détriment de la santé et du bien-être de la personne soignée, aider le médecin à évaluer la capacité de la personne soignée de consentir ou de refuser le traitement et, le cas échéant, obtenir un consentement par ailleurs.

— Évaluation/critères de résultat

Éprouve moins d'anxiété et de stress

Utilise de façon appropriée le déni comme mécanisme de défense

Commence à prendre conscience de la situation et d'en faire une évaluation réaliste

Utilise de manière efficace les techniques de résolution de problèmes

Satisfait les attentes de rôle
Recherche les traitements que nécessitent ses problèmes de santé
Respecte le programme de traitement correspondant à ses problèmes de santé

STRATÉGIES D'ADAPTATION INDIVIDUELLE INEFFICACES

— Définition

Incapacité (a) de faire une évaluation exacte et réaliste d'un ou de plusieurs facteur(s) de stress, (b) d'élaborer et d'utiliser un éventail de réponses approprié, et (c) de mobiliser des ressources adéquates pour faire face aux difficultés, ce qui conduit à des comportements inadaptés.

— Principes généraux

- L'adaptation se réfère généralement à la capacité de faire face aux facteurs de stress et aux exigences de la vie de façon adaptée.
- Les conditions requises pour une adaptation efficace comprennent : une évaluation précise du facteur de stress, du contexte et de soi ; un éventail de réponses appropriées comprenant un savoir-faire en matière d'affirmation de soi, de résolution de problèmes et de communication ; la possession et l'utilisation de ressources d'adaptation ; des comportements d'adaptation et de récupération face à l'épisode de stress.
- Un concept de soi positif permet à une personne d'élaborer et d'utiliser des réponses et des ressources d'adaptation appropriées.

— Facteurs favorisants

- Facteurs de stress majeurs
  - Maladie physique (par ex. : trouble neurologique)
  - Douleur sévère
  - Mauvaise condition physique (par ex. : malnutrition)
  - Trouble psychiatrique
  - Perte de mémoire
  - Atteinte sensorielle
  - Surcharge sensorielle
  - Perte importante (par ex. : perte d'un être cher)
  - Nombreux changements dans la vie intervenus sur une courte période
  - Institutionnalisation (par ex. : prison)

Crise de croissance (par ex. : choix d'un métier pendant l'adolescence)
Facteurs de stress nombreux sur une longue période
Facteurs de stress liés à un traitement (par ex. : défigurement dû à une intervention chirurgicale)

- Évaluation inexacte des facteurs de stress
  Incapacité d'évaluer les sources du danger
  Incapacité de redéfinir ou d'interpréter les sources du danger
  Incapacité d'identifier les sources de ses propres forces
  Focalisation sur des expériences antérieures négatives
  Suppositions erronées
  Buts irréalistes
  Buts incompatibles entre eux
  Incapacité d'avoir une opinion personnelle à propos du danger
- Évaluation inadéquate de la situation ou du contexte
- Perturbation du concept de soi
- Éventail de réponses inadéquat
  Réponse émotionnelle inappropriée (par ex. : réponse émotionnelle trop intense ou trop longue)
  Difficulté à exprimer ses sentiments
  Utilisation inappropriée des mécanismes de défense
  Comportements d'évitement défensifs
  Perturbation des capacités de communication
  Perturbation des capacités de résolution de problèmes ou de prise de décision
  Manque de contrôle
  Sentiment d'impuissance devant une situation
  Manque d'affirmation de soi
  Incapacité d'élaborer des buts et des projets de rechange
  Incapacité de chercher ou d'apprendre un nouveau savoir-faire ou de nouvelles connaissances qui s'imposent pour répondre aux exigences de la vie
  Désespoir
  Valeurs et croyances conflictuelles
- Difficulté à déployer ou déploiement inadéquat des ressources d'adaptation
  Difficulté à prendre des décisions
  Difficulté à utiliser des connaissances ou des compétences pour résoudre les problèmes
  Peur devant l'action
  Rupture de liens affectifs (par ex. : déménagement)
  Dysfonctionnement du système familial
  Réseau de soutien social insatisfaisant
  Manque de ressources thérapeutiques adéquates

Rupture dans l'environnement physique (par ex. : catastrophe naturelle)
Instabilité culturelle

— Caractéristiques

Verbalisation de l'incapacité de faire face à la situation ou de demander de l'aide
Non-exécution des tâches de la vie quotidienne
Incapacité de satisfaire les besoins de base
Style de vie improductif
Plaintes somatiques
Fréquence élevée de maladies
Fréquence élevée d'accidents
Toxicomanie
Comportements inadaptés (par ex. : passages à l'acte, comportement passif-agressif)

— Évaluation

- Évaluer le risque de comportements suicidaire ou d'homicide.
- Évaluer l'état émotionnel (par ex. : niveau d'anxiété).
- Identifier la nature du/des facteurs de stress.
- Déterminer l'état physique et émotionnel.
- Obtenir de l'information sur la façon habituelle de s'adapter.
- Évaluer les capacités cognitives.
- Établir des antécédents d'exposition à des facteurs de stress majeurs.
- Établir le nombre de changements importants intervenus dans la vie de la personne soignée depuis un an.
- Établir comment la personne soignée interprète les événements menaçants ou les facteurs de stress.
- Déterminer le degré de focalisation sur des expériences négatives antérieures.
- Évaluer les buts de la personne soignée.
- Évaluer le concept de soi de la personne soignée.
- Évaluer l'éventail de réponses de la personne soignée.
    - Identifier les résolutions de crises passées.
    - Dans quelle mesure la personne soignée est-elle capable d'exprimer ses sentiments ?
    - Est-il fait trop ou pas assez usage des mécanismes de défense ?

    - La personne soignée utilise-t-elle des comportements d'évitement ?
    - Évaluer les capacités de communication de la personne soignée.
    - Évaluer le degré de contrôle apparent de la situation présente par la personne soignée.
    - Quel est le degré de sentiment d'impuissance/de désespoir de la personne soignée ?
- Évaluer l'existence de ressources d'adaptation chez la personne soignée et, le cas échéant, l'usage qu'elle en fait.
    - Évaluer le degré d'affirmation de soi, passé et présent.
    - Quelles sont les croyances et valeurs de la personne soignée en jeu dans la situation présente ?
    - Est-on en présence d'un isolement social ? Si oui, de quelle importance ?
    - Évaluer le réseau social de soutien disponible.
    - Existe-t-il des interactions sociales insatisfaisantes évidentes ?
    - La personne soignée est-elle trop dépendante de personnes importantes sur le plan affectif ?
    - La personne soignée est-elle trop dépendante des structures d'aides professionnelles ou sociales ?
    - La personne soignée rencontre-t-elle des difficultés à accomplir les tâches liées au rôle que l'on attend d'elle ?
    - La personne soignée a-t-elle perdu tout espoir ou ses valeurs spirituelles ?

— Résultats de santé et interventions de soins infirmiers

Résultat de santé : se sentir capable de faire face aux facteurs de stress/aux événements menaçants

- Rendre la personne soignée confiante en ses capacités de prendre des mesures et de répondre à la situation.
- Aider la personne soignée à diminuer le degré de son anxiété ou de l'agression ressentie.
- Établir ce que la personne soignée a fait dans le passé pour s'en sortir seule.
- Se centrer sur les ressources de la personne soignée.
- Donner du temps à la personne soignée pour qu'elle devienne consciente d'elle-même et de la réalité, plutôt que de lui imposer cette conscience. Si on ne peut pas faire autrement, lui expliquer quelques aspects seulement de la réalité.

- Éviter les interactions du type : «C'est vous qui avez un problème, pas moi.»
- Aider la personne soignée à comprendre les interactions entre les facteurs de stress, les perceptions, l'éventail des réponses et l'utilisation des ressources d'adaptation.

Résultat de santé : évaluer objectivement les facteurs de stress

- Explorer avec la personne soignée ses impressions et ses perceptions de l'événement en l'encourageant d'en faire une description.
- Fournir des informations précises, factuelles, sur le stimulus menaçant.
- Informer au préalable toute personne soignée soumise à des expériences et des procédés nouveaux, notamment par une description des sensations physiques et de leurs causes.
- Susciter des questions, encourager la curiosité et promouvoir une ouverture à propos des nouvelles informations.
- Éviter les remarques concernant l'évaluation lorsqu'on donne des informations à la personne soignée.
- Aider la personne à revivre des événements passés restés sans solution, à partir d'une reconstitution à l'aide d'images.
- Si indiqué, encourager la personne soignée à consulter des professionnels de santé (mais aussi une assistante sociale, ou encore un avocat) pour l'aider à interpréter les facteurs de stress.
- Évoquer l'intérêt que pourrait représenter une consultation spirituelle pour accompagner la personne soignée dans la recherche de sens d'une situation.
- Donner un feedback sur la réalité, notamment en mettant en lumière les déformations de la réalité.
- Aider la personne soignée à envisager et à élaborer des buts réalistes.

Résultat de santé : prendre conscience de l'éventail de réponses actuel

- Aider la personne soignée à faire face aux réponses émotionnelles.
- Faire preuve d'empathie à l'égard de l'expression des sentiments de la personne soignée et encourager l'acception de ces derniers.
- Faire clarifier par la personne soignée ce qui lui fait peur et ce qui la met en colère.
- Fournir des informations précises, factuelles, sur les réponses des autres face à la crise (par ex. : la colère, la dépression, le retrait, les forces en jeu lors de la résolution de crise, et le processus de deuil).

- Donner un feedback sur les comportements observés et les sentiments exprimés.
- Aider la personne soignée à identifier ses sentiments en nommant ce qui est acceptable et ce qui ne l'est pas.
- Aider la personne soignée à développer ses idées quant aux relations entre ses comportements, ses modes de pensée et son état émotionnel.
- Fixer des limites quant aux demandes irrationnelles.
- Aider la personne soignée à commencer à faire face à ses réactions émotionnelles lors de l'analyse de ses rapports avec les autres.

Résultat de santé : accroître le concept de soi

- Apprendre à la personne soignée comment surveiller ses comportements inadaptés ou ses pensées dévalorisantes à l'égard d'elle-même.
- Explorer les situations antérieures dans lesquelles la personne soignée a fait preuve de comportements adaptés.
- Apprendre à la personne soignée comment identifier les changements dans les comportements des autres lorsqu'elle agit autrement.

Résultat de santé : utiliser un éventail de réponses approprié

- Aider la personne soignée à diminuer son anxiété à l'aide d'activités de détente et de loisirs et par une analyse de ses sentiments d'anxiété.
- Stimuler des exutoires constructifs à la colère et à l'hostilité en apprenant à la personne soignée comment reconnaître les signes annonciateurs et comment utiliser des moyens d'augmenter le contrôle de soi et des moyens appropriés d'exprimer la colère.
- Stimuler l'expression des sentiments par une communication ouverte.
- Aider la personne soignée à mobiliser les autres pour un soutien émotionnel.
- Aider la personne soignée à identifier et à changer les comportements de santé en lien avec le stress.
- Servir de modèle de rôle et/ou de soutien social lors de l'aide fournie à la personne soignée dans l'accomplissement des activités de la vie quotidienne.
- Aider la personne soignée à identifier les sujets qui lui permettent d'exercer une part raisonnable de contrôle et ceux où ses possibilités de contrôle sont faibles ou limitées.

- Aider la personne soignée à analyser la dénégation ou d'autres mécanismes de défense et à les accepter comme réponses d'adaptation utiles dans certaines circonstances.
- Apprendre à la personne soignée que l'évitement défensif et l'-hypervigilance sont des réponses d'adaptation pouvant gêner la prise de décision.
- Encourager une attitude d'espérance réaliste comme moyen de faire face au sentiment d'impuissance.
- Apprendre les effets qu'exercent des réflexions négatives sur soi-même et des idées désobligeantes sur les réponses émotionnelles.
- Enseigner à la personne soignée le savoir-faire nécessaire à la résolution de problèmes, à la prise de décision, à l'affirmation de soi dans la communication, à la fixation d'objectifs, à l'évaluation, aux études, à la relaxation et à la recherche d'aide (*cf.* chapitre 5).
- Aider la personne soignée à identifier les réponses d'adaptation qu'elle utilise et les autres auxquelles il est possible de faire appel.
- Aider la personne soignée à fixer des objectifs réalistes.

Résultat de santé : élaborer et utiliser des ressources d'adaptation adéquates

- Aider la personne soignée à renforcer ses nouvelles ressources d'adaptation et à en développer d'autres encore.
- Aider la personne soignée à analyser les craintes qui subsistent à l'égard de la mise en œuvre d'un plan d'action destiné à résoudre les difficultés liées aux exigences de la vie.
- Encourager la personne soignée à intégrer à son rôle le savoir-faire utilisé lors de la résolution de problèmes et de la prise de décision.
- Encourager et soutenir la personne soignée dans ses tentatives d'utiliser ses nouvelles connaissances pour faire face à la situation problématique.
- Encourager la personne soignée à utiliser les ressources de soutien social, par ex. : encourager la visite à un(e) ami(e). Encourager la personne soignée à une participation active dans son rôle social en lui faisant répéter ce rôle à l'aide de la visualisation.
- Si indiqué, conseiller à la personne soignée d'entreprendre une thérapie familiale.
- Adresser la personne soignée à une consultation d'accompagnement de deuil (*cf.* chapitre 5 — *thérapie de soutien : accompagnement d'un deuil*).

- Identifier les ressources de traitement disponibles pour tout trouble physique ou mental que peut présenter la personne soignée, et l'y adresser si indiqué.

Résultat de santé : évaluer l'impact de l'éventail des ressources d'adaptation utilisé

- Donner un feedback positif sur les comportements de la personne soignée afin de l'aider à prendre conscience des réponses inadaptées qui tendent à entretenir la dépendance et la manipulation des autres.
- Confronter la personne soignée à ses erreurs de jugement si indiqué.
- Donner un feedback à la personne soignée et l'aider à obtenir aussi un feedback de la part des autres.
- Aider la personne soignée à développer des signes qui lui indiquent si elle réagit automatiquement ou objectivement.
- Donner à la personne soignée un cadre conceptuel pour comprendre les événements ou le programme thérapeutique (par ex. : la théorie de l'émotion, la théorie du stress).

— Évaluation/critères de résultat

Évalue avec justesse l'événement ou la situation provoquant le stress ou la menace
Démontre des réponses cognitives et émotionnelles constructives
Fait preuve de savoir-faire pour la résolution de problèmes
Renonce à la dépendance à des substances addictives
Utilise des ressources d'adaptation appropriées
Résout l'épisode générateur de stress
Démarre des comportements d'adaptation

Principales interventions en soins infirmiers

5

AFFIRMATION DE SOI

— Définition

L'affirmation de soi est enseignée aux personnes soignées, aux familles et aux groupes afin de leur permettre d'atteindre leurs objectifs individuels en utilisant des techniques de communication consistant à exprimer directement leurs opinions, pensées et sentiments de manière à stimuler et à soutenir le respect de soi aussi bien de l'émetteur que du récepteur.

— Objectif

L'objectif de l'enseignement de l'affirmation de soi est de permettre d'atteindre des buts personnels susceptibles d'accroître l'idée de sa propre valeur et le respect de soi, de diminuer les sensations d'impuissance et de perte d'espoir dans la communication interpersonnelle, et de préserver la dignité et le respect de soi du récepteur.

— Interventions spécifiques de soins infirmiers

1. Identifier les personnes soignées qui sont susceptibles de bénéficier de l'enseignement de l'affirmation de soi, par ex. : les personnes soi-

gnées qui ont de la difficulté à utiliser le «Je», à donner et à recevoir des compliments, à établir un contact visuel, et les personnes soignées qui ont des modalités d'interaction passives ou agressives.

2. Déterminer la motivation au changement de la personne soignée.
3. Aider la personne soignée à identifier les comportements qu'elle aimerait changer.
4. Mettre l'accent sur l'importance que revêt la reconnaissance par la personne soignée du fait qu'elle ne peut pas changer les autres, mais qu'elle peut changer ses *propres* comportements pour parvenir à être convaincue de sa propre valeur et éprouver du respect de soi.
5. Conseiller à la personne soignée de concentrer ses efforts sur le changement d'un seul comportement à la fois.
6. Aider la personne soignée à formuler des buts réalistes.
7. Aider la personne soignée à identifier des exemples de ce qu'elle a besoin de faire pour atteindre le but désiré ; par ex. : la phrase : «J'ai beaucoup apprécié votre aide» contribue à atteindre le but consistant à faire ces commentaires positifs.
8. Encourager la personne soignée à fixer des échéances pour atteindre les buts.
9. Apprendre à la personne soignée à utiliser des affirmations commençant par «Je» lorsqu'elle exprime son propre point de vue.
10. Apprendre à la personne soignée à faire comprendre clairement les besoins d'information, les attentes ou les comportements attendus des autres.
11. Faciliter les aptitudes de la personne soignée à accepter des éloges et à faire des compliments.
12. Apprendre à la personne soignée à faire la différence entre un comportement passif, un comportement assuré et un comportement agressif.
13. Utiliser les techniques du jeu de rôle et le feedback en travail de groupe pour aider la personne soignée à prendre conscience de ses forces et de ses difficultés dans l'utilisation de l'affirmation de soi en communiquant.
14. Aider la personne soignée à réexaminer les suppositions susceptibles de gêner les réponses témoignant d'une affirmation de soi.
15. Apprendre à la personne soignée à prendre conscience des comportements non verbaux (par ex. : l'expression du visage, la position du corps, le ton de la voix) cohérents avec son discours.
16. Enseigner à la personne soignée des techniques d'affirmation de soi spécifiques, par ex. : admettre la vérité, l'ignorance sélective, le tri et le classement des problèmes.
17. Apprendre à la personne soignée comment faire face à sa propre colère ou à celle des autres.

18. Donner des occasions à la personne soignée de se faire des compliments et de s'estimer.

COMPORTEMENTS/RAPPORTS SOCIAUX ACCEPTABLES

— Définition

L'entraînement aux comportements/rapports sociaux acceptables est une approche individuelle ou de groupe destinée aux personnes soignées en milieu psychiatrique, en particulier celles qui présentent des troubles mentaux chroniques, pour leur apprendre comment surmonter l'insuffisance de leurs interactions en développant des capacités interpersonnelles facilitant une adaptation communautaire et sociale satisfaisante.

— Objectifs

L'enseignement aux personnes soignées en milieu psychiatrique destiné à parvenir à des interactions efficaces avec d'autres personnes (par ex. : la famille, les amis, les pairs, les employeurs) leur apprend des moyens de diminuer ou d'éviter des situations de stress susceptibles d'exacerber leur maladie mentale, d'accroître leur confiance en soi et leur estime de soi, ainsi que des capacités concernant les activités de la vie quotidienne.

— Interventions spécifiques de soins infirmiers

1. Identifier les personnes soignées qui pourraient bénéficier de l'enseignement visant à acquérir des comportements sociaux acceptables :
   - Personnes soignées atteintes de troubles mentaux chroniques ayant des difficultés à engager ou à maintenir des relations avec les autres.
   - Personnes soignées ayant des difficultés à engager une conversation ou à participer à celles des autres.
   - Personnes soignées ne parlant que lorsqu'on leur adresse la parole.
   - Personnes soignées qui sont incapables d'exprimer de la désapprobation sans devenir ouvertement agressives (par ex. : qui hurlent, jurent, frappent).
   - Personnes soignées ayant des comportements sexuels inopportuns (par ex. : propos licencieux ou avances aux pairs ou aux membres de l'équipe soignante).
   - Personnes soignées indiquant qu'elles ont des difficultés dans des situations interpersonnelles spécifiques (par ex. : entretiens

d'embauche, situation professionnelle, relations amicales, se rendre aux rendez-vous, conversations avec les autres).

2. Collaborer avec les personnes soignées et avec les membres de l'équipe pour constituer des groupes homogènes axés sur des résultats de santé spécifiques, en gardant présent à l'esprit que chaque membre du groupe doit être capable :
   - De suivre les instructions.
   - D'une durée d'attention de 15 à 90 minutes dans une situation structurée.
   - De former et de comprendre des phrases simples.
   - De donner son nom, sa date de naissance et la date du jour lorsqu'on le lui demande.
3. Obtenir des informations spécifiques au sujet des interactions sociales problématiques de la personne soignée :
   - Demander à la personne soignée de donner des exemples réels de ses problèmes interpersonnels.
   - Demander à la personne soignée de noter tous les jours les situations difficiles qu'elle rencontre.
   - Utiliser les techniques de jeu de rôle pour évaluer les comportements sociaux de la personne soignée dans des situations particulières (par ex. : discuter des effets indésirables des médicaments).
   - Parler avec l'entourage ou avec la famille de la personne soignée.
   - Consulter les observations des autres membres de l'équipe.
   - Se renseigner à propos des antécédents médicaux et sociaux de la personne soignée.
   - Observer et évaluer les comportements sociaux de la personne soignée lors d'interactions non structurées avec d'autres.
4. Faire participer activement la personne soignée à la sélection d'objectifs particuliers et réalistes centrés sur des comportements fonctionnels, positifs et constructifs lors des situations de la vie courante.
5. Pour le travail de groupe, utiliser des techniques d'entraînement spécifiques :
   - Permettre des différences individuelles lors de l'apprentissage de comportements nouveaux.
   - Commencer et terminer la séance de groupe à l'heure prévue.
   - Accueillir les membres du groupe et indiquer le but de celui-ci ; présenter les nouveaux membres.
   - Demander aux personnes soignées qui sont déjà venues de se présenter elles-mêmes et d'expliquer aux nouveaux venus en quoi consiste le travail du groupe.
   - Se renseigner sur les membres absents afin de faire part de la valeur que l'on accorde à chaque membre du groupe.

- Demander aux personnes soignées de décrire les résultats des exercices qu'elles avaient à faire depuis la dernière séance.
- Se renseigner sur les difficultés interpersonnelles apparues lors de la semaine écoulée ou sur les problèmes prévisibles pour la semaine à venir.
- Aider individuellement chaque personne soignée à identifier un problème et un but correspondant sur lesquels se centrer durant cette séance.
- Engager le groupe dans une discussion sur les avantages liés à l'apprentissage du comportement choisi.
- Aider individuellement chaque personne soignée à sélectionner et à prévoir une situation pour le jeu de rôle, par ex. : des situations de la vie quotidienne comme l'utilisation des transports en commun, les entretiens d'embauche, une discussion avec un professionnel de santé sur les effets indésirables des médicaments ; faire participer d'autres personnes soignées au jeu de rôle pour imaginer certaines scènes aussi bien que comme acteurs ; aider la personne soignée et les autres acteurs à se centrer sur les objectifs à court et à long termes de la personne soignée.
- À l'issue du jeu, donner un feedback positif en complimentant la personne soignée, et demander aux autres personnes du groupe d'en faire autant ; faciliter d'éventuelles corrections suggérées par le groupe ; inscrire les notes et les autres appréciations données par le groupe sur un tableau mural.
- Afin d'évaluer ses déficits cognitifs et perceptuels, demander à la personne soignée de décrire sa compréhension du feedback reçu, ses buts à court et long termes et son avis sur d'autres démarches qui auraient pu être utilisées.
- Choisir un membre du groupe pour représenter une personne «réelle» dans la vie de la personne soignée. Demander à cette dernière de jouer ses comportements habituels à l'égard de la personne existante dans sa vie, en se concentrant sur les comportements-cibles ; l'assister par rapport aux comportements désirés.
- Donner le feedback positif approprié sur les comportements-cibles, en encourageant les membres du groupe d'y participer.
- Lors de la conclusion de la séance d'entraînement, donner à chaque personne soignée des exercices à faire afin de mettre en pratique les réponses nouvellement apprises dans son environnement réel.

6. Les techniques décrites ci-dessus peuvent être adaptées aux situations duelles et familiales.

ENGAGEMENT PAR CONTRAT

— Définition

Convention entre une personne soignée et une infirmière établissant d'un commun accord les attentes, actions ou buts des soins de santé ou du traitement de la personne soignée. Les attentes, actions ou buts qui précisent les comportements de la personne soignée et les responsabilités de l'infirmière et/ou d'autres membres de l'équipe de santé mentale y sont clairement définis.

— Objectif

L'objectif de l'engagement par contrat est d'accroître l'adhésion de la personne soignée en milieu psychiatrique aux projets thérapeutique et de soins ; d'accroître son sens de contrôle et sa motivation ; de minimiser les divisions au sein de l'équipe de soins ; de fixer des limites ; et d'obtenir une cohérence maximale au sein de l'équipe thérapeutique.

— Interventions spécifiques de soins infirmiers

1. Avant d'établir un contrat, évaluer la faculté cognitive qu'a la personne soignée de comprendre et de se souvenir du contrat.
2. Évaluer la motivation de la personne soignée pour participer à un projet thérapeutique comprenant un contrat.
3. Respecter les droits de la personne soignée de prendre des décisions concernant le traitement psychiatrique.
4. Promouvoir la participation de la personne soignée à l'identification des comportements que l'on désire changer et de certains objectifs spécifiques.
5. Aider la personne soignée à identifier des buts réalistes et mesurables.
6. Utiliser autant que possible les propres mots de la personne soignée pour décrire les buts et les comportements cibles.
7. Si indiqué, donner la possibilité à la personne soignée de rédiger un contrat qui spécifie les buts et les comportements qu'elle a l'intention de réaliser.
8. Déterminer la nécessité d'inclure dans le contrat une stimulation ou une récompense.
9. Décrire les responsabilités et les activités attendues aussi bien de la personne soignée et de l'infirmière que des autres membres de l'équipe.

10. Inclure un échéancier dans le contrat, par ex. : préciser quand la personne soignée commencera son travail pour changer de comportement, pour atteindre ses buts, et quand le contrat sera rempli.
11. Donner un exemplaire du contrat à la personne soignée une fois qu'il a été signé par l'infirmière et la personne soignée, et mettre un exemplaire dans le dossier de soins.
12. Collaborer avec d'autres membres de l'équipe de santé mentale pour assurer la cohérence de la mise en œuvre du contrat et l'adhésion de la personne soignée.
13. Évaluer le suivi du contrat avec la personne soignée aux différentes échéances prévues afin de déterminer s'il y a lieu de renégocier ou de réviser ses termes.

ENSEIGNEMENT À LA FAMILLE

— Définition

Enseignement formel et informel, orienté vers un but précis, à la famille de la personne atteinte de troubles psychiques, ou à certains de ses membres, à partir d'une évaluation des besoins et des capacités d'apprentissage de la personne soignée et/ou de sa famille, ainsi que des ressources disponibles.

— Objectifs

Cet enseignement s'inscrit dans le soutien à la famille de la personne atteinte de troubles psychiques afin d'aider cette dernière à développer le plus possible ses capacités de gérer ses problèmes de santé, ses besoins d'auto-soins et ses activités de la vie quotidienne ; de diminuer l'anxiété des membres de la famille par rapport aux problèmes de santé et aux exigences des soins et du traitement ; de promouvoir l'adhésion de la personne soignée/de la famille aux recommandations du traitement ; d'aider les membres de la famille de la personne soignée à se familiariser avec les conditions de soins et de traitement à l'hôpital ou en ambulatoire ainsi qu'avec le processus thérapeutique ; de clarifier les idées fausses de la famille sur la maladie mentale ; de favoriser des attentes réalistes quant au rétablissement de la personne soignée ; de réduire les risques de rechute ; et d'améliorer les capacités d'adaptation des membres de la famille.

— Interventions spécifiques de soins infirmiers

1. Conduire une évaluation «apprenante» des besoins, capacités et ressources d'apprentissage de la famille face aux troubles psychiques de

la personne soignée ; il est nécessaire de prendre en compte également les enfants :

- Découvrir les perceptions et les croyances individuelles des membres de la famille au sujet des problèmes de santé mentale de la personne soignée, par ex. : leurs causes, leurs manifestations, l'évolution des troubles, le traitement et les soins appropriés.
- Chercher les signes indiquant que la famille se sent coupable ou accuse la personne soignée d'être responsable de son état, stigmatise cette dernière, nie son état ou craint l'aspect héréditaire de la maladie mentale.
- Faire identifier par la famille les perceptions qu'elle a des capacités nécessaires pour satisfaire ses besoins en tant que famille ou en tant que membres de la famille, ainsi que les besoins de la personne soignée.
- Constater les attentes irréalistes de la famille au sujet de la guérison de la personne soignée et des besoins de cette dernière après sa sortie, par ex. : l'organisation de sa vie, le soutien financier, le soutien émotionnel, la gestion de sa médication.
- Identifier les obstacles éventuels à l'apprentissage des différents membres de la famille, par ex. : perturbations visuelle ou auditive, niveau scolaire insuffisant, analphabétisme, difficultés d'apprentissage ou de croissance.
- Évaluer l'influence de facteurs culturels sur les besoins d'apprentissage de la famille.

2. Encourager la famille à participer aux décisions concernant l'approche éducative qui lui conviendrait le mieux, par ex. : enseignement individuel ou en groupe, rencontre à domicile avec la personne soignée et sa famille, rencontre avec ou sans la personne soignée.
3. Collaborer avec les collègues infirmières/infirmiers et les autres membres de l'équipe pour mettre en œuvre un projet psychoéducatif pour la famille dès l'admission de la personne soignée à l'hôpital :
   - Orienter la famille par rapport à la culture de l'unité de soins et de ses ressources, par ex. : l'environnement physique, les fonctions des divers membres de l'équipe, la façon de les contacter.
   - Reconnaître l'existence de sentiments, notamment divers niveaux d'anxiété chez les membres de la famille, et promouvoir différentes techniques de gestion de stress.
   - Clarifier les rôles de l'équipe de santé qui s'occupe de la personne soignée.
   - Informer la famille des règles et pratiques de l'unité de soins.
   - Donner à la famille les informations concrètes de base concernant la nature de la maladie de la personne soignée et son traitement afin de diminuer les sentiments d'anxiété, d'impuissance et de solitude ; par ex. : parler du diagnostic, décrire le vécu de la mala-

die par la personne soignée, donner les dernières informations connues sur l'évolution de la maladie, les résultats attendus, et donner des renseignements sur les aides institutionnelles et communautaires qui existent pour la personne soignée et sa famille.
- Donner à la famille une documentation sur la maladie mentale de la personne soignée, son traitement, les premiers signes de rechute et les aides locales, régionales et nationales possibles. Donner l'opportunité à la famille de participer au traitement de la personne soignée.

4. Collaborer avec les collègues infirmiers et infirmières et les autres membres de l'équipe pour mettre des groupes psychoéducatifs à la disposition des familles qui soient centrés sur des activités d'apprentissage interactives, par ex. : les symptômes des troubles, les techniques de communication, la gestion des médicaments et les stratégies pour la gestion à domicile du stress et des comportements perturbateurs.
5. Donner des occasions à la famille de parler de la gestion du traitement psychopharmacologique de la maladie de la personne soignée, par ex. : symptômes-cibles, posologie, effets indésirables et moyens d'obtenir les médicaments.
6. S'assurer que la famille reçoit des informations écrites sur certains traitements que reçoit la personne soignée.
7. Avant la sortie de la personne soignée, donner à la famille les informations concernant les options thérapeutiques et les diverses aides extrahospitalières dont pourront bénéficier la personne soignée et sa famille, par ex. : hôpitaux de jour, ateliers protégés, consultations externes.
8. Donner à la famille des informations concrètes concernant les besoins de la personne soignée après la sortie, notamment ses responsabilités et les projets de postcure ; si possible, parler des ressources, des besoins actuels et futurs et des projets de gestion des problèmes psychiques et de santé en général de la personne soignée en présence de cette dernière.
9. Apprendre à la famille à faire la différence entre les symptômes résiduels et les symptômes indiquant une récidive des troubles.
10. Si indiqué, faire des séances éducatives familiales à domicile auxquelles participe la personne soignée afin de :
    - Parler du besoin permanent de la famille de recevoir des informations sur la nature, l'évolution, le traitement des troubles mentaux de la personne soignée ainsi que des problèmes de santé qui en découlent.
    - Corriger les idées fausses sur la maladie et les symptômes de la personne soignée.

- Aider la famille à faire part de ses soucis et de ses espoirs quant à l'évolution positive de la maladie de la personne soignée et de sa capacité de mener une vie plus ou moins normale malgré son état.

11. Apprendre à la famille à être attentive à ses propres besoins, en plus de ceux de la personne soignée, afin de prévenir un *burn-out.*
12. Évaluer en permanence l'efficacité de l'enseignement à la famille en :
    - Demandant à ses membres de rendre compte des progrès réalisés par rapport à leurs besoins d'apprentissage et de leurs objectifs.
    - Lui demandant d'identifier des besoins d'apprentissage supplémentaires.
    - Observant ses capacités de traiter les informations éducatives et de les appliquer à elle-même et à la personne soignée.
13. Lorsque les buts d'apprentissage de la famille ne sont pas atteints, évaluer les points suivants :
    - Comparer l'identification, l'acceptation et les priorités des objectifs d'apprentissage de la famille et l'identification et les priorités de l'infirmière.
    - La clarté et la pertinence des objectifs par rapport aux besoins de la famille d'une part et de la personne soignée d'autre part, ainsi que leurs dispositions à apprendre, leurs motivations et leurs capacités respectives.
    - L'efficacité et la pertinence des approches éducatives, par ex. : elles peuvent être trop complexes, trop élémentaires, adéquates ou inadéquates sur le plan culturel.
    - Délai irréaliste pour atteindre les objectifs d'apprentissage.
14. Évaluer la nécessité de faire appel à d'autres aides.
15. Réviser les objectifs et projets d'apprentissage de la famille en fonction des résultats de l'évaluation.

ENSEIGNEMENT À LA PERSONNE SOIGNÉE

— Définition

Enseignement formel et informel, orienté vers un but précis, à la personne atteinte de troubles psychiques à partir de l'évaluation de ses besoins et de ses capacités d'apprentissage ainsi que des ressources disponibles.

— Objectifs

L'enseignement à la personne soignée a pour objet d'améliorer le plus possible la compréhension et la gestion des soins de santé par la personne soignée, et de promouvoir un mode de vie et d'auto-soins satisfaisant et productif ; il vise par ailleurs à diminuer l'anxiété face aux problèmes de santé et à promouvoir l'adhésion aux recommandations thérapeutiques et aux projets de soins.

— Interventions spécifiques de soins infirmiers

1. Déterminer les besoins et les ressources d'apprentissage de la personne atteinte de troubles psychiques :
   - Identifier les connaissances de la personne soignée sur ses troubles psychiques, par ex. : les causes, le traitement, les symptômes (y compris les premiers signes de rechute), la prévention et la gestion de la médication.
   - Demander à la personne soignée de donner des exemples de problèmes liés à la gestion de ses troubles psychiques.
   - Identifier la motivation de la personne soignée pour apprendre, par ex. : ses croyances et valeurs personnelles par rapport à la santé, ses peurs face à la maladie mentale, l'existence de pressions de la part de pairs ou de la famille.
   - Découvrir le style d'apprentissage préféré de la personne soignée, par ex. : lecture, enseignement individuel ou en groupe, télé-enseignement.
   - Identifier les obstacles éventuels à l'apprentissage, par ex. : perturbations visuelle ou auditive, niveau scolaire insuffisant, analphabétisme, difficultés d'apprentissage ou de croissance, hallucinations gênantes, anxiété modérée, grave ou extrême, perte de mémoire, confusion.
   - Déterminer l'influence de facteurs culturels ou de barrières linguistiques.
   - Obtenir des informations sur le soutien émotionnel de la personne soignée et sur ses conditions de vie actuelles.
   - Évaluer les objectifs d'apprentissage de la personne soignée.
2. Collaborer avec la personne soignée à l'élaboration d'objectifs d'apprentissage réalistes et mesurables.
3. Développer un projet d'apprentissage individualisé qui soit cohérent avec les informations obtenues lors de l'évaluation des besoins, des capacités et de l'état émotionnel de la personne soignée.
4. Lors de la phase initiale, aiguë, des soins et du traitement, collaborer avec les autres membres de l'équipe de santé mentale pour aider la personne hospitalisée à commencer à reconnaître et à apprendre que les symptômes sont les manifestations d'une maladie qui peut être soignée et traitée ; puis progressivement, donner à la personne soignée des informations supplémentaires sur ses troubles psychiques, ses soins et son traitement.

5. Pour expliquer les soins et les conditions du traitement, utiliser des mots simples et compréhensibles : demander à la personne soignée de reformuler ce qu'elle a retenu des instructions verbales et écrites avec ses propres mots.
6. Utiliser différents outils d'apprentissage, en fonction de leur disponibilité, qui prennent en considération les besoins et les capacités d'apprentissage ainsi que l'état émotionnel de la personne soignée (par ex. : enseignement assisté par ordinateur ; livres, revues, brochures ; jouets éducatifs pour les enfants ; vidéocassettes pour les techniques de communication ; magnétoscope pour les jeux de rôle ; cassettes radio pour répéter certains cours...).
7. Utiliser des techniques spécifiques pour optimiser les auto-soins de la personne soignée :
   - Apprendre à la personne soignée à gérer les effets indésirables des médicaments en les considérant comme des signes indiquant que la médication agit.
   - Conseiller à la personne soignée de noter quotidiennement les effets indésirables des médicaments.
   - Choisir une approche individuelle ou de groupe restreint pour apprendre à la personne soignée les effets possibles des maladies psychiques et organiques (ainsi que de certaines médications) sur la sexualité.
   - Donner des devoirs à faire (par ex. : lire certains textes, regarder des émissions de télévision, essayer des compétences nouvelles) avant les rencontres individuelles ou de groupe.
   - Constituer des groupes homogènes pour enseigner l'autosurveillance et les stratégies d'adaptation et pour donner un soutien psychologique, par ex. : groupe sur le traitement au lithium.
   - Utiliser le jeu de rôle pour la simulation de situations potentiellement problématiques, afin de préparer la personne soignée au retour dans la société.
   - Utiliser des contrats pour renforcer l'application et le suivi de certains aspects de l'apprentissage, notamment l'apprentissage de comportements et de méthodes pour atteindre les objectifs, les responsabilités respectives de la personne soignée et de l'infirmière et les projets de suivi et d'évaluation.
8. Incorporer un enseignement sur la prévention et les risques du sida et des autres maladies sexuellement transmissibles, cela aussi bien pour les personnes hospitalisées que pour celles suivies en ambulatoire. Parler de l'utilisation et/ou des possibilités d'obtenir des préservatifs.
9. Promouvoir les examens systématiques, notamment, pour les femmes, l'autoexamen des seins, le frottis vaginal et, pour les hommes, l'autoexamen des testicules.

10. Collaborer avec les autres membres de l'équipe de santé mentale, aussi bien à l'hôpital qu'en psychiatrie de secteur, pour donner des cours centrés sur les activités de la vie quotidienne en prévision d'un placement en appartement thérapeutique, par exemple :
    - Satisfaire les besoins d'auto-soins sur le plan vestimentaire et de l'hygiène personnelle, choix et entretien des vêtements.
    - Prévoir et préparer des repas, conserver les aliments, établir une liste de commissions, repérer les magasins d'alimentation et d'autres produits de première nécessité.
    - Gérer son argent, faire un budget, utiliser un compte bancaire.
    - Planifier des activités de loisirs et connaître les lieux de loisirs publics.
    - Utiliser des techniques de communication et de gestion du stress efficaces.
11. En collaboration avec d'autres professionnels de santé, élaborer un programme d'éducation à la santé autour des thèmes suivants :
    - Prévention et risques du sida.
    - Prévention des accidents à domicile.
    - Vie quotidienne avec des problèmes physiques comme l'hypertension, le diabète, l'obésité, des problèmes liés au tabagisme.
    - La santé au quotidien, par ex. : repas équilibrés, qualité du sommeil.
12. Organiser, si indiqué, des rencontres éducatives au domicile de la personne soignée/la famille afin de poursuivre et de renforcer l'enseignement commencé lors de l'hospitalisation.
13. Évaluer en permanence l'efficacité de l'enseignement à la personne soignée :
    - Demander à la personne soignée de noter les progrès réalisés par rapport à ses objectifs d'apprentissage, par ex. : gestion des effets indésirables de la médication, capacité de satisfaire ses besoins d'auto-soins ; amélioration de sa gestion des symptômes.
    - Observer en permanence les progrès réalisés par la personne soignée par rapport à ses objectifs d'apprentissage, par ex. : rémission ou diminution des symptômes des troubles psychiques, développement de stratégies d'adaptation efficaces, gestion des besoins d'auto-soins et des activités de la vie quotidienne.
    - Apprécier l'adhésion de la personne soignée aux soins et aux programme thérapeutique recommandés.
    - Si indiqué, et si la personne soignée y consent, utiliser sa famille pour donner des informations sur les progrès réalisés par la personne soignée par rapport à ses objectifs éducatifs.
    - Discuter des observations des progrès réalisés par la personne soignée avec d'autres membres de l'équipe de soins.

14. Lorsque les objectifs éducatifs de la personne soignée ne sont pas atteints, évaluer les points suivants :
    - Comparer les objectifs d'apprentissage acceptés par la personne soignée et les objectifs d'apprentissage selon l'ordre de priorité fixé par l'infirmière.
    - La clarté et la pertinence des objectifs par rapport aux besoins individuels, à l'ouverture vis-à-vis de l'apprentissage, à la motivation et aux capacités de la personne soignée.
    - L'efficacité et la pertinence des outils éducatifs utilisés, par ex. : ils peuvent être trop complexes, trop élémentaires, adéquats ou inadéquats sur le plan culturel.
    - L'efficacité et la pertinence des techniques d'apprentissage pour la personne soignée.
    - Délai irréaliste pour atteindre les objectifs d'apprentissage.
15. Réviser les objectifs et les projets d'apprentissage de la personne soignée en fonction des résultats de l'évaluation.

GESTION DU STRESS

— Définition

Stratégies de soins infirmiers comprenant des techniques et des thérapies non pharmacologiques pour gérer les réponses physiologiques et psychologiques contreproductives de la personne soignée en milieu psychiatrique aux situations et aux événements stressant(e)s qui se produisent dans la vie.

— Objectifs

L'objectif des stratégies de gestion du stress est de diminuer les réponses inadaptées de la personne soignée aux facteurs de stress et de réduire la tension dans des situations spécifiques (par ex. : entretien d'embauche ou activité professionnelle) ; de diminuer le niveau de tension habituel de la personne soignée ; de diminuer la tension liée aux troubles du sommeil ; d'accroître la capacité de la personne soignée de résoudre les problèmes dans des situations stressantes ; de diminuer ou de supprimer le besoin de comportements addictifs (par ex. : boulimie, tabagisme, toxicomanie) ; de modifier la réponse de la personne soignée à la douleur chronique ; d'augmenter ses capacités cognitives (par ex. : concentration, apprentissage et façon habituelle d'étudier) ; d'accroître le sens de contrôle de la personne soignée sur les situations anxiogène ; de diminuer les émotions à un niveau permettant à la personne soignée de fonctionner de façon efficace.

— Interventions spécifiques de soins infirmiers

1. Identifier les personnes soignées dont le niveau de stress interfère avec leurs capacités de fonctionner de façon satisfaisante et qui pourraient spécialement profiter de l'apprentissage de techniques ou de thérapies de gestion du stress (par ex. : les personnes soignées sujettes à de l'anxiété, des peurs, de la colère, un sentiment d'impuissance, celles qui présentent des réactions post-traumatiques, des perturbations de leurs interactions sociales ou de l'estime de soi, ou celles qui sont confrontées à une douleur chronique).
2. Procéder à une évaluation approfondie de la situation de la personne soignée, devant inclure la description par cette dernière des symptômes les plus gênants du stress, l'existence éventuelle dans sa famille de difficultés semblables, ce qui l'a aidée, ou non, lors de situations de stress survenues dans le passé, les raisons pour lesquelles elle cherche une aide cette fois-ci ; l'utilisation de médicaments non prescrits ; les maladies et les problèmes physiques ; le recours dans le passé à des techniques de gestion du stress, l'utilisation ou l'abus de substances addictives, les habitudes alimentaires (notamment l'usage de café), les habitudes de veille-sommeil, les activités de la vie quotidienne habituelles ; les perceptions de la personne soignée des facteurs de stress actuels, ses antécédents psychiatriques éventuels, sa motivation pour apprendre des techniques de gestion du stress, et sa volonté à utiliser les dites techniques en l'absence d'accompagnement par l'infirmière.
3. Examiner soigneusement les problèmes et les traitements médicaux et psychiatriques des personnes soignées, afin d'identifier celles qui risquent de rencontrer des effets fâcheux lors de l'utilisation de techniques de relaxation progressive ou de visualisation (par ex. : les personnes soignées déprimées qui pourraient se renfermer plus encore, les personnes soignées hallucinées ou délirantes qui pourraient perdre le contact avec la réalité, les personnes soignées que leur traitement pharmacologique expose au risque de subir une hypotension ou une hypoglycémie temporaires ; et les personnes soignées présentant des problèmes médicaux tels qu'une arthrite ou une douleur lombaire).
4. Avec de telles populations, il est nécessaire de collaborer avec leurs médecins avant de mettre en œuvre des techniques de relaxation progressive ou de visualisation ; et d'utiliser avec prudence les techniques de relaxation progressive.
5. Collaborer avec la personne soignée pour développer un plan de gestion du stress individualisé.
6. Utiliser une approche individuelle ou constituer un petit groupe pour parler des techniques de relaxation spécifiques, par ex. : techniques de respiration diaphragmatique, relaxation progressive active et pas-

sive, training autogène, yoga, méditation, visualisation et suggestions (affirmation de soi positive telle que : «Je suis détendu, relaxe»).

7. Utiliser une approche individuelle ou constituer un petit groupe pour parler des moyens inadaptés utilisés fréquemment pour faire face aux stress, par ex. : abus de substances addictives, fuite dans le travail, boulimie.
8. Apprendre à la personne soignée que la relaxation face au stress est une réaction apprise requérant un entraînement régulier et pouvant être mise en œuvre par tout le monde ou presque.
9. Utiliser des techniques concrètes avec les personnes soignées psychotiques faisant des associations approximatives.
10. Faire ressortir l'importance de prendre en compte quatre éléments essentiels à l'utilisation correcte de la technique de relaxation : un environnement calme, peu propice aux distractions ; l'utilisation d'un artifice mental, d'un mot ou d'une phrase que l'on répète constamment pour former un stimulus capable de dévier l'esprit de son orientation extérieure ; adopter une attitude passive qui exclut tout souci de vouloir bien faire ; choisir une position confortable (non couchée, qui pourrait inciter à s'endormir).
11. Informer la personne soignée que les techniques de relaxation sont des outils pour développer des réponses alternatives aux stress, que ces techniques sont faciles à utiliser une fois qu'on les a apprises, que cela peut prendre des semaines ou des mois avant de pouvoir en tirer tout le bénéfice escompté, et que leur finalité est une amélioration du bien-être en général, non leur exécution parfaite.
12. Expliquer que la personne soignée aura besoin d'exercer ces techniques durant 15 à 20 minutes une à deux fois par jour, dans un endroit calme, mais que l'environnement où elle fera les exercices de relaxation ne sera pas forcément toujours un endroit calme.
13. Aider la personne soignée à reconnaître les situations, les interprétations et les monologues intérieurs qui peuvent déclencher une réponse de stress et les modes réactionnels qui en découlent. Enseigner à la personne soignée à commencer par apprendre des mesures pour contrôler ces réponses et ces modes réactionnels :
    - Contrôler les événements en fixant des limites et en refusant d'être impliqué dans une situation provoquant des stress (comme prendre de la distance, physiquement ou émotionnellement, par rapport à une situation stressante).
    - Contrôler l'interprétation d'un événement stressant en requalifiant le sens de l'expérience.
    - Contrôler les monologues intérieurs en remplaçant les idées et croyances irrationnelles ou négatives par des observations et des constatations plus réalistes et plus précises.

14. Utiliser la visualisation pour diminuer l'intensité émotionnelle associée à un événement ou à une situation stressant(e) réel(le) ou potentiel(le) :
    - Consulter le psychiatre de la personne soignée avant d'utilisation la visualisation.
    - Apprendre à la personne soignée à créer une image mentale positive des expériences et/ou des situations qu'elle désire vivre.
    - Demander à la personne soignée de choisir une image agréable (par ex. : être allongée sur le sable chaud d'une plage, pêcher dans un lac isolé, marcher dans les bois un jour ensoleillé), afin de créer un état détendu propice à la visualisation.
    - Procéder avec précaution en mettant en œuvre de telles techniques auprès de personnes soignées psychotiques, par ex. : en utilisant des techniques plus concrètes.
15. Engager la personne soignée dans des activités musicales afin de diminuer ses réactions aux stress ; identifier les associations musicales passées susceptibles d'influencer l'utilisation de cette modalité de gestion du stress :
    - Identifier le rôle que la musique a joué dans la vie de la personne soignée.
    - Obtenir de l'information sur les genres de musique que la personne soignée connaît et sur d'éventuelles activités musicales qu'elle a (par ex. : chanter, écouter de la musique, jouer d'un instrument).
    - Apprécier les facteurs susceptibles d'influencer les réactions de la personne soignée en milieu psychiatrique à la musique (par ex. : croyances culturelles, spirituelles, religieuses, éducation musicale ; pensées délirantes ou hallucinées).
    - Habituer les personnes soignées ayant des troubles du sommeil liés à l'anxiété à écouter une musique apaisante, discrète, avant de se mettre au lit.
    - Utiliser un fond musical discret et de préférence non reconnaissable pendant les repas dans l'établissement.
    - En plus de la visualisation, utiliser la musique pour aider les personnes à gérer et à contrôler une douleur chronique ; demander aux personnes soignées de surveiller leur respiration pendant qu'elles écoutent de la musique, en mettant l'accent sur l'importance que représente une respiration lente et profonde pour renforcer les effets relaxants de la musique.
    - Si indiqué, fournir des écouteurs à la personne soignée pour lui permettre d'écouter des cassettes de musique qui diminuent le stress ; prendre des précautions si l'on donne des écouteurs à des personnes soignées souffrant d'hallucinations auditives.

16. Préconiser l'utilisation de l'humour comme stratégie d'adaptation émotionnelle pour soulager la tension et l'anxiété :
    - Déterminer si la personne soignée a utilisé l'humour pour faire face aux situations stressantes dans le passé.
    - Identifier les sujets que la personne soignée trouve amusants.
    - Si indiqué, encourager la personne soignée à parler d'événements ou de sujets qui suscitent des réactions humoristiques de sa part, de la part de l'infirmière ou d'autres personnes.
    - Faciliter l'utilisation par la personne soignée de cassettes vidéo humoristiques.
17. Demander à la personne soignée de prendre note de tout ce qui concerne ses stress pendant un minimum de 2 semaines afin de garder une trace de ses réactions aux événements et situations stressants :
    - Lui demander de noter des données telles que le moment où se produisent ces événements, ainsi que les réactions physiques et émotionnelles qu'ils provoquent chez elle.
    - Donner un rendez-vous à la personne soignée pour qu'elle puisse examiner ses conclusions avec l'infirmière.
18. Évaluer les réactions de la personne soignée aux techniques et aux thérapies de gestion du stress en déterminant dans quelle mesure les résultats de santé visant la réduction du stress ont été atteints (par ex. : amélioration des habitudes de sommeil, diminution de l'anxiété, augmentation du sens de contrôle, augmentation de la capacité de faire face à la douleur chronique).
19. À partir de l'évaluation des conclusions, collaborer avec la personne soignée, ses pairs et les autres membres de l'équipe de santé mentale pour examiner et, le cas échéant, modifier le plan de gestion du stress.

INTERVENTION DE PROTECTION : CONTENTION, CONTRAINTES

— Définition

L'utilisation de moyens de contention ou de contrainte est une démarche consistant à réduire l'activité et la mobilité physiques d'une personne soignée avec des aides techniques telles que :

- *Les attaches de poignets* — dispositif de cuir large, rembourré, muni d'une sangle en cuir et un dispositif de fermeture ; il sert à attacher les poignets ou les chevilles de la personne soignée et peut être fixé à la taille ou au lit de cette dernière.

- *Les entraves de la taille* — dispositif comprenant trois ceintures, l'une d'elle étant attachée autour de la taille de la personne soignée, les deux autres au cadre du lit.

— Objectifs

L'utilisation de moyens de contrainte ou de contention constitue un moyen de contrôle physique pour empêcher une personne sur qui on n'a plus de contrôle de se blesser ou de blesser d'autres personnes, de l'empêcher de provoquer des dégâts autour d'elle, et d'empêcher une interruption de ses programmes de traitement et de soins.

— Interventions spécifiques de soins infirmiers

1. Apprécier les comportements indiquant la nécessité de mesures de contention ou de contrainte, par ex. : l'incapacité ou le refus de la personne soignée de répondre aux tentatives verbales de l'équipe soignante pour contrôler ses comportements et l'empêcher d'être violente envers elle-même, les autres personnes soignées ou d'autres personnes ; une personne soignée en chambre d'isolement déterminée à être un danger pour elle-même ou pour les autres.
2. Avancer vers la personne soignée en groupe d'au moins quatre personnes, plus une personne qui prend les commandes, pour lui imposer les contraintes physiques lorsque les tentatives verbales ont échoué.
3. Éloigner les autres personnes soignées et ôter les obstacles physiques du lieu où se produit l'incident.
4. Entourer la personne qui a été désignée pour prendre les commandes de sorte que l'ensemble du groupe puisse avoir confiance et maîtriser la situation, choisir le type de contention ou de contrainte et clarifier la responsabilité de chacun (par ex. : déterminer qui saisit et maîtrise les différentes extrémités du corps de la personne soignée et qui surveille sa tête ; déterminer si les mesures de contention sont appliquées avant ou après que la personne soignée a été mise en isolement, et si cette dernière mesure est nécessaire).
5. Si la personne soignée est attachée au lit, veiller à la placer dans une position qui diminue les risques de fausse route.
6. Si on utilise des attaches de poignets, placer ses mains derrière son dos. Le leader du groupe doit expliquer à la personne soignée que cette mesure est prise pour l'aider à contrôler son comportement.
7. Laisser quelques secondes à la personne soignée pour se conformer aux instructions données par l'équipe soignante ; ne pas accepter des discussions ou des négociations supplémentaires.

8. À la suite d'un signal préalablement défini, saisir et maîtriser les extrémités du corps de la personne soignée et surveiller sa tête afin d'éviter de la blesser au cou ou d'être mordu par elle.
9. Mettre la personne soignée à terre en la tirant en arrière. Si nécessaire, demander de l'aide à d'autres membres de l'équipe pour l'amener dans la chambre d'isolement. (Les mesures de contention seront appliquées à ce moment-là.)
10. Synchroniser les mouvements des membres de l'équipe qui soulèvent la personne soignée et soutenir les extrémités et la tête de celle-ci durant son transport vers la chambre d'isolement. (Si les moyens de contention n'ont pas encore été utilisés, les mettre dans la chambre d'isolement, et s'assurer qu'ils sont bien attachés et verrouillés.)
11. Fouiller la personne soignée afin de lui ôter tous les objets dangereux, tels que allumettes, bijoux, ceinture, cravate, lacets, écharpe et foulard.
12. Informer immédiatement le médecin de la personne soignée si cela n'a pas pu être fait avant l'intervention.
13. Suivre les protocoles de l'établissement pour la fréquence de la surveillance de la personne soignée sous contention, habituellement toutes les 15 minutes.
14. Préserver le besoin de dignité et d'estime de soi de la personne soignée.
15. Vérifier que les zones exposées de la peau ne présentent pas de signes d'irritation ou de troubles de la circulation ; assurer des mouvements des extrémités toutes les 15 minutes ; vérifier les signes vitaux.
16. Quand le moment est venu, libérer les moyens de contention ou de contrainte un par un, en observant des intervalles d'au moins 2 heures (ces intervalles sont déterminés selon des critères propres à l'institution, habituellement de l'ordre de 2 heures) ou pour permettre à la personne soignée de manger et d'aller aux toilettes. S'assurer de la présence du personnel adéquat à ces moments-là.
17. Si le niveau d'agitation de la personne soignée ne permet pas de lui faire faire des exercices des membres, les faire bouger pour autant que l'état de la personne soignée le permet.
18. Faire une observation permanente lorsque les quatre membres de la personne soignée sont immobilisés.
19. Collaborer avec le médecin et les autres membres de l'équipe pour l'administration d'une médication appropriée, afin d'éviter des surdosages.
20. Prévoir une discussion avec l'équipe pour analyser les circonstances qui ont conduit à l'utilisation des mesures de contention ou de contrainte, pour parler des réactions de l'équipe face à l'événement,

ainsi que pour élaborer d'éventuelles stratégies afin d'éviter qu'un tel événement ne se reproduise dans le futur.

21. Donner l'opportunité aux autres personnes soignées de verbaliser leurs peurs et leurs préoccupations par rapport à l'événement.
22. Collaborer avec l'équipe pour déterminer quand les moyens de contention ou de contrainte pourront être ôtés, ou si certaines mesures de contention resteront nécessaires lorsque la personne soignée regagnera le service.
23. Après avoir ôté les moyens de contention, aider la personne soignée à décrire les problèmes qui ont été à l'origine de cette intervention, discuter des aspects positifs de l'utilisation de la contention et identifier d'autres moyens pour éviter d'utiliser de telles mesures à l'avenir.

INTERVENTION DE PROTECTION : GESTION DES CRISES CONVULSIVES

— Définition

Intervention de soins infirmiers pour les personnes soignées en milieu psychiatrique qui rencontrent, ont rencontré ou risquent de rencontrer de telles crises.

— Objectifs

Les interventions pour gérer les crises convulsives sont mises en œuvre pour éviter d'une part que la personne soignée se blesse lors d'une crise ou pour limiter les blessures qui n'ont pu être évitées, et d'autre part pour prévenir les crises ou pour diminuer leur fréquence grâce à une collaboration avec le médecin traitant afin de déterminer une médication appropriée.

— Interventions spécifiques de soins infirmiers

1. Identifier les personnes soignées qui risquent de rencontrer des crises convulsives, par ex. : celles qui sont sous traitement psychotrope et dont le seuil épileptogène est de ce fait abaissé, celles qui suivent une cure de désintoxication alcoolique ou de drogues, celles qui ont des antécédents de crises convulsives, celles qui n'observent pas régulièrement leur traitement antiépileptique.
2. Évaluer les opinions et les sentiments de la personne soignée par rapport aux facteurs de risque des crises convulsives, par ex. : signes avant-coureurs connus, peur de se blesser lors d'une crise, connaissance des moyens pour contrôler les crises, ainsi que les opinions et

les sentiments par rapport aux aspects psychosociaux de la gestion des crises tels que le réseau social, l'isolement social, la discrimination.

3. Interventions auprès de la personne soignée qui a une crise convulsive :
   - L'aider à s'allonger.
   - Protéger et soutenir sa tête avec un coussin ou un petit oreiller plat si la personne soignée est à terre ; ôter l'oreiller si elle est alitée.
   - Si possible, faire coucher la personne soignée sur le côté, tête penchée en avant, pour permettre à la langue de tomber en avant de même que le drainage des sécrétions.
   - Ne pas tenter d'introduire quoi que ce soit dans sa bouche.
   - Oter les lunettes de la personne soignée.
   - Desserrer ses vêtements.
   - Déplacer les meubles ou les objets auxquels la personne soignée pourrait se heurter lors d'une crise.
   - Ne pas tenter de contenir la personne soignée (la contenir lors de fortes contractions musculaires pourrait provoquer une fracture).
   - Éloigner les personnes qui assistent à la crise afin d'assurer l'intimité de la personne soignée.
   - Observer et noter le type de mouvements et les parties du corps concernées, la dimension des pupilles, l'état de conscience, la durée, l'incontinence et les comportements qui suivent la crise.
4. Interventions après la crise convulsive :
   - Laisser la personne soignée sur le côté pour prévenir une fausse route.
   - Maintenir les voies respiratoires de la personne soignée libres.
   - Déterminer les besoins en oxygène.
   - Ne pas proposer de boissons ou de nourriture jusqu'au réveil complet de la personne soignée.
   - Assurer la présence d'un membre de l'équipe auprès de la personne soignée jusqu'à ce que celle-ci reprenne conscience et soit pleinement réveillée et capable de s'orienter ; si nécessaire, l'aider à s'orienter dans son environnement.
   - Donner l'opportunité à la personne soignée de parler de ses réflexions et de ses sentiments au sujet de ses crises convulsives.
   - Établir si la personne soignée a eu une aura avant la crise.
5. Sur la base d'une évaluation individuelle, s'assurer que des mesures de sécurité sont prises afin de prévenir les blessures consécutives aux crises ultérieures, par ex. : environnement calme pour la personne soignée qui risque d'avoir des crises d'épilepsie, lit près du sol.
6. Surveiller les signes vitaux.

7. Collaborer avec le médecin de la personne soignée pour ce qui est de la gestion des médicaments afin de prévenir les crises ultérieures.
8. Évaluer d'éventuels facteurs favorisant les crises, par ex. : alcoolisme, toxicomanie, manque de compréhension de l'importance de l'observance du traitement médicamenteux.
9. Élaborer un programme d'éducation individualisé pour la personne soignée comprenant des informations permettant de prévenir et de contrôler de nouvelles crises futures, telles que :
   - Importance de s'abstenir de boire, de prendre des drogues.
   - Importance de suivre l'horaire prescrit pour la prise des médicaments anticonvulsivants.
   - Nom, indications et effets indésirables courants des médicaments anticonvulsivants.
   - Garder une trace écrite des crises.
   - Donner les coordonnées des professionnels de santé et des établissements pouvant prendre en charge les crises convulsives après la sortie.

INTERVENTION DE PROTECTION : ISOLEMENT

— Définition

L'isolement est une procédure thérapeutique qui implique l'éloignement d'une personne soignée d'un environnement ouvert (où elle est en contact avec d'autres personnes soignées, l'équipe soignante ou d'autres personnes) pour une chambre seule et fermée où elle peut être observée par une vitre ou une caméra vidéo.

— Objectifs

L'isolement fournit un moyen de contrôle et de contention physique empêchant la personne soignée en milieu psychiatrique de se blesser ou de blesser d'autres personnes ; c'est une méthode appropriée pour diminuer les stimulations que la personne soignée reçoit de son environnement immédiat ou pour l'aider à retrouver le contrôle de ses comportements verbaux ou non verbaux inacceptables ; cette intervention empêche également de provoquer des dégâts dans l'environnement et évite une rupture dans le programme de traitement en cours.

— Interventions spécifiques de soins infirmiers

1. Évaluer les comportements indiquant le besoin d'utiliser l'isolement, par ex. : augmentation de l'état d'agitation, hyperactivité, confusion,

impulsivité et intrusions ; une personne soignée qui ne réagit pas aux techniques ou aux médicaments utilisés pour diminuer l'agressivité ; une personne soignée présentant un risque élevé de se blesser ou de blesser d'autres personnes ; une personne soignée qui refuse ou est incapable d'accepter un contrat verbal visant à contrôler les tentatives de se blesser ou de blesser d'autres personnes.

2. Choisir une chambre protégée, par ex. : une pièce vide dont les murs et le sol sont isolés phoniquement, dont la porte ne peut être ouverte de l'intérieur, dont les vitres et la climatisation sont protégées, qui a des lumières encastrées, et dont le mobilier est limité à un matelas dur et ininflammable. Essayer de placer une horloge et un calendrier dans le champ visuel de la personne soignée.
3. Éloigner les autres personnes soignées se trouvant à proximité de la chambre d'isolement et ôter d'éventuels obstacles physiques.
4. Choisir une personne référente pour donner à la personne soignée des explications brèves, précises et claires au sujet de l'isolement, par ex. : «Vous devez rester quelque temps seule dans une chambre jusqu'à ce que vous arriviez à contrôler vos comportements dangereux».
5. Donner à la personne soignée l'option de marcher calmement vers la chambre, accompagnée du personnel soignant. Si elle refuse, mettre en œuvre le protocole d'isolement.
6. Former un groupe d'au moins quatre membres de l'équipe plus une personne pour prendre les commandes et préciser la responsabilité de chacun, par ex. : déterminer qui saisit et maîtrise les extrémités du corps de la personne soignée et qui surveille sa tête, ainsi que la méthode pour transporter la personne soignée jusqu'à la chambre d'isolement.
7. Agir en groupe pour saisir et maîtriser les membres de la personne soignée aux articulations et surveiller sa tête afin d'éviter de la blesser au cou ou d'être mordu par elle.
8. Mettre la personne soignée à terre en la tirant en arrière. Si nécessaire, demander de l'aide à d'autres membres de l'équipe pour l'amener dans la chambre d'isolement.
9. Veiller à ce que les bras soient serrés le long du corps et tenir fermement les jambes au niveau des genoux lorsqu'on soulève la personne soignée. Surveiller sa tête et la soulever en même temps que son dos, ses hanches et ses jambes.
10. Placer la personne soignée sur le dos sur le matelas de la chambre d'isolement, sa tête dirigée vers la porte.
11. Fouiller la personne soignée afin de lui ôter tous les objets dangereux, tels que cravate, ceinture, lacets, écharpe, foulard, couteau, allumettes.
12. Répéter les raisons de l'isolement et indiquer les comportements attendus pour y mettre fin ; informer la personne soignée de la dispo-

nibilité de l'équipe soignante et indiquer comment demander de l'aide pour aller aux toilettes ou d'autres besoins.

13. Quitter la pièce un par un, en lâchant d'abord les jambes, puis les bras de la personne soignée. La dernière personne qui part doit sortir rapidement à reculons et vérifier la fermeture de la porte.
14. Informer immédiatement le médecin de la personne soignée si cela n'a pas pu être fait avant l'intervention, en sachant qu'une prescription médicale est nécessaire pour maintenir la personne soignée en isolement.
15. Suivre les protocoles de l'établissement pour la fréquence de la surveillance de la personne soignée (habituellement toutes les 15 minutes au minimum), et déterminer si une observation permanente s'impose.
16. Observer les comportements de la personne soignée indiquant un épuisement ou une blessure consécutifs à de l'agitation ou d'autres problèmes médicaux.
17. Dès que possible, analyser avec les membres de l'équipe les circonstances qui ont amené à la mise en isolement, discuter de leurs réactions et identifier les stratégies possibles pour éviter des mesures d'isolement dans le futur.
18. Lors de chaque vérification par l'infirmière, elle doit signaler sa présence en appelant la personne soignée par son nom, lui dire l'heure, lui préciser quand elle aura son prochain repas et quand on lui rendra ses vêtements et ses objets personnels.
19. Collaborer avec l'équipe pour être sûr que des visites dans la chambre d'isolement sont prévues au moins toutes les 2 heures.
20. Faire accompagner quiconque pénètre dans la chambre d'isolement par un nombre suffisant de membres de l'équipe, qu'il s'agisse de s'entretenir avec la personne soignée, de prendre ses signes vitaux ou de l'aider pour ses repas ou sa toilette.
21. Prendre les signes vitaux au minimum toutes les 2 heures.
22. Obliger la personne soignée à s'installer dans un coin de la chambre d'isolement lors de ses repas ou lorsqu'on lui apporte à boire. Servir les repas dans de la vaisselle jetable en papier. Utiliser des couverts non tranchants. Retirer dès la fin du repas les aliments non consommés ainsi que les couverts et la vaisselle.
23. Proposer fréquemment à boire, pour éviter la déshydratation.
24. Proposer l'accès aux toilettes toutes les 2-3 heures.
25. Arranger régulièrement des interactions brèves afin de diminuer le sentiment d'être abandonné que peut avoir la personne soignée, ainsi que pour diminuer la psychose secondaire due à la diminution de la stimulation sensorielle.
26. Éviter d'explorer les conflits, les sentiments et les idées lors de la période initiale de l'isolement.

27. Collaborer avec le médecin et les autres membres de l'équipe au sujet de l'utilisation appropriée des médicaments pour l'agitation, afin d'éviter un surdosage.
28. Vérifier régulièrement la température, la propreté et la sécurité de la chambre d'isolement.
29. Veiller à ce que la personne soignée puisse satisfaire ses besoins d'-hygiène, par ex. : bain quotidien, brossage des dents et vêtements personnels .
30. Déterminer la nécessité de poursuivre le traitement de la personne soignée et sa capacité de sortir de l'isolement en évaluant :
    - Ses réactions aux consignes verbales.
    - Son comportement lorsqu'elle mange, prend son bain ou fait sa toilette.
    - Son niveau d'agitation et d'agressivité.
    - Sa capacité d'attendre pour recevoir les choses qu'elle demande.
    - Sa capacité d'orientation.
    - Ses comportements indiquant qu'elle a eu des hallucinations ou des pensées délirantes.
31. Après la sortie de la chambre d'isolement, aider la personne soignée à décrire les problèmes qui sont à l'origine de l'intervention, parler de ses aspects positifs et identifier les moyens alternatifs permettant de l'éviter à l'avenir.

INTERVENTION DE PROTECTION : OBSERVATION POUR LA PRÉVENTION DU SUICIDE

— Définition

L'observation pour la prévention du suicide repose sur une relation infirmière-personne soignée permanente afin de prévenir le suicide d'une personne ayant été évaluée comme présentant un risque élevé de se blesser ou de se suicider.

— Objectifs

L'objectif de l'observation est d'empêcher la personne soignée de se blesser ou de se tuer ; d'accroître le contrôle par la personne soignée elle-même de ses pulsions autodestructrices ; et de lui donner l'opportunité de parler de ses sentiments en rapport avec son comportement autodestructeur, par ex. : sa colère envers elle-même ou d'autres personnes, sa perte d'espoir, son sentiment d'impuissance.

— Interventions spécifiques de soins infirmiers

1. Procurer à la personne soignée un environnement protégé :
   - Placer la personne soignée dans un espace permettant une observation permanente, 24 heures sur 24, y compris dans les toilettes.
   - Inspecter les affaires de la personne soignée en présence de celle-ci et retirer les objets qu'elle pourrait utiliser pour se blesser, par ex. : ceintures, écharpes ou foulards, comprimés divers, lames de rasoir, verre, couteaux, allumettes.
   - Rester à une longueur de bras de la personne soignée.
   - Faire dormir la personne soignée dans une pièce facile à surveiller.
   - S'assurer que la personne soignée avale les médicaments.
   - Donner les repas sur un plateau où ne se trouvent ni couverts en métal ni verre, et ce en fonction d'une évaluation personnelle du danger que ces objets peuvent présenter ; si la personne soignée a l'autorisation de recevoir un plateau normal, vérifier si les objets en verre ou les couverts s'y trouvent toujours lorsque le plateau est retiré.
2. Établir une relation de confiance avec la personne soignée :
   - Se présenter, expliquer la raison pour laquelle on reste en permanence auprès d'elle.
   - Encourager la description des réflexions et des sentiments au sujet des tentatives de suicide ou des idées suicidaires.
   - Montrer de l'empathie lorsque la personne soignée exprime ses sentiments et son point de vue sur la vie.
   - Faire savoir à la personne soignée que l'on attend d'elle qu'elle ne met pas sa vie en danger.
   - Élaborer avec la personne soignée un plan de soins infirmiers comprenant un contrat verbal ou écrit dans lequel elle s'engage à ne pas mettre sa vie en danger.
3. Surveiller le risque suicidaire présent :
   - Existence d'idées suicidaires, verbalisation de l'intention.
   - Comportement suicidaire ou modification des projets de suicide.
   - Perception de la personne soignée des effets exercés par ses idées suicidaires et/ou sa tentative de suicide sur les autres personnes.
   - Existence d'hallucinations ordonnant d'attenter à sa vie ou à celle d'autres personnes.
   - Sentiments prédominants de perte d'espoir, d'impuissance, de n'être bon à rien, de culpabilité.
   - Perception de la personne soignée d'un système de soutien, par ex. : conjoint, membres de la famille, amis, communauté religieuse.

- Capacité de la personne soignée de prendre en compte d'autres options que le suicide pour résoudre ses problèmes.

4. Aider la personne soignée à contacter ses amis, son conjoint, ses parents ou d'autres personnes importantes sur le plan affectif ; maintenir une supervision rapprochée durant leurs visites ; être sûr que les visiteurs ne laissent pas, par inadvertance, un objet avec lequel la personne soignée pourrait se blesser.
5. Collaborer quotidiennement avec l'équipe de santé mentale pour évaluer la nécessité de poursuivre l'observation et le maintien des mesures de précaution.

INTERVENTION DE PROTECTION : RESTRICTION DE L'AIRE D'ACTIVITÉS

— Définition

Méthode thérapeutique consistant à limiter la mobilité d'une personne soignée en milieu psychiatrique à une pièce ou à une zone particulières, telles que la chambre de la personne soignée, la salle commune ou le service.

— Objectif

La restriction de l'aire d'activités protège la personne soignée des actes de violence contre elle-même ou autrui, l'aide à contrôler ses comportements impulsifs, et lui donne le temps de réévaluer la situation présente et d'élaborer des réponses d'adaptation alternatives.

— Interventions spécifiques de soins infirmiers

1. Expliquer la procédure à la personne soignée, notamment le but poursuivi et la durée prévue de la restriction.
2. S'assurer que l'équipe qui s'occupe de la personne soignée connaît les raisons de la restriction imposée.
3. Donner à la personne soignée le soutien nécessaire pour rester dans la zone désignée, par ex. : mettre à sa disposition un personnel suffisant pour l'aider à se centrer sur les comportements et actions qui sont à l'origine de la restriction.
4. Continuer des activités de soins spécifiques en fonction d'une évaluation individuelle, par ex. : besoins d'hygiène personnels, exercice physique, thérapie individuelle.

5. Donner à la personne soignée un feedback immédiat sur ses comportements inappropriés ; l'aider à explorer des moyens de modifier son comportement.

INTERVENTION EN SITUATION DE CRISE

— Définition

Processus systématique, fondé sur des connaissances opérationnelles de la théorie de crise, d'évaluation initiale, de planification, d'intervention et d'évaluation finale d'une personne, d'une famille ou d'un groupe confronté(e) à un déséquilibre émotionnel, cognitif et perceptuel à la suite d'une situation ou d'un événement stressant(e) ou encore d'un tournant de la vie.

— Objectif

L'objectif de l'intervention est de restaurer l'équilibre émotionnel, cognitif et perceptuel, de maximiser le potentiel d'apprentissage et de croissance, et de prévenir ou réduire les réponses inefficaces et dysfonctionnelles aux facteurs de stress psychosociaux.

— Interventions spécifiques de soins infirmiers

1. *Évaluation initiale*
   - Déterminer le niveau d'anxiété, de colère et de tristesse de la personne soignée.
   - Aider la personne soignée à clarifier ce qui l'a motivée à rechercher de l'aide.
   - Aider la personne soignée à identifier et à décrire l'événement qui a déclenché la crise
   - Aider la personne soignée à rester centrée sur «l'ici et maintenant».
   - Faciliter l'expression par la personne soignée de ses sentiments, pensées et comportements suscités par la crise.
   - Aider la personne soignée à décrire la perception qu'elle a de son aptitude à faire face à la situation problématique actuelle.
   - Déterminer le soutien social habituel et les ressources dont peut bénéficier la personne soignée, par ex. : famille, collectivité.
   - Déterminer la capacité de la personne soignée de participer à la planification des interventions thérapeutiques.
   - Apprécier les intentions suicidaire ou d'homicide.

- Déterminer si l'utilisation d'alcool et de drogues a pu influencer le déclenchement de la crise actuelle.
- Aider la personne soignée à identifier, décrire et analyser les comportements d'adaptation lors de situations problématiques antérieures.

2. *Planification*
   - Diminuer l'anxiété de la personne soignée à un niveau qui lui permette de participer à une planification commune.
   - Aider la personne soignée à explorer différentes possibilités pour faire face à la situation actuelle.
   - Aider la personne soignée à prendre conscience de ses ressources cachées, par ex. : croyances spirituelles, philosophie personnelle et soutien par rapport à la situation tel que famille, amis, collectivité.
   - Aider la personne soignée à élaborer des projets réalistes pour faire face à la situation.
   - Élaborer un plan de soins en collaboration avec d'autres professionnels de santé.
   - Aider la personne soignée à évaluer les différents résultats de santé possibles des solutions proposées.
3. *Intervention*
   - Mettre en œuvre les actions nécessaires pour minimiser le danger physique pour la personne soignée et les personnes importantes sur le plan affectif, par ex. : organiser la protection face au conjoint qui inflige des sévices à la personne soignée, avertir les personnes concernées de son intention, exprimée verbalement, de se faire du mal ou de faire mal aux autres.
   - Donner la possibilité à la personne soignée de reprendre le contrôle de ses émotions en :
     - reconnaissant l'intensité des sentiments et des peurs provoqués par la crise ;
     - l'aidant à redéfinir la situation par la prise en compte d'informations complémentaires ou en restructurant les informations existantes.
   - Donner acte à la personne soignée de ses contributions constructives à l'élaboration des solutions possibles.
   - Partant de la situation individuelle de la personne soignée, utiliser sa famille ou d'autres groupes de soutien comme ressources dans l'application des stratégies thérapeutiques.
   - Exprimer l'espoir dans la capacité de la personne soignée de résoudre la crise avec succès.
   - Selon les besoins et les souhaits de la personne soignée, la mettre en rapport avec d'autres programmes de soins et de traitement,

par ex. : les programmes de traitement de l'alcoolisme et de la toxicomanie, la thérapie de couple ou de groupe.

4. *Évaluation finale*
   - Faciliter l'évaluation par la personne soignée du plan mis en œuvre, par ex. : laisser la personne soignée comparer le niveau de confort et d'adaptation psychologique actuel et celui qui a précédé l'événement ayant déclenché la crise.
   - Aider la personne soignée à développer des projets d'avenir réalistes en fonction des perceptions qu'elle a des progrès réalisés et de son système de soutien.
   - Considérer la nécessité d'une psychothérapie courte ou longue, ou d'une hospitalisation.

MILIEU THÉRAPEUTIQUE

— Définition

Le milieu thérapeutique de soins infirmiers fait appel à des stratégies qui tirent parti de divers aspects de l'environnement de la personne atteinte de troubles psychiques afin de promouvoir la croissance de cette dernière ou d'amener des changements dans ses comportements.

— Objectifs

Le milieu thérapeutique procure un environnement protégé favorisant la croissance ; aide les personnes soignées en milieu psychiatrique à apprendre des comportements nouveaux et acceptables socialement ; développe ou préserve l'utilisation par la personne soignée de ses capacités d'auto-soins ; et développe ou préserve l'utilisation par la personne soignée de ses facultés émotionnelles et sociales dans ses relations avec les autres, afin de faciliter la transition vers la vie en communauté.

— Interventions spécifiques de soins infirmiers

1. S'assurer que les droits de la personne soignée sont affichés à un endroit bien visible et discuter de la signification de son contenu soit avec la personne soignée seule soit avec un groupe de personnes soignées.
2. Faciliter l'orientation de la personne soignée dans le service par une signalisation appropriée, des horloges, des calendriers, des directives écrites et des panneaux indiquant les horaires des différentes activités. Utiliser des couleurs différentes pour individualiser les chambres

et pour différencier les zones du service. Veiller à ce que les noms sur les badges des membres de l'équipe soient bien lisibles.

3. Apprécier l'orientation de la personne soignée dans l'environnement du service ainsi que par rapport à ses frontières.
4. En fonction d'une évaluation individuelle, encourager la participation de la personne soignée aux décisions liées à l'organisation de son environnement, comme l'attribution de sa chambre.
5. Collaborer avec des collègues infirmières/infirmiers et d'autres membres de l'équipe de santé mentale pour s'assurer que l'environnement convienne aux besoins de développement et thérapeutiques de la population soignée ; notamment, que les dimensions du mobilier et des équipements de jeux soient adaptées aux enfants, qu'il existe des zones communes pour les échanges entre adolescents, que l'on dispose d'une structure et d'un soutien spécifiques pour les handicapés mentaux adultes et enfants, qu'il y ait un éclairage approprié, des sols antidérapants et des couleurs vives dans les services des personnes âgées.
6. Collaborer avec les collègues infirmières/infirmiers et d'autres membres de l'équipe de santé mentale pour individualiser, en fonction de populations particulières, les approches du milieu ; par exemple, veiller à ce que les personnes recevant des soins psychiatriques intensifs reçoivent des stimulations minimales et des soins mettant l'accent sur l'orientation dans la réalité lors de la période qui suit l'admission ; que les personnes soignées pour des problèmes addictifs puissent recevoir un traitement dans un cadre structuré faisant état des conséquences négatives lorsqu'elles n'assument pas leurs responsabilités. Repérer et travailler les attitudes des membres de l'équipe susceptibles d'avoir une influence négative sur les personnes soignées.
7. S'assurer que l'environnement physique des personnes psychotiques ou ayant des idées suicidaires ne contient pas d'objets dangereux et ne présente pas de risques.
8. Apprécier les facteurs de stress environnementaux, tels que les conversations bruyantes et gênantes, la radio, la télévision ou des instruments de musique trop forts, et diminuer le niveau sonore si nécessaire. Vérifier la température, la ventilation, etc.
9. Assurer l'intimité de la personne soignée dans les zones de repos et les toilettes.
10. Veiller à ce que l'intimité soit assurée lors des interactions avec l'équipe et avec les familles.
11. Faire des comptes rendus ouverts à l'ensemble de l'équipe présente afin de faciliter la communication entre la personne soignée et l'équipe (si cela est jugé opportun) afin de :
    - De prévenir d'éventuelles distorsions de la communication.

- De clarifier les objectifs thérapeutiques.
- D'aider les personnes soignées à avoir une meilleure compréhension de leurs soins et de leurs traitements, ainsi que des procédures de traitement des autres personnes soignées.

12. Procéder de façon judicieuse pour les comptes rendus ouverts dans les situations susceptibles de créer des problèmes, notamment sur le plan juridique.
13. S'assurer que les membres de l'équipe de santé mentale, et notamment les infirmières/infirmiers, soient accessibles et disponibles pour des interactions avec les personnes soignées et les familles.
14. Utiliser des interventions de soutien comme l'écoute pour donner l'occasion de développer un sentiment de bien-être et d'estime de soi.
15. Organiser des rencontres entre les membres de l'équipe et les personnes soignées afin de chercher à résoudre des problèmes qui les concernent tous, par ex. : l'utilisation de laisser-passer thérapeutiques, les dangers pour les personnes soignées, les mesures prises pour empêcher les suicides, les horaires des repas et des repos, les conditions de visite.
16. Faire comprendre à la personne soignée ce que signifie le fait de vivre avec d'autres, d'avoir des objectifs partagés, d'avoir la responsabilité d'autres personnes.
17. Aider la personne soignée à satisfaire ses besoins spirituels en prévoyant du temps dans son emploi du temps ainsi qu'un lieu pour la méditation, la solitude et la réflexion ; assurer la possibilité de rencontrer des membres du culte ou des guides spirituels et d'assister à des services religieux.
18. S'assurer que la personne soignée et sa famille participent à des activités psychoéducatives.
19. Collaborer avec l'équipe de santé mentale pour créer un environnement dans lequel les personnes soignées et leurs familles aient l'opportunité de participer à des activités formelles et informelles avec d'autres personnes soignées et/ou l'équipe, par ex. : repas, séances de cinéma, groupes de discussions, activités récréatives, activités communautaires.

ORIENTATION DANS LA RÉALITÉ

— Définition

Démarche individuelle ou de groupe visant à ce que les personnes soignées désorientées ou présentant des perturbations cognitives puissent être conscientes de l'heure, du lieu et des personnes en attirant systématiquement l'attention sur ces dimensions.

— Objectifs

L'orientation dans la réalité s'efforce de mettre fin à la désorientation ou de l'atténuer afin de réduire le retrait social et d'accroître les interactions sociales, de développer et d'augmenter les sentiments d'estime de soi et de promouvoir l'adhésion des personnes soignées en milieu psychiatrique présentant des perturbations cognitives aux programmes thérapeutiques conseillés.

— Interventions spécifiques de soins infirmiers

1. Identifier les personnes soignées désorientées ou présentant un risque de désorientation, par ex. : les personnes soignées délirantes, hallucinées, souffrant de confusion aiguë ou chronique ou de pertes de mémoire, ainsi que les personnes soignées âgées modérément confuses.
2. Saluer la personne soignée en se présentant par son nom et en l'appelant par le nom qu'elle préfère.
3. Si indiqué, utiliser le toucher, comme la poignée de main.
4. Déterminer le contact de la personne soignée avec la réalité en lui demandant des renseignements tels que : «Quelle date sommes-nous aujourd'hui ?», «Quel jour de la semaine sommes-nous aujourd'hui ?», «À quelle heure est le prochain repas ?», «Depuis combien de temps êtes-vous à l'hôpital ?», «Comment s'appelle cet hôpital ?».
5. Donner régulièrement à la personne soignée des explications simples et brèves, par ex. : «Je veux vous aider à améliorer votre mémoire», «Je désire simplement être sûr que vous savez qui je suis et où nous sommes».
6. Expliquer et rappeler brièvement et de façon simple à la personne soignée où elle se trouve, les raisons qui font qu'elle se trouve là et ce que l'on attend d'elle. Aborder à chaque fois un nombre de sujets limité. Identifier avec l'équipe de soins qui s'occupe de la personne soignée les aspects essentiels de l'environnement ou des comportements attendus dont elle n'est pas consciente ou dont elle a de la difficulté à se souvenir.
7. S'assurer que les aides physiques, par ex. : horloge, calendrier, panneaux de signalisation ou d'orientation (sur lesquels sont indiqués la date, la saison, le temps et les menus) soient faciles d'accès et écrites en gros caractères ; rappeler périodiquement à la personne soignée l'existence et le lieu d'emplacement de ces aides. Utiliser des repères environnementaux, par ex. : couleurs différentes pour le sol et les murs, images et indications individuelles à l'extérieur des chambres,

signalisation très grande pour les toilettes, différencier les deux extrémités du couloir.

8. Donner à la personne soignée des informations sur les événements actuels en tenant compte de ses intérêts, capacités et connaissances passés.
9. Reconnaître les réponses positives, par ex. : «C'est bien, votre mémoire s'améliore» ; «Vous vous souvenez de plus de choses aujourd'hui que la semaine dernière.»
10. Reconnaître les observations que la personne soignée fait sur son environnement, par ex. : «C'est exact, votre prochain repas sera le dîner» ; «Oui, cette tondeuse à gazon fait beaucoup de bruit.»
11. Soumettre la personne soignée à des jeux de mémoire simples, par exemple en évoquant des vacances (celles qu'elle a préférées, les dernières ou les prochaines).
12. Corriger avec bienveillance les erreurs sans chercher à avoir raison, ou sans chercher la confrontation.
13. S'assurer de la cohérence des techniques d'orientation dans la réalité par une collaboration quotidienne avec l'équipe de soins et avec les autres membres de l'équipe de santé mentale.
14. Faire chaque semaine un rapide test d'évaluation des facultés mentales de la personne soignée pour vérifier l'efficacité des interventions d'orientation dans la réalité.

PRÉPARATION DE LA SORTIE

— Définition

Intervention nécessitant des actions de soins infirmiers systématiques centrées sur la sortie de l'établissement de la personne soignée en milieu psychiatrique ou sur le processus de transition précédant sa réintégration dans la société.

— Objectifs

Préparation de la personne soignée à la resocialisation et à la réintégration dans la société dans le but de réduire au maximum la probabilité d'une rechute ou d'une réhospitalisation grâce à une orientation de la personne soignée et de sa famille vers des ressources communautaires disponibles.

— Interventions spécifiques de soins infirmiers

1. Identifier les personnes soignées qui risquent de rencontrer des problèmes lors de leur resocialisation et de leur réintégration dans la so-

ciété, par ex. : celles ayant des antécédents de toxicomanie, les sans-abri et les chômeurs, les personnes atteintes de troubles mentaux organiques ou chroniques.

2. Élaborer, en collaboration avec la personne soignée, des plans de sortie individualisés fondés sur une analyse de la situation familiale, de ses ressources financières, de son passé médical, de ses antécédents psychiatriques et psychosociaux, ainsi que sur l'évaluation de son niveau de fonctionnement actuel.
3. Élaborer, en collaboration avec la personne soignée, des plans de sortie spécifiques fondés sur l'évaluation individualisée de ses besoins, par ex. : compréhension de son diagnostic, surveillance de la médication, poursuite du traitement en hôpital de jour ou en centre de soins, alimentation, numéros d'appel d'urgence.
4. Encourager la personne soignée à identifier les problèmes qui pourront se poser lors de sa sortie, et ce le plus en amont possible dans son traitement psychiatrique.
5. Demander à la personne soignée de décrire ses perceptions des systèmes de soutien actuels, par ex. : famille, amis, ressources communautaires.
6. Aider la personne soignée à décrire des plans de sortie et à élaborer des buts mesurables devant être atteints avant et après sa sortie.
7. Donner acte à la personne soignée de ses capacités d'anticiper et d'éviter les problèmes après la sortie.
8. Collaborer avec l'équipe pour l'utilisation de laisser-passer thérapeutiques afin de préparer la personne soignée hospitalisée à la vie en société.
9. Utiliser la famille comme ressource pour identifier les problèmes liés à la sortie et pour suggérer des solutions possibles à ces problèmes ; aider la famille à identifier ses besoins et ses attentes.
10. Apprendre à la personne soignée et aux personnes importantes sur le plan affectif les changements à apporter dans leur mode de vie, à rester en permanence motivées pour le changement et à surveiller et gérer les symptômes.
11. Collaborer avec l'équipe de santé mentale afin d'utiliser les rencontres personne soignée/famille pour formuler les plans de sortie et identifier les problèmes potentiels.
12. Contribuer à ce que les plans de sortie destinés à des populations particulières, telles que les enfants présentant des troubles psychiatriques et les personnes atteintes de troubles mentaux chroniques ou organiques, soient fondés sur une évaluation réaliste des ressources communautaires disponibles.
13. Coordonner les orientations vers d'autres traitements ou institutions spécialisé(e)s ; par ex. : structure pour suivre une psychothérapie, maison de convalescence, hôpital de jour, centre de soins.

14. Collaborer en permanence avec l'équipe de santé mentale pour clarifier et coordonner le projet de sortie.
15. À partir de l'évaluation des résultats de santé, réviser le plan de soins avant la sortie.
16. Donner à la personne soignée et à sa famille des informations sur les ressources communautaires disponibles sur le plan médical, social et professionnel.
17. Donner à la personne soignée et à sa famille des informations précises sur les rendez-vous prévus pour le suivi de son traitement.
18. Aider la personne soignée à comprendre pleinement les processus qu'implique la sortie, par ex. : perte.

PRISE DE DÉCISION

— Définition

Les interventions de soins infirmiers en matière de prise de décision visent l'utilisation par les personnes atteintes de troubles psychiques d'un processus organisé et systématique pour choisir une ligne de conduite particulière.

— Objectifs

Les interventions en matière de prise de décision sont utilisées pour promouvoir la liberté de choix et l'autonomie de la personne soignée dans le cadre d'un établissement psychiatrique ; pour aider la personne atteinte de troubles psychiques à prendre des décisions éclairées et cohérentes en tenant compte de ses croyances, valeurs et buts personnels ; pour éviter à la personne soignée de se trouver confrontée à une situation à hauts risques lors d'un état de crise grâce à des décisions éclairées et intelligentes ; pour diminuer les conflits décisionnels lorsque la personne doit prendre des décisions sur le plan existentiel (par ex. : traitements, relations, organisation de sa vie) ; pour diminuer les sentiments d'impuissance et de dépendance imposée.

— Interventions spécifiques de soins infirmiers

1. Déterminer si la personne soignée doit ou désire prendre une décision, ou si elle cherche un conseil.
2. Évaluer les capacités cognitives de la personne soignée (c'est-à-dire la cohérence de son orientation, sa mémoire, sa vérification de la réalité, son jugement) et son niveau d'anxiété afin de déterminer sa faculté de comprendre et de prendre des décisions indépendantes.

3. À partir d'une appréciation individuelle et de la préférence de la personne soignée, évaluer l'intérêt d'impliquer sa famille, les personnes importantes sur le plan affectif et d'autres professionnels ou personnes-ressources dans le processus de prise de décision.
4. Témoigner du respect à l'égard des préoccupations de la personne soignée.
5. Aider la personne soignée à identifier et à clarifier aussi précisément que possible le problème qui requiert une ligne de conduite, par ex. : formuler le problème dans un langage clair.
6. Faciliter l'identification par la personne soignée des facteurs qui interfèrent avec le processus de prise de décision.
7. Encourager la personne soignée à se centrer sur une seule décision à la fois, afin de ne pas se sentir accablée.
8. Faire reconnaître par la personne soignée les limites de décisions passives, irréfléchies, non fondées sur des informations factuelles obtenues au préalable.
9. Faire identifier et décrire par la personne soignée les objectifs qu'elle désire atteindre ainsi que les objectifs alternatifs.
10. Apprendre à la personne soignée à prendre en considération diverses approches pour arriver à une décision, en utilisant des techniques telles que :
    - Le *brainstorming* (remue-méninges) afin d'établir une liste de solutions possibles sans s'arrêter à leur valeur éventuelle, le but étant d'identifier autant de solutions que possible et d'éviter de rejeter trop vite des alternatives.
    - Changer le point de vue ou le cadre de référence en imaginant que la personne soignée donne des conseils à une autre personne soignée ou à un ami sur ce qu'il est possible de faire.
    - Adapter, modifier une solution qui a fonctionné pour la personne soignée lors de situations antérieures identiques.
11. Demander à la personne soignée de classer les alternatives par ordre de priorité selon ses propres critères d'importance.
12. Éviter d'imposer ses propres valeurs et croyances à la personne soignée lorsqu'elle prend une décision, fait des choix ou établit un ordre de priorité pour les alternatives.
13. Faciliter la compréhension par la personne soignée des aspects complexes des alternatives en décomposant les choix en éléments plus petits, plus faciles à comprendre.
14. Aider la personne soignée à comparer et à opposer les conséquences positives et négatives qui peuvent résulter de chaque alternative.
15. Aider la personne soignée à examiner une nouvelle fois les conséquences positives et négatives des alternatives identifiées, y compris les choix qui n'ont pas été retenus, avant de prendre une décision.

16. Aider la personne soignée à identifier les obstacles à l'application des décisions ou des solutions alternatives, ou leurs limites, par ex. : la connaissance par la personne soignée de l'existence de certaines aides, sa motivation à les utiliser, voire leur disponibilité.
17. Aider la personne soignée à élaborer des plans de rechange pour faire face aux conséquences de la ligne de conduite choisie.
18. Aider la personne soignée à communiquer ses besoins et ses projets de prises de décisions, et les valeurs qu'elle y attache, à sa famille et aux membres de l'équipe de santé mentale.
19. Soutenir la personne soignée dans la mise en œuvre de ses décisions.
20. Donner l'occasion à la personne soignée d'évaluer l'efficacité de sa décision en comparant les buts initiaux et les résultats de santé réels en termes de succès ou d'échecs.
21. Soutenir l'analyse des résultats des prises de décisions par la personne soignée en les considérant comme une préparation au choix de nouvelles solutions ou comme une modification de décisions antérieures.

PROTECTION DES DROITS DE LA PERSONNE SOIGNÉE

— Définition

Intervention de soins infirmiers orientée vers un but précis fondée sur la connaissance de la responsabilité à l'égard des droits, de la dignité, de la liberté et de la sécurité de la personne soignée en milieu psychiatrique ; elle peut nécessiter de prendre des risques dans le cadre du système de soins de santé mentale, au nom du bien-être de la personne soignée ou de sa famille.

— Objectifs

Assurer les droits, la dignité, la sécurité et la liberté de la personne soignée en milieu psychiatrique et/ou de sa famille si ces dernières rencontrent des difficultés à faire valoir leur droit au libre choix, soit dans le cadre du système de soins de santé mentale soit en général.

— Interventions spécifiques de soins infirmiers

1. Identifier les populations exposées au risque de ne pas obtenir les traitements appropriés dans le système de soins de santé mentale, par ex. : les malades mentaux chroniques, les personnes sans domicile fixe et leur famille, les hommes et les femmes soignées en milieu carcéral, les personnes soignées atteintes du SIDA dont les diagnos-

tics portent à la fois sur la maladie mentale et sur l'abus de substances addictives.

2. Obtenir de l'information sur les besoins de la personne soignée et de sa famille, sur leurs préférences et leurs objectifs de soins en santé mentale.
3. Identifier les ressources existantes et donner ces informations à la personne soignée et à sa famille.
4. Aider la personne soignée et sa famille à apprendre comment utiliser au mieux ces ressources.
5. S'assurer que des moyens sont en place pour aider la personne soignée et sa famille à prendre des décisions éclairées en ce qui concerne leurs droits d'accepter ou de refuser un traitement en santé mentale, par ex. : traitements somatiques, hospitalisation.
6. Aider la famille d'une personne atteinte d'un handicap mental (par ex. : une démence sénile) à prendre des décisions quant à sa participation à une recherche ou à un traitement pour lequel le consentement éclairé est requis.
7. S'assurer que les droits de la personne soignée (par ex. : refuser un traitement, préserver son intimité, envoyer et recevoir du courrier, faire et recevoir des appels téléphoniques) sont protégés.
8. S'assurer que les personnes soignées sont régulièrement informées des effets indésirables possibles des traitements psychotropes prescrits.
9. Collaborer avec l'équipe de santé mentale pour assurer l'utilisation des moyens les moins contraignants pour la personne soignée, par ex. : utilisation, quantité et forme d'administration des traitements antipsychotiques, isolement.
10. Montrer de l'intérêt pour les valeurs personnelles, les croyances et les espoirs des personnes soignées en milieu psychiatrique.
11. Aider à l'explication des besoins de la personne soignée en milieu psychiatrique lorsqu'ils n'apparaissent pas comme rationnels à une partie de l'équipe de santé mentale.
12. Collaborer avec l'équipe de santé mentale pour s'assurer que les plans de soins et de traitement de toutes les personnes soignées, y compris les personnes controversées (par ex. : les adolescents violents, les sans-abri, les toxicomanes, les manipulateurs), sont fondés sur l'identification de leurs besoins individuels et non sur les besoins et les préjugés de l'équipe.
13. Contribuer aux efforts collectifs pour améliorer les aides aux personnes soignées en milieu psychiatrique et leurs familles.
14. Participer aux activités pouvant avoir un impact sur la législation des ressources et des traitements en santé mentale.

TECHNIQUES DE COMMUNICATION

— Définition

Interventions verbales et non verbales orientées vers un but précis, fondées sur des connaissances opérationnelles des théories de la communication destinées à stimuler des relations constructives.

— Objectif

L'objectif des techniques de communication est de créer et de maintenir une alliance thérapeutique «infirmière-personne soignée» ; de réduire au maximum les obstacles pouvant empêcher, déformer et compliquer la réussite d'une compréhension mutuelle entre la personne soignée et l'infirmière ; et d'aider la personne soignée à identifier et à explorer ses problèmes relationnels avec les autres.

— Interventions spécifiques de soins infirmiers

1. Communiquer clairement et directement, en utilisant des phrases simples et courtes centrées sur les préoccupations de la personne soignée.
2. Garder présent à l'esprit que toute communication verbale avec la personne soignée peut être jugée comme ayant soit une influence thérapeutique sur sa croissance émotionnelle soit une influence non thérapeutique qui renforce sa psychopathologie.
3. Reconnaître l'influence de facteurs comme la communication non verbale, la culture et l'anxiété sur le processus de communication entre l'infirmière et la personne soignée.
4. Garder présent à l'esprit que des techniques particulières de communication sont seulement des *outils* pour améliorer le processus de communication dans la relation infirmière-personne soignée et que l'efficacité de ces outils dépend de l'utilisation judicieuse de ces techniques.
5. Utiliser le *questionnement* pour obtenir des informations particulières, les clarifier et offrir de l'aide.
6. Éviter les questions fermées où l'infirmière induit la réponse attendue.
7. *Encourager la description* en utilisant des moyens verbaux et non verbaux pour aider la personne soignée à poursuivre la conversation ; par ex. : questions et énoncés ouverts du type : «Continuez...», «Pouvez-vous m'en dire plus ?», «Quand avez-vous... ?», «Où étiez-vous...?», ou par un signe de la tête.

8. Utiliser la *répétition* des mots clés utilisés par la personne soignée afin de lui montrer ce qui a été entendu de ce qu'elle a dit ou laissé entendre.
9. Utiliser la *reformulation* en répétant les idées principales avec des mots semblables à ceux de la personne soignée, afin d'encourager cette dernière à développer ses idées.
10. Utiliser la *mise au point* pour aider la personne soignée à se limiter à l'exposé des sujets ou thèmes importants, par ex. : «Que disiez-vous avoir fait quand vous vous étiez mis en colère ?» ou : «Vous disiez que... ?»
11. Utiliser *l'écoute active*, prêtant attention aux communications de la personne soignée (et non aux réponses que l'infirmière doit faire), afin d'interpréter ce qui est communiqué et de faire des réponses de façon sélective.
12. Faire part des *observations*, en verbalisant celles que l'infirmière fait des comportements d'une personne soignée, par ex. : «Vous semblez être triste.»
13. Utiliser la *clarification* pour obtenir un feedback afin d'être certain que la communication de la personne soignée est correctement comprise, par ex. : «En me disant..., voulez-vous dire que...? » ou : «À qui faites-vous référence lorsque vous dites *ils ?*»
14. Utiliser le *silence* pour observer, refléter et interpréter les significations possibles de la communication non verbale de la personne soignée et de la communication verbale qui l'a précédée. Éviter de passer à un sujet superficiel ou de passer à un autre sujet.
15. Utiliser la *confrontation* — seulement après qu'une relation de confiance a pu être établie — pour aider la personne soignée à prendre conscience des aspects particuliers de ses comportements ou problèmes.
16. Utiliser l'*humour*, dans des situations bien précises, pour diminuer l'anxiété et la tension en changeant la perception que la personne soignée a d'une situation anxiogène.
17. Rechercher une *validation consensuelle* en demandant un feedback à la personne soignée pour vérifier votre compréhension et votre interprétation de la communication et des perceptions de la personne soignée.
18. Utiliser la *synthèse* du contenu général et des thèmes de l'entretien afin de donner un feedback à la personne soignée et de procéder à une clarification et une validation supplémentaires.

THÉRAPIE DE GROUPE

— Groupes thérapeutiques

Leur objectif d'ensemble est la rééducation, la prévention de problèmes de santé, le développement de potentiels et l'amélioration de la qualité de la vie. De tels groupes :

1. Adoptent une approche d'inspiration répressive, où les sentiments et les comportements inadaptés/négatifs sont remplacés par d'autres, plus constructifs.
2. Comptent en particulier sur les techniques de soutien, de conseil et de rééducation.
3. Sont fréquemment des groupes d'entraide.

— Groupes d'appoint

Leur objectif est d'encourager la stimulation sensorielle ou celle des perceptions, l'orientation dans la réalité ou la resocialisation. Par exemple :

1. *Groupes de remotivation* — ils utilisent une technique en cinq phases pour aider les personnes soignées régressées ou en retrait des autres.
2. *Groupes de réorientation* — ils stimulent l'orientation de soi comme celle concernant les autres et l'environnement, et visent à augmenter la conscience des personnes soignées gravement désorientées ou régressées.
3. *Groupes de lecture (bibliothérapie)* — les personnes soignées réalisent les objectifs visant la stimulation de leur perception et les interactions interpersonnelles par la lecture et la discussion de livres, poèmes et/ou journaux.
4. *Groupes de musicothérapie* — ils renforcent la stimulation sensorielle et l'éveil des personnes soignées aux sentiments en écoutant de la musique ou en jouant d'un instrument.
5. *Groupes de socialisation* — ils enseignent des capacités sociales élémentaires. Il est possible d'utiliser des caméras vidéo afin d'accroître la connaissance de soi.

— Groupes de psychothérapie de groupe

Leur objectif d'ensemble est la résolution de problèmes, l'introspection sans réorganisation de la personnalité ou la réorganisation de la personnalité.

A. Réorganisation de la personnalité

Les objectifs majeurs sont de modifier la personnalité et les modes comportementaux, et de réduire les mécanismes de défense utilisés jusque-là si indiqué.

1. Les groupes se caractérisent par une analyse intensive de chaque personne soignée dans le groupe (c'est-à-dire que chaque membre est analysé dans le contexte du groupe).
2. Les problèmes interpersonnels apparaissant entre les membres du groupe sont traités dans le groupe, avec en particulier une analyse des racines historiques de ces problèmes. Le groupe offre de multiples occasions de catharsis.
3. Le groupe fonctionne à long terme, et la participation de nouveaux membres n'est pas possible.
4. Exemple : groupe de psychothérapie analytique.

B. Introspection sans réorganisation de la personnalité

Son objectif est d'aider les membres du groupe à acquérir une intégration émotionnelle et des points de repère intellectuels permettant d'augmenter leur compréhension du problème, et de diminuer les comportements inadaptés sans tenter d'obtenir une réorganisation majeure de la personnalité.

1. Les groupes se caractérisent par le travail qu'ils effectuent autour des problèmes interpersonnels de ses membres dans l'«ici et maintenant».
2. Les objectifs sont atteints par l'analyse des communications et des relations interpersonnelles avec les autres.
3. Les problèmes sont explorés de façon plus approfondie que dans les groupes de résolution de problèmes.
4. Le groupe aide ses membres à devenir plus conscients des effets qu'ils produisent sur les autres et que les autres produisent sur eux, ainsi que des comportements alternatifs.

C. Résolution de problèmes

L'objectif est d'aider les membres du groupe à résoudre des problèmes bien délimités et d'acquérir des capacités de résolution de problèmes.

1. Les groupes se caractérisent par le travail qu'ils effectuent autour de problèmes précis vécus par un membre du groupe (par ex. : des problèmes liés à la sortie, à d'autres personnes soignées et d'adaptation au règlement de l'établissement).
2. Les objectifs sont atteints en isolant les problèmes spécifiques d'une personne soignée pour qu'ils soient étudiés dans le groupe.
3. Les membres du groupe donnent des idées pour la résolution d'un problème donné à partir de leur propre éducation et/ou expériences.

La personne soignée concernée peut faire part au groupe des résultats du plan d'action mis en œuvre.

— Facteurs favorisants/d'influence

Les facteurs qui favorisent le développement de modes de comportements plus adaptés chez une personne soignée participant à une thérapie de groupe, un groupe thérapeutique et/ou un groupe d'appoint sont les suivants :

1. *Universalité* — Les personnes soignées découvrent qu'elles ne sont pas seules et que d'autres personnes du groupe peuvent avoir vécu des problèmes semblables aux leurs.
2. *Instiller de l'espoir* — Les personnes commencent à espérer une amélioration de leur état lorsqu'elles voient les autres membres du groupe s'adapter mieux.
3. *Réexpérimenter le vécu du groupe familial d'origine afin de corriger ses effets* — Les situations vécues dans le groupe donnent aux personnes soignées l'occasion de comprendre les racines des conflits provenant de leur groupe familial d'origine.
4. *Apprentissage* — Le groupe donne aux personnes soignées l'occasion d'acquérir des connaissances sur la santé mentale en général et sur leurs propres troubles mentaux en particulier.
5. *Altruisme* — Les personnes soignées profitent du fait d'aider d'autres membres du groupe (par ex. : leur estime de soi peut s'améliorer).
6. *Cohésion du groupe* — Le sens du «nous» attire les membres du groupe. Les personnes soignées développent le sens d'appartenance, d'acceptation des autres, de reconnaissance individuelle tout comme la capacité d'exprimer — et de tolérer — de l'hostilité entre elles.
7. *Catharsis* — Les personnes soignées sont capables d'exprimer authentiquement leurs émotions.
8. *Comportement d'imitation* — Les personnes soignées observent le comportement des autres dans le groupe et peuvent reconnaître l'utilité de ces comportements pour eux-mêmes.
9. *Acquisition de techniques socialisantes* — L'expérience de groupe donne l'occasion aux personnes soignées de vivre des situations permettant d'acquérir des capacités sociales.
10. *Apprentissage interpersonnel* — Les personnes soignées montrent leurs comportements et, grâce au feedback et à l'autoobservation, acquièrent une meilleure compréhension de leur influence sur les autres et sur les opinions que les autres ont d'elles. Les personnes soignées deviennent conscientes de leur responsabilité en développant leur réseau de relations interpersonnelles.

11. *Facteurs existentiels* — Les personnes soignées deviennent capables d'«être» avec les autres et d'appartenir à un groupe.

— Caractéristiques des groupes efficaces

1. La résolution de problèmes est fréquemment mise en évidence.
2. La créativité et l'innovation sont soutenues.
3. Le conflit est toléré, examiné et résolu.
4. Un niveau élevé de confiance, une communication ouverte et fonctionnant dans les deux sens, le soutien et l'intégration dans le groupe facilitent la cohésion de celui-ci.
5. L'atmosphère du groupe est détendue et confortable.
6. Les membres du groupe participent à l'évaluation du fonctionnement de celui-ci.
7. Les décisions sont prises sur la base d'un consensus.
8. Les objectifs et les tâches sont clarifiés et modifiés pour renforcer l'engagement des membres du groupe.
9. Les trois fonctions du groupe sur lesquelles l'accent est mis sont : le soutien de ses membres, le changement positif et l'atteinte des objectifs.
10. Le rôle de leader se déplace d'un membre à un autre du groupe au fil du temps.

— Mise sur pied d'une thérapie de groupe, de groupes thérapeutiques et de groupes d'appoint

1. Décider du type de groupe qui sera créé : préciser ses centres d'intérêt et objectifs majeurs. La spécificité des objectifs du groupe dépend du type de groupe.
2. En sélectionnant les membres du groupe selon le type de groupe, prendre en compte les points suivants :
   a. Le diagnostic et l'importance du trouble mental de la personne soignée avant de l'engager dans une thérapie de groupe plutôt que dans une psychothérapie de groupe.
   b. La valeur thérapeutique potentielle pour la personne soignée (par ex. : le groupe peut-il aider la personne soignée à développer des modes de comportements plus adaptés ?)
   c. La motivation.
   d. Les facteurs tels que l'âge, le sexe et l'intelligence.
   e. L'importance du groupe — qui dépend en partie du type de groupe et du type de personnes soignées. Une bonne taille est de 6 à 10 personnes.

3. Sélectionner un espace de rencontre adéquat. Il devra être suffisamment grand pour le groupe et le travail de ce dernier ne devra pas y être interrompu ou gêné par d'autres activités ; il doit avoir une bonne climatisation et avoir un mobilier attrayant.
4. Sélectionner l'horaire et la fréquence des rencontres :
   a. La fréquence dépend du type de groupe ; habituellement une fois par semaine.
   b. En fixant l'horaire, prendre en compte les autres thérapies ayant des horaires moins souples, telles que l'ergothérapie.
   c. Les modifications du lieu, de l'horaire ou de la fréquence des rencontres peuvent avoir un effet négatif sur le processus de groupe.

— Rôle du thérapeute dans la préparation de la personne soignée à une thérapie de groupe

1. Le rôle et les interventions du thérapeute peuvent être influencés par le type de groupe, le type de personnes soignées et l'école à laquelle le thérapeute appartient.
2. La préparation de la personne soignée au travail de groupe peut dépendre des points suivants :
   a. L'information sur le lieu, l'horaire et la fréquence des rencontres.
   b. S'il s'agit d'une succession de thérapies (thérapie individuelle suivie d'une thérapie/psychothérapie de groupe).
   c. D'une brève orientation individuelle :
      (1) Lieu, horaire et fréquence.
      (2) Objectifs du groupe.
      (3) Brève description des membres du groupe.
      (4) Attentes envers la personne soignée (par ex : présence régulière).
      (5) Comportement(s) non toléré(s) dans le groupe.
   d. Dans un groupe ouvert (groupe dans lequel de nouveaux membres peuvent être intégrés à tout moment), aider les nouveaux membres à se sentir à l'aise :
      (1) Présenter le nouveau membre au groupe et demander à chaque membre du groupe de se présenter lui-même.
      (2) Résumer le sujet dont le groupe discute habituellement.
      (3) Faciliter le soutien du groupe aux nouveaux membres. Par ex. : «Madame Dupont peut avoir besoin de notre soutien pour se sentir membre du groupe à part entière. Souvenons-nous comment nous nous sentions lors de la première séance à laquelle nous avions participé.»

— Phases d'évolution du groupe

A. Phase initiale

1. Les tâches que les membres du groupe doivent affronter sont les suivantes :
   a. Développer une méthode pour atteindre les objectifs qui ont motivé la participation au groupe.
   b. Gérer les relations sociales afin que chaque membre du groupe soit plus à l'aise dans l'exercice de ses rôles.
2. Les caractéristiques des comportements de la personne soignée comprennent :
   a. La recherche d'une clarification du sens de la thérapie de groupe et des conséquences d'être un membre du groupe.
   b. L'évaluation, la mise à l'épreuve des autres membres du groupe et la recherche d'un rôle personnel viable.
   c. La recherche d'acceptation, d'approbation, de domination et de respect.
   d. La démonstration de ce que l'on dépend du leader du groupe et que l'on cherche des conseils, de l'approbation et des directives.
   e. L'utilisation d'une communication restreinte et stéréotypée.
   f. La recherche de ressemblances entre les membres.
   g. Le fait de donner la description de symptômes, traitements médicamenteux et autres traitements.
   h. Le fait de montrer de l'anxiété face aux autres membres.

B. Phase intermédiaire

Les caractéristiques des comportements de la personne soignée comprennent :

1. La recherche de pouvoir, de contrôle, de domination.
2. Les conflits entre membres du groupe et entre les membres et le leader du groupe.
3. La recherche d'une part de pouvoir personnel suffisant ; la lutte pour la prise de contrôle.
4. L'expression de critiques et de commentaires négatifs.
5. Le fait de donner des conseils, d'émettre des jugements et des critiques comme moyens de devancer les autres.
6. L'expression d'hostilité et de révolte envers le thérapeute.
7. Le fait de vouloir se débarrasser du leader du groupe.

C. Phase finale

Les caractéristiques des comportements de la personne soignée comprennent :

1. Le développement d'une cohérence du groupe.

2. L'augmentation des divulgations de soi et de la confiance mutuelle.
3. L'augmentation de l'intérêt pour chaque membre du groupe ainsi que pour les membres manquants.
4. L'apparition de questions sur l'intimité et la vie privée parmi les membres du groupe.
5. Une conscience accrue des interactions interpersonnelles à mesure qu'elles se produisent au sein du groupe.
6. Dernière action de la troisième phase : travail en commun sur l'objectif du groupe et le travail accompli.
7. Sentiments à propos de la prise de congé (qui émergent lorsque le groupe termine son projet).

— Interventions

A. Phase initiale

1. Servir comme modèle de rôle afin de montrer le comportement attendu dans le groupe.
2. Discuter avec les membres du groupe de ce qui est attendu d'eux dans le groupe.
3. Demander aux membres du groupe de se présenter.
4. Faciliter et renforcer les interactions :
   a. Ne pas permettre la monopolisation par un membre du groupe.
   b. Intervenir pour réduire les rôles et les interactions *sociaux*.
   c. Faire preuve de congruence, d'empathie et d'un regard positif inconditionnel.
5. Répondre aux questions liées au lieu, à l'horaire, à la fréquence et aux buts du groupe.
6. Ne pas renforcer le besoin de dépendance envers le leader du groupe.
7. Réduire l'anxiété si elle est élevée.

B. Phase intermédiaire

1. Permettre l'expression des critiques et de l'hostilité envers le thérapeute.
2. Lors des conflits entre les membres du groupe, soutenir les personnes fragiles si nécessaire.
3. Faciliter et renforcer les interactions.
4. Faire preuve de congruence, d'empathie et d'un regard positif inconditionnel.
5. Se centrer sur les expériences «ici et maintenant» du groupe.
6. Commencer à explorer des thèmes particuliers.

C. Phase finale

1. Faciliter et renforcer la communication.
2. Encourager l'exploration des comportements, des interactions entre membres du groupe ainsi que des sujets abordés.
3. Donner du feedback sur le processus de groupe.
4. Soutenir le développement de la cohésion au sein du groupe. Soutenir la divulgation de soi.
5. Soutenir et encourager la résolution de problèmes et le travail visant à atteindre les objectifs du groupe.
6. Donner l'opportunité de travailler sur l'exploration des sentiments lors du départ ou de l'arrivée d'un membre du groupe (concerne les groupes ouverts).
7. Encourager les membres à réagir aux expériences «ici et maintenant» du groupe.
8. Permettre l'analyse des sentiments liés à la fin du travail de groupe.

THÉRAPIE DE SOUTIEN : ACCOMPAGNEMENT DE DEUIL

— Définition

L'accompagnement de deuil implique des interventions psychothérapeutiques individuelles ou de groupe auprès de personnes soignées qui ont subi une perte d'objet (au sens large) importante, par ex. : une personne, une partie du corps ou un bien précieux.

— Objectifs

L'objectif de l'accompagnement de deuil est de faciliter un processus de deuil normal et d'empêcher un deuil dysfonctionnel.

— Interventions spécifiques de soins infirmiers

1. Aider la personne soignée à reconnaître que les réponses à la perte actuelle sont influencées par ses expériences de perte antérieures.
2. Aider la personne soignée à reconnaître l'influence de son passé socioéconomique, de son éducation et de ses croyances culturelles et spirituelles sur sa capacité de faire face à la perte présente.
3. Déterminer depuis combien de temps la personne soignée est au courant de la perte.
4. Encourager la personne soignée à verbaliser ses pensées et ses réflexions par rapport à la perte.

5. Aider la personne soignée à parler de ses souvenirs récents et anciens de la personne, de la partie de son corps ou du bien précieux qu'elle a perdu(e).
6. Surveiller l'apparition de projets ou d'idées suicidaires ; mettre en œuvre des actions de protection si la personne soignée présente un risque de suicide.
7. Encourager la personne soignée à décrire ses problèmes actuels ou à venir liés à la perte.
8. Aider la personne soignée à clarifier les informations factuelles concernant la perte.
9. Aider la personne soignée à reconnaître l'universalité du besoin d'un processus de deuil normal.
10. Encourager la personne soignée à identifier et à décrire ses forces passées et présentes pour faire face à la perte.
11. Aider la personne soignée à reconnaître les comportements normaux qui accompagnent la perte.
12. Faciliter l'expression constructive des sentiments (par ex. : colère, tristesse, culpabilité).
13. Aider la personne soignée et d'autres personnes importantes sur le plan affectif à parler de leurs réflexions et sentiments de honte à propos de pertes éventuelles «dont il ne faut pas parler» (par ex. : suicide, avortement, divorce, SIDA).
14. Mettre l'accent sur l'importance de maintenir une bonne hygiène de vie.
15. Encourager la personne soignée à développer ou à reprendre des relations sociales constructives.
16. Évaluer le besoin de la personne soignée d'être orientée vers des ressources communautaires, telles que des groupes de soutien ou des associations d'entraide.
17. Évaluer le besoin d'une orientation de la personne soignée vers une une thérapie psychodynamique brève, individuelle ou de groupe, ou une thérapie familiale.

THÉRAPIE DE SOUTIEN : DONNER DE L' ESPOIR

— Définition

Intervention de soins infirmiers orientée vers un but précis où l'on communique l'attente que la personne soignée en milieu psychiatrique peut être capable de changer ses perceptions d'inutilité ou de perte d'espoir liées à un événement ou à une situation réel(le) ou potentiel(le).

— Objectifs

L'objectif en donnant de l'espoir est d'aider la personne soignée en milieu psychiatrique à mobiliser ses forces et ses capacités d'adaptation antérieures ; d'accroître son sens d'espérance lors d'une crise ; de prévenir le suicide ; de faciliter un processus normal de deuil lors d'une perte réelle ou potentielle ; de prévenir un deuil dysfonctionnel ; et de faciliter l'adaptation aux effets handicapants d'une maladie mentale

— Interventions spécifiques de soins infirmiers

1. Repérer l'existence d'événements stressants dans la vie de la personne soignée ayant impliqué une perte ou un changement.
2. Demander à la personne soignée de décrire ses perceptions de ces événements stressants.
3. Évaluer les niveaux de fonctionnement affectif et cognitif de la personne soignée, ainsi que son niveau de développement et les besoins afférents.
4. Évaluer l'influence d'éventuels problèmes physiques et interventions médicales sur la perception de perte d'espoir de la personne soignée.
5. Déterminer la pertinence du système de soutien social de la personne soignée.
6. Évaluer les croyances spirituelles personnelles et formelles de la personne soignée (par ex. : philosophie de la vie, activités religieuses, association avec d'autres personnes ayant les mêmes croyances spirituelles ou religieuses).
7. Collaborer avec le membre du clergé ou le conseiller spirituel approprié.
8. Communiquer un espoir fondé sur la croyance que la personne soignée est capable de prévenir les difficultés potentielles ou de surmonter les difficultés réelles de la situation présente.
9. Utiliser des formulations qui communiquent de façon réaliste un espoir pour la personne soignée, par exemple :

   «Une des choses que je peux vous donner en tant que votre infirmière est...»

   «Je peux vous donner l'espoir que vous serez capable de retourner dans votre famille.»

   «Je peux vous donner l'espoir que vous commencerez à avoir une meilleure opinion de vous.»

   «Je peux vous donner l'espoir que vous serez capable d'identifier d'autres solutions à vos problèmes que d'en finir avec la vie.»

   «Je peux vous donner l'espoir que vous vous remettrez de la perte que vous avez subie et que vous serez capable de retrouver un sens à votre vie.»

«Je passe du temps avec vous parce que je crois que vous êtes capable d'identifier des solutions qui vous aideront à vous sentir plus optimiste face à l'avenir.»

10. Utiliser l'humour «thérapeutique» pour aider la personne soignée à voir la situation actuelle ou potentielle autrement et de façon plus positive.
11. Encourager la personne soignée à mettre l'accent sur ses forces plutôt que sur ses faiblesses.
12. Faire savoir à la personne soignée que vous connaissez ses forces et ses réalisations passées et présentes.
13. Aider la personne soignée à identifier ses croyances irrationnelles en elle et dans les autres, et à reconnaître ses comportements d'échec.
14. Encourager la personne soignée à utiliser des affirmations en ligne avec les objectifs actuels visant à surmonter le sentiment de perte d'espoir (par ex. : «Je suis optimiste pour l'avenir» ; «Je me sens optimiste»).
15. Encourager la personne soignée à fixer tous les jours des objectifs réalistes.
16. Promouvoir des attentes positives face à l'avenir en demandant à la personne soignée d'identifier les problèmes qui peuvent être résolus ; l'aider à élaborer des objectifs réalistes pour l'avenir afin de résoudre ces problèmes.
17. Faciliter le choix d'objectifs réalistes par la personne soignée.
18. Utiliser la famille de la personne soignée comme ressource pour communiquer de l'espoir pour le présent et pour l'avenir (par ex. : encourager la personne soignée à faire part de ses objectifs à sa famille, encourager la famille à exprimer des sentiments positifs à la personne soignée et à reconnaître les capacités de cette dernière de changer).

THÉRAPE DE SOUTIEN : PRÉSENCE

— Définition

La présence est l'utilisation thérapeutique verbale et non verbale de soi en étant physiquement et psychiquement disponible pour satisfaire les besoins d'aide, de réconfort et de soutien de la personne soignée en milieu psychiatrique.

— Objectifs

Cette technique est destinée à établir une relation thérapeutique, à diminuer l'anxiété, à communiquer de l'empathie, à diminuer le sentiment de solitude et d'isolement social, à augmenter les interactions sociales, à donner un soutien émotionnel et à encourager la verbalisation des perceptions.

— Interventions spécifiques de soins infirmiers

1. Constater les manifestations comportementales d'évitement des interactions sociales, de retrait des contacts interpersonnels, les activités solitaires, le retrait et l'évitement des situations anxiogènes.
2. Utiliser une approche calme, tolérante, non astreignante.
3. Communiquer à la personne soignée de l'empathie et un regard positif inconditionnel (par ex. : «Je viens passer un moment avec vous, car j'ai conscience que vous vivez une expérience difficile»).
4. Lors de chaque contact avec la personne soignée, faire ressortir la disponibilité de l'infirmière et préciser la durée de sa présence
5. Respecter le besoin de silence de la personne soignée pour qu'elle puisse analyser ses pensées et ses sentiments.
6. S'asseoir avec la personne soignée dans un endroit calme et lui expliquer que l'infirmière restera avec elle, qu'il y ait ou non une conversation.
7. Arranger des périodes de silence pour observer de façon discrète les comportements de la personne soignée et pour rebondir aux sens possibles de ces comportements.
8. Informer la personne soignée de la disponibilité régulière de l'infirmière, des ressources dont celle-ci dispose et comment elle peut la contacter.

Principaux troubles psychiatriques

6

TROUBLES ET SYNDROMES MENTAUX ORGANIQUES

Les syndromes et les troubles mentaux organiques constituent un groupe de troubles mentaux présentant un éventail de comportements et de symptômes psychologiques qui se caractérisent principalement par la perte des fonctions cognitives et qui, sur le plan étiologique, sont liés aux altérations de la structure ou des fonctions cérébrales.

Syndromes et troubles mentaux organiques

Delirium
Démence
Trouble amnésique
Trouble délirant organique
État hallucinatoire organique
Trouble thymique organique
Trouble anxieux organique
Psycho-syndrome organique
Intoxication
Syndrome de sevrage
Trouble mental organique non spécifié
Démences débutant dans la sénescence et le présenium

Troubles mentaux organiques induits par des substances psychoactives (addictives)

Troubles mentaux organiques associés à des affections ou à des troubles physiques de l'Axe III ou d'étiologie inconnue

— Facteurs favorisants, manifestations cliniques et traitements

A. Delirium

1. Facteurs favorisants : lésions cérébrales ; traumatisme ; utilisation de médicaments prescrits, non prescrits et illégaux ; dysfonctionnement endocrinien ; empoisonnement ; infections ; carence nutritionnelle ; troubles cardiovasculaires ; troubles urinaires ; troubles hépatiques ; déséquilibre électrolytique ; troubles pulmonaires ; états post-opératoires.
2. Manifestations cliniques :
   a. *Début* : perturbation soudaine des fonctions cognitives
   b. *Durée* : brève
   c. *Mémoire* : altération de la mémoire récente; la personne soignée peut nier l'existence de problèmes de mémoire
   d. *Orientation* : fluctuante sur une période de 24 heures
   Moyenne : désorientation temporelle
   Grave : désorientation spatio-temporelle ; une désorientation par rapport à soi peut se produire dans les états très graves de delirium
   e. *Niveau de conscience* : fluctuations dans le niveau de vigilance, pouvant aller de l'hypervigilance à la stupeur
   f. *Attention* : distractivité ; fluctuations dans l'entretien de la concentration
   g. *Perception* : peut varier d'une interprétation erronée à une perception floue de la réalité, aux illusions et aux hallucinations (particulièrement visuelles)
   h. *Discours :* parfois inintelligible
   i. *Cycle veille-sommeil* : altération du cycle veille-sommeil ; somnolence diurne, insomnie nocturne ; augmentation de la perturbation cognitive le soir
   j. *Activité psychomotrice* : fluctuation de l'activité, allant de l'hypoactivité et de la somnolence à l'agitation et à l'hyperactivité
   k. *Émotion* : anxiété et peur; dépression.
3. Traitement :
   a. Biologique — centré sur l'identification et l'élimination de la/des cause(s) du delirium (fréquemment multifactorielle[s])

b. Mesures symptomatiques — centrées sur le soulagement de symptômes tels que l'anxiété et la peur en donnant des informations sur l'heure, le lieu, les personnes, en procurant un environnement calme, sûr, et en donnant l'assurance à la personne soignée que les problèmes sont temporaires
   - L'agitation sévère et l'hyperactivité peuvent nécessiter une faible dose de neuroleptiques, par ex. : halopéridol (Haldol®)
   - Entretien de l'équilibre hydro-électrolytique et nutritionnel
   - Éviter l'usage de benzodiazépines, car elles peuvent potentialiser le delirium ; exceptionnellement, cependant, des benzodiazépines sont nécessaires pour gérer le sevrage alcoolique ou de drogues.
   - Diminuer les stimuli présents dans l'environnement et faire en sorte que l'éclairage et la température soient appropriés.

c. Prévention de complications éventuelles — centrée sur la protection contre les chutes et les traumatismes qu'elles peuvent entraîner, d'où la nécessité d'une surveillance étroite de l'évolution de la situation, 24 heures sur 24.

4. Risque : la mort ; 33% des personnes âgées (de plus de 65 ans) hospitalisées avec un delirium meurent durant le premier mois.

B. Démence

1. Facteurs favorisants :
   - 65% des cas de maladie d'Alzheimer, où des changements neuropathologiques cérébraux de type Alzheimer *ou*, plus précisément, une dégénérescence des neurones cholinergiques du cerveau sont relevés à l'autopsie
   - 10% des cas sont causés par des démences à infarctus multiples dans lesquelles les vaisseaux sanguins du cerveaux présentent plusieurs infarctus
   - HIV
   - 15% des cas sont réversibles, par ex. : hydrocéphalie, carence en thiamine, pneumonie.

2. Manifestations cliniques :

a. Détérioration lente des fonctions cognitives, produisant de multiples changements ; la perte de mémoire en est un des premiers signes.

b. L'anxiété et la fatigue accroissent la gravité des symptômes ; c'est pourquoi la personne soignée rencontre plus de difficultés le soir.

c. Signes et symptômes :
   - *Mémoire* : perte de la mémoire récente et ancienne.
   - *Orientation* : les problèmes temporels apparaissent en premier, ensuite ceux concernant l'orientation spatiale et, enfin,

surviennent les problèmes d'orientation par rapport aux personnes.

- *Fonctionnement intellectuel* : il existe des problèmes pour terminer des calculs (par ex. : vérification du relevé bancaire, finition de tâches simples, résolution de problèmes, analyse des similitudes et des différences).
- *Jugement* : la personne soignée manque de jugement pertinent (par ex. : prend de mauvaises décisions familiales ou professionnelles, fait de mauvaises plaisanteries, a une hygiène personnelle et une apparence peu soignées, ignore les règles de conduite sociale).
- *Humeur et personnalité :* il peut y avoir accentuation ou altération des traits de la personnalité existant avant l'apparition de la démence.
- *Discours* : la personne soignée a des problèmes pour communiquer (par ex. : manque de clarté ; persévération ; mutisme ; blocages).

d. Éviter de confondre dépression et démence : le début de la dépression est plus rapide, et les personnes soignées ayant des troubles dépressifs font état de leur manque de volonté ainsi que de leur incapacité de répondre aux questions ; alors que les personnes soignées démentes cherchent à confabuler. Le suicide est fréquent chez les personnes âgées.

e. Cours de la maladie : il y a de nombreuses démences pour lesquelles il n'existe pas de traitement, et les personnes concernées sont de plus en plus handicapées à mesure que leur démence augmente.

- *Légère* : la personne soignée est capable de vivre de façon indépendante et de prendre soin de son hygiène personnelle, mais elle n'est pas capable de travailler ou d'accomplir des activités sociales normales ; par ex. : la personne soignée perd des objets, mélange ses rendez-vous, n'est pas consciente des événements présents, se trompe en utilisant son argent, est inefficace au travail, oublie de faire des choses importantes au travail, se fatigue facilement, démontre la pauvreté de ses idées (parle de façon répétitive par clichés ou utilisant des phrases toutes faites), se montre étourdie, irritable, anxieuse, a des manières sociales inappropriées ou commet des impairs (vole, s'exhibe, a des comportements bizarres).
- *Modérée* : une certaine surveillance des activités de la vie quotidienne est nécessaire, par ex. : la personne soignée néglige son hygiène personnelle et son apparence extérieure, se soucie peu de ses manières à table, est incontinente, a des

idées paranoïdes, est apathique et désorientée, parle de façon décousue, s'intéresse avant tout à la nourriture et à d'autres besoins physiques, est parfois euphorique mais présente de plus en plus souvent un affect plat.

- *Grave* : une surveillance permanente de toutes les activités de la vie quotidienne est nécessaire. La personne soignée est mutique ou incohérente, elle est incapable de s'alimenter, de marcher ou d'accomplir toute autre activité motrice coordonnée ; elle ne communique qu'avec quelques mots ou grognements et peut tomber dans un état stuporeux, voire le coma.

3. Traitement des formes réversibles de démence :
   a. Traitement bio-psychopharmacologique. Tient compte de l'histoire de la maladie ; examen physique (plus particulièrement neurologique) pour exclure puis traiter les causes médicales de la démence ; examens de laboratoire et psychologiques pour approfondir les connaissances des causes probables.
   b. Les causes identifiées sont traitées par des moyens médicaux ou chirurgicaux appropriés, par ex. : l'hypothyroïdisme est traité avec l'hormone thyroïdienne.
   c. L'on prend en compte les facteurs de risque tels que le tabagisme, l'alimentation riche en graisse, l'alcoolisme, le diabète et la non-observance des traitements de l'hypertension.
4. Traitement des formes non réversibles de démence :
   - Pas de traitement spécifique, mais toujours dirigé vers l'éradication de toute cause physique possible.
   - Traitement symptomatique de l'anxiété, de la dépression et de l'insomnie.
   - Mesures de soutien pour préserver la santé physique, l'estime de soi, le réseau de soutien social, les capacités sociales, l'hygiène personnelle et la sécurité afin de permettre le meilleur niveau de fonctionnement possible.
5. Traitement des formes spécifiques de démence : démence d'Alzheimer, démence dégénérative primaire de type Alzheimer, chorée de Huntington, maladie de Parkinson.
   - Pas de traitement spécifique, mais toujours dirigé vers l'éradication de toute cause physique possible.
   - Gestion des facteurs réputés affecter les personnes âgées et la progression de la démence, tels que la perte d'un être cher, la sous-alimentation, le manque de moyens financiers, la surmédication et la polypharmacie.
   - Gestion de l'anxiété, d'une perte, d'une mort imminente, de troubles de l'orientation et de changements du mode de vie au moyen de thérapies individuelle, de groupe ou de famille.

- L'utilisation de neuroleptiques à faible dose peut être nécessaire pour diminuer l'agitation. Ils sont utilisés avec une précaution extrême étant donné les effets indésirables augmentant chez la personne soignée les risques de chute, les problèmes de rétention urinaire et les troubles visuels.
- Gestion de l'environnement pour promouvoir sécurité et protection. La plupart des personnes soignées auront besoin d'être institutionnalisées à mesure que leur état se détériore.
- Procurer une assistance aux aidants naturels, telle que :
  1. Leur montrer les moyens d'éviter les stress et de maintenir des habitudes de vie saines.
  2. Présenter à la famille les moyens de se soutenir mutuellement sur le plan émotionnel et des moyens de s'adapter au stress que constituent le fait de voir une personne âgée de la famille changer et le fait de souffrir de ne pas être reconnue par cette dernière, ainsi qu'aux sentiments d'affliction, de fatigue, de culpabilité et de peur.
  3. Aider la famille à élaborer des moyens de faire face à la désorientation de la personne soignée (par ex. : calendrier pour les rendez-vous, horloges, horaires réguliers pour les activités journalières, donner une place fixe aux choses importantes, mettre des étiquettes permettant de les identifier).
  4. Aider la famille à s'adapter à l'anxiété et à la suspicion croissantes des personnes chères, lesquelles peuvent se manifester par des mouvements involontaires, le silence, la diminution de la capacité de participer aux interactions et le fait de ne pas pouvoir tenir en place. Apprendre à la famille les moyens de réduire l'anxiété de la personne soignée (par ex. : rester calme, discuter de façon détendue, distraire la personne soignée).
  5. Aider la famille à éviter d'exposer la personne soignée à des situations anxiogènes ou à limiter la durée pendant laquelle la personne soignée est exposée à de telles situations.
  6. Aider la famille à faire face à la dépression d'une personne chère en évoquant des souvenirs avec elle et en encourageant les activités qui lui sont familières et qu'elle aimait faire dans le passé.
  7. Aider la famille dans la gestion de l'hostilité et des comportements belliqueux de la personne soignée en utilisant des moyens de diversion et des techniques de réconfort.
  8. Apprendre à la famille comment assurer un environnement sûr en veillant à ce qu'il soit bien rangé et qu'il n'y ait pas de tapis glissant, afin de diminuer le risque de chute ; de même,

les portes doivent être fermées à clé afin d'empêcher la personne soignée de se perdre dehors.

9. Encourager un des membres de la famille à obtenir la tutelle de la personne soignée et à anticiper la surveillance et des soins permanents à mesure que son état se détériore.
10. Aider la famille à planifier des moments/périodes de répit pour les aidants naturels.

6. Traitement du complexe démentiel du SIDA
   a. Incidence
      - Environ 10 % des personnes atteintes de SIDA ont au début des problèmes cognitifs.
      - Environ 65 % des personnes atteintes de SIDA présentent un syndrome démentiel spécifique.
   b. Traitement
      - Traitement médicamenteux spécifique : AZT, zidovudine
      - Traitement symptomatique :
        Gestion de la douleur, par ex. : carbamazépine pour les neuropathies périphériques, acyclovir pour le zona
        Antidépresseurs pour la dépression
        Neuroleptiques pour les psychoses et délires : de faibles doses sont recommandées étant donné l'augmentation de la sensibilité induite
      - Une psychothérapie centrée sur la question de la perte de la santé, le deuil, les changements de rôles, l'imminence de la mort, la dénégation, les attitudes de la société envers l'homosexualité et le SIDA, et leurs conséquences sur l'estime de soi de la personne soignée et sur le système de soutien, les ressources d'adaptation.
      - Hospitalisation :
        L'hospitalisation peut être indiquée lors de dépression grave, de tentatives de suicide, de démence, de délire
        Les questions concernant la protection des autres vis-à-vis de l'infection, la confidentialité, les droits de la personne soignée et le contrôle des comportements sont complexes et sensibles ; elles nécessitent des discussions et des décisions au niveau de l'équipe

C. Trouble amnésique

Ce trouble est marqué par une perturbation de la mémoire liée le plus souvent à une carence en thiamine rencontrée dans l'alcoolisme chronique et dans les traumatismes crâniens ou les blessures ayant entraîné des lésions des structures diencéphalique et temporal médiane du cerveau. La cause est identifiée et traitée.

D. Trouble délirant organique

C'est un trouble avec délires (de persécution le plus souvent), lié à un facteur organique comme l'abus d'amphétamines, d'alcool et de cocaïne. La cause est identifiée et traitée.

E. État hallucinatoire organique

C'est un trouble avec des hallucinations persistantes liées à l'abus de substances addictives, particulièrement les substances hallucinogènes et l'alcool, et à la privation sensorielle comme la cécité et la surdité. La cause est identifiée et traitée.

F. Trouble thymique organique

C'est un trouble avec humeur dépressive ou maniaque lié le plus souvent à l'utilisation de médicaments (par ex. : réserpine, méthyldopa), à des troubles endocriniens et à une maladie structurelle de cerveau. La cause est identifiée et traitée autant que faire se peut.

G. Trouble anxieux organique

Ce trouble, se caractérisant par des attaques paniques récurrentes et une anxiété généralisée, est lié à des abus de substances addictives (par ex. : amphétamine, cocaïne), à des troubles endocriniens (par ex. : hyperthyroïdie), à des arythmies cardiaques, au prolapsus valvulaire mitral, au diabète, à une tumeur surrénale, à un trouble cérébral et à plusieurs autres conditions médicales. La cause est identifiée et traitée autant que faire se peut.

H. Psycho-syndrome organique

Ce syndrome est marqué par un changement de la personnalité antérieure de la personne soignée, plus particulièrement dans le domaine de l'expression émotionnelle et du contrôle des pulsions ; il est lié à des lésions cérébrales structurelles telles que des blessures de la tête ou des lésions des lobes temporal et/ou frontal du cerveau. La cause est identifiée et traitée autant que faire se peut.

— Diagnostiques infirmiers associés

Agression
Altération de la communication
Altération des processus de la pensée : confusion aiguë
Altération des processus de la pensée : suspicion
Dépression
Deuil dysfonctionnel
Perturbation des interactions sociales
Risque de suicide

Sentiment d'impuissance
Stratégies d'adaptation individuelle inefficaces

TROUBLES LIÉS À L'UTILISATION DE SUBSTANCES PSYCHO-ACTIVES (ADDICTIVES) ET TROUBLES MENTAUX ORGANIQUES INDUITS PAR DES SUBSTANCES PSYCHO-ACTIVES (ADDICTIVES)

Troubles liés à l'utilisation de substances psycho-actives

Ils se manifestent par des «symptômes et modifications comportementales inadaptées qui accompagnent l'utilisation plus ou moins régulière de substances psycho-actives affectant le système nerveux central.» (DSM-III-R, p. 185)

Terminologie

- L'*abus* est un mode d'utilisation qui inclut l'usage de la drogue pendant au moins un mois ; plusieurs tentatives pour cesser l'usage de la drogue ; des efforts, tout au long de la journée, pour obtenir la drogue ; l'augmentation des doses de la drogue ou de la fréquence d'utilisation ; l'existence d'épisodes d'intoxication ; et la perturbation du fonctionnement de tous les jours pouvant aller jusqu'à l'absentéisme au travail, des interruptions fréquentes durant le travail, l'incapacité d'accomplir des tâches, le chômage, des disputes en famille et la perte du soutien social.
- La *dépendance* est un mode d'utilisation qui inclut les facteurs associés à l'abus, auxquels *s'ajoutent* les symptômes de tolérance ou de sevrage.
- La *tolérance* est un terme utilisé pour indiquer que l'augmentation de la substance est nécessaire pour obtenir le même effet ou que la même quantité de substance ne produit pas le même effet.

Troubles mentaux organiques induits par des substances psycho-actives

Groupe de troubles mentaux organiques causés par une substance capable de produire un syndrome organique, par ex. : delirium, hallucinations (*cf. troubles mentaux organiques* dans ce chapitre), intoxication et sevrage.

— Facteurs favorisants (substance psycho-active : alcool)

- Les facteurs étiologiques spécifiques ne sont pas connus.
- Facteurs génétiques (par ex. : enfants de parents alcooliques)
- Facteurs biologiques :

1. Niveaux variables des neurotransmetteurs, sérotonine, dopamine et acide gamma-amino-butyrique.
2. Hypothèse sérotonine : le niveau bas de sérotonine cérébrale est modifié par l'ingestion d'alcool. L'ingestion quotidienne d'alcool aggrave le déficit de sérotonine cérébrale, contribuant ainsi au cycle de l'ingestion d'alcool. Un niveau bas de sérotonine cérébrale peut également s'accompagner de problèmes du rythme circadien et du métabolisme du glucose, ainsi que de comportements agressifs, violents liés à l'abus d'alcool.
3. Des changements dans le système métabolique et le système nerveux central se produisent lors d'un usage d'alcool prolongé.

- *Types de personnalité* : deux types ont été associés aux facteurs génétiques et aux niveaux de sérotonine.
  1. *Type I :* est associé en particulier à l'âge adulte, un stress important, des personnalités présentant des traits d'anxiété, une croissance rapide de la tolérance et la dépendance. Les récepteurs benzodiazépine/acide gamma-amino-butyrique sont concernés.
  2. *Type II :* est associé en particulier à des fils de pères alcooliques, des jeunes adultes, des personnalités présentant des traits antisociaux, l'usage de l'alcool pour augmenter le plaisir, des beuveries et des activités impulsives ou violentes (par ex. : bagarres). Il existe également une tendance à l'hypoglycémie et un cycle veille-sommeil irrégulier ; la zone cérébrale impliquée est vraisemblablement composée de nombreux neurones sérotoninergiques. Dans ce groupe de troubles, on rencontre fréquemment des comportements antisociaux et des dépressions.
- La *théorie psychanalytique* avance l'hypothèse qu'un traumatisme dû à la négligence ou à la surprotection affecte la satisfaction du besoin de dépendance apparaissant lors du stade oral du développement. La frustration et le conflit peuvent être déclenchés lors de stress et être à l'origine de symptômes d'anxiété, d'une intense colère et de dépression. L'utilisation de l'alcool soulage les sentiments et les conflits et libère les inhibitions. Les personnes se sentent plus puissantes et capables de réussir.
- La *théorie comportementaliste* avance l'hypothèse que l'utilisation de l'alcool est apprise pour réduire la peur de l'anxiété, renforçant à son tour le comportement d'alcoolisation.
- Les facteurs sociaux et culturels comprennent le sexe masculin, les jeunes adultes, la classe socioéconomique moyenne, la reli-

gion catholique, la tolérance culturelle de l'abus d'alcool (par ex. : États-Unis et Russie) et l'influence parentale.

— Facteurs favorisants (Autres substances psycho-actives)

- Les facteurs spécifiques d'étiologie ne sont pas connus
- La pression des pairs
- La recherche de sensations
- Les influences environnementales (par ex. : classe socioéconomique inférieure, rupture familiale, manque de normes comportementales, perte d'espoir)
- Faible estime de soi
- Problèmes pour faire face à la douleur physique et/ou à l'anxiété
- Surdosage des médicaments prescrits
- Carence du soi dans les fonctions d'auto-soins (la dysphorie est gérée par l'usage de drogues, le soi n'évaluant pas ou n'identifiant pas le danger et ne mettant pas en œuvre des actions de protection)
- Stress, anxiété ou tension écrasants
- Système de croyances et de valeurs compatibles avec l'usage des drogues.

■ TROUBLES LIÉS À L'UTILISATION DE L'ALCOOL (NON EXHAUSTIFS)

— Prévalence

- L'alcool est la substance dont on abuse le plus au monde.
- 13 % de la population des États-Unis a des problèmes d'alcool ou de dépendance à l'alcool.
- L'alcool est le troisième problème de santé aux États-Unis.
- 85 % des personnes souffrant d'alcoolisme ne reçoivent aucun traitement.

— Effets

1. L'alcool est ingérée oralement en diverses quantités dans différents types de boisson.
2. L'alcool est absorbée directement, depuis la voie digestive, par le sang et va directement au cerveau et dans d'autres parties du corps. Les tissus contenant plus d'eau ont une concentration d'alcool plus

élevée. La vitesse d'absorption est augmentée par le manque d'aliments dans l'estomac et par l'ingestion d'eau ou de boissons gazeuses.

3. L'élimination de l'alcool se fait par excrétion rénale et pulmonaire et par oxydation, ce qui dégage de l'énergie et de la chaleur dans le corps.
4. Action : dépresseur du système nerveux central.
5. Utilisation non médicale : pour se détendre, être joyeux, soulager l'anxiété et le stress.
6. Interaction avec les médicaments : il existe des interactions entre l'alcool et de nombreux médicaments potentialisant leurs effets — jusqu'à mettre la vie en danger.

— Intoxication à l'alcool

1. Le délai entre l'ingestion de l'alcool et l'apparition des premiers effets ainsi que la durée de l'intoxication dépendent de la quantité d'alcool absorbée, du degré d'alcool de la boisson, des taux d'absorption et d'excrétion, de la tolérance et des différences de réaction individuelles.
2. Les premiers signes comprennent le relâchement des inhibitions, l'hyperactivité, la mégalomanie, l'augmentation de la vigilance mentale.
3. Les signes ultérieurs comprennent des comportements non adaptés tels qu'une agressivité accrue, l'absence de coopération, l'irritabilité, une labilité émotionnelle, des perturbations de l'attention et du jugement. D'autres signes sont les effluves d'alcool, une élocution inarticulée, des tremblements, un nystagmus, une rougeur du visage. Un évanouissement (amnésie apparaissant durant l'intoxication) peut se produire.
4. Les comportements associés aux différents taux d'alcool dans le sang sont :

1-1,5 g/l :	perturbation de la coordination musculaire, irritabilité
1,5-2,5 g/l :	trouble de la démarche, élocution inarticulée, apathie
2,5-4 g/l :	coma alcoolique
4-7 g/l :	mort liée à une dépression respiratoire ou une aspiration des vomissements.

5. Le taux d'alcoolémie au volant autorisé en France est de 0,50 g/l.
6. Les symptômes rencontrés sont également présents dans l'hypoglycémie, les infections du système nerveux central, la schizophrénie, la dépression, etc. d'où l'importance d'une surveillance étroite.

7. Le *traitement* est symptomatique, comprenant la gestion de l'environnement (par ex. : zone calme, prévention des chutes, prévention des violences envers soi-même ou envers autrui) ; sédation (avec précaution, étant donné le danger d'augmenter un état comateux) ; préservation de l'équilibre hydro-électrolytique.
8. Les *complications* comprennent les accidents de la route au volant, les actes criminels, les suicides, les accidents du travail, les chutes entraînant des fractures ou des traumatismes crâniens, l'exposition aux conditions météorologiques extrêmes, et la prédisposition aux infections.

— Sevrage alcoolique non compliqué et delirium du sevrage

1. *Les symptômes du sevrage alcoolique non compliqué* comprennent le trémor (trémor accusé lorsque les mains sont tendues, de la langue — ce qui peut interférer avec l'élocution — et des paupières) ; l'anxiété ou la nervosité ; les troubles du sommeil ; la nausée et les vomissements ; les symptômes d'hyperactivité involontaire (augmentation de la pression sanguine, tachycardie, transpiration) ; délires ou hallucinations.
   a. Apparition entre 12 et 18 heures après l'arrêt ou la réduction de la consommation d'alcool.
   b. Des convulsions peuvent se produire pendant les 48 premières heures ; elles précèdent généralement l'apparition d'un delirium.
2. *Les symptômes du sevrage alcoolique avec delirium ou delirium tremens* comprennent le delirium (par ex. : confusion, agitation, désorientation spatio-temporelle et par rapport aux personnes) ; des troubles mnésiques ; des hallucinations (la plupart du temps visuelles) ; une hyperactivité involontaire ; la fièvre.
   a. Apparition entre 2 et 8 jours après l'arrêt de la consommation d'alcool ; l'alcool peut ne pas être détectée dans le sang.
   b. La mort survient dans 10 à 15 % des cas.
3. *Traitement* : le syndrome de sevrage ne nécessite pas de traitement particulier, mais un traitement léger à base de nourriture, de boissons et d'un environnement calme peut être instauré. Des symptômes plus sévères requièrent une évaluation, une surveillance et un traitement spécifique, voire une désintoxication.
   a. Les benzodiazépines sont utilisées en cas de convulsion ou de trémors ainsi que pour contrôler l'agitation
   b. De la thiamine, des apports multivitaminiques et un régime hyperglucidique sont prescrits pour corriger les déficiences vitaminiques.

c. La contrainte physique peut être nécessaire pour prévenir des actes de violence envers soi-même ou envers autrui.
d. L'orientation dans la réalité et le réconfort peuvent aider à gérer le delirium.

— Abus d'alcool/Dépendance à l'alcool

1. Les modes de consommation sont :
   a. Consommation régulière, importante, quotidienne d'alcool.
   b. Consommation importante et régulière d'alcool pendant le week-end.
   c. Beuveries, consommation importante d'alcool durant quelques semaines ou mois, et longues périodes de sobriété.
2. Les complications accompagnent une dépendance prolongée à l'alcool peuvent être :
   a. Médicales (par ex. : gastrites, anémie, hypertension, pancréatites).
   b. Neurologiques (par ex. : névropathie périphérique, atrophie cérébrale).
   c. Psychiatriques (par ex. : troubles mnésiques alcooliques).
   d. Syndrome d'alcoolisme fœtal. (Le risque pour les mères alcooliques d'avoir un enfant avec ce syndrome est de 35 %. Ce syndrome est souvent à l'origine de l'arriération mentale.)
3. Traitement
   a. Biologique/pharmacologique
      (1) Disulfirame (Antabus®, Espéral®), médicament produisant des symptômes déplaisants lorsque l'on absorbe de l'alcool, à savoir : rougeur, hypotension, nausée, toux, anxiété et vertiges. La consommation d'alcool sous disulfirame peut être hautement toxique et mettre la vie en danger, par ex. : hypotension sévère, accident cardiaque et mort brutale. La coopération de la personne soignée est nécessaire pour prendre le médicament quotidiennement.
      (2) Les antidépresseurs peuvent être utilisés pour traiter une dépression consécutive au sevrage ou un problème de dépression majeure qui coexiste avec celui de l'alcoolisme.
      (3) Les médicaments anxiolytiques, les benzodiazépines, sont utilisés pour traiter les symptômes d'anxiété consécutifs au sevrage ou d'un trouble anxieux coexistant ; leur prescription et administration requièrent beaucoup de prudence, étant donné les effets de dépendance que ces médicaments produisent. La buspirone et le propanolol ne semblent pas entraîner de dépendance.

b. Les groupes/associations d'entraide se centrent sur les problèmes communs de leurs membres et les aident à faire face aux difficultés de la vie quotidienne qu'implique l'alcoolisme. Les Alcooliques Anonymes (AA) constituent un exemple d'association d'entraide et proposent une des principales formes de traitement de l'alcoolisme. Le processus de guérison comprend 12 étapes. La personne participe à des rencontres (la fréquence peut être quotidienne, hebdomadaire, mensuelle ou être adaptée en fonction des besoins) au cours desquelles les membres partagent, de façon approfondie, leurs expériences avec l'alcool ; par ex. : les problèmes qu'elles ont provoqués, l'alternance des périodes de sobriété et d'alcoolisation, la façon dont ils ont découvert les AA, et leur processus de guérison. Les membres s'encouragent mutuellement à continuer à s'abstenir. Les AA préconisent également d'établir une relation avec un parrain qui donne un soutien, des conseils et des instructions complémentaires. Les nombreux résultats positifs de cette approche peuvent être attribués à un fort engagement envers les AA, à une intense adhésion au groupe et au fait que tous les membres du groupe s'entraident, mais les raisons précises de l'efficacité du programme ne sont pas connues. La philosophie des groupes d'entraide et le modèle médical n'ont pas toujours fait bon ménage, par ex. : absence de médication, de quelque nature que ce soit, par opposition aux traitements médicamenteux. Cependant, la tendance, en milieu clinique, est d'intégrer les deux approches. Un plus grand respect et une plus grande compréhension des divers points de vue et apports sont essentiels à une collaboration efficace entre cliniciens et associations d'entraide.

c. *Apprentissage social/comportemental*

(1) Est centré sur la consommation abusive d'alcool au travers d'une thérapie par aversion chimique au cours de laquelle on adjoint une stimulation nocive aux boissons alcooliques (par ex. : nausée avec un hémétique)

(2) Est centré sur le contexte (quand et où la personne soignée consomme-t-elle de l'alcool ?) et les conséquences de l'alcoolisation au moyen d'une sensibilisation discrète au cours de laquelle la personne est entraînée à imaginer les séquences de l'alcoolisation, la stimulation nocive lors de l'ingestion d'alcool et le soulagement lorsque la consommation d'alcool est arrêtée

(3) Est centré sur différentes techniques destinées à modifier le comportement : gestion du stress, biofeedback, apprentissage social, entraînement à un nouveau comportement par un procédé de punitions/récompenses, stratégies de prévention des rechutes et entraînement à l'auto-contrôle.

d. Le traitement *psychanalytique/psychothérapeutique* est traditionnellement centré sur la résolution du conflit associé au besoin de dépendance, conflit qui augmente la colère, la dépression, la culpabilité et l'anxiété que la personne soignée essaye d'éviter en buvant de l'alcool ; l'utilité de cette approche est contestée.
   (1) La thérapie est actuellement centrée sur l'offre d'un soutien pour faire face aux sentiments, problèmes et stress de la vie quotidienne sans consommation d'alcool.
   (2) La psychothérapie de groupe est centrée sur le soutien de l'abstinence au moyen du partage de l'expérience ; de la découverte d'une opinion positive de soi par la guérison de l'-alcoolisme ; de la capacité de faire face à la dénégation, à la mégalomanie et à la manipulation ; et d'un travail à partir de faits réels ou encore l'apprentissage d'aider les autres.

e. *Modèle biopsychosocial ou étapes du modèle de changement* : les théories d'autres modèles sont intégrées dans les étapes du modèle de changement, à savoir : l'influence des prédispositions génétiques et des premières expériences de la vie, les effets physiologiques de l'alcool, les facteurs cognitifs des attentes, hypothèses, appréciations et défenses de l'individu ainsi que ses capacités et ressources comportementales. Les quatre étapes du processus de changement sont :
   (1) Étape précontemplative : aucun changement n'est pris en compte dans le mode d'alcoolisation ou dans les autres modes de dépendance.
   (2) Étape de contemplation ou d'engagement et de motivation : les conséquences de l'alcoolisation ou des autres modes de dépendance sont examinées ; aucun changement dans le comportement d'alcoolisation ou dans les autres modes de dépendance n'est prévu. Les interventions cherchent à renforcer l'engagement et la motivation à changer par une augmentation de la perception positive de nouveaux comportements et modes de vie, par la diminution de la peur associée à son propre changement, par le soutien à la personne lorsqu'elle procède à l'évaluation du problème et de certaines actions, ainsi que par le relevé des divergences entre les croyances et valeurs de la personne et ses comportements de dépendance.
   (3) Étape active : on cherche à changer son propre comportement ou bien à obtenir une aide pour ce faire. La plupart des programmes ne sont centrés que sur cette étape.
   (4) Étape d'entretien : son objectif est d'éviter une rechute. Les interventions cherchent à apporter une aide à la prévention de la rechute par l'identification des principaux stress rencon-

trés, des processus d'adaptation et des techniques utilisées pour y faire face ainsi que des réactions aux rechutes.

f. Le traitement *interpersonnel/familial* est centré sur les modes d'interactions entre la famille et l'individu qui boit en utilisant l'une des nombreuses approches de thérapie familiale. L'approche systémique met l'accent sur le changement de l'organisation familiale. Dans l'approche du fonctionnement familial, on se centre sur l'aide à la restructuration des rôles et des responsabilités familiaux ainsi que sur le changement des modes d'interaction inadaptés que le comportement d'alcoolisation a causés (par ex. : conflit, désorganisation, embrouilles, changement de rôles). Les données recueillies semblent indiquer que les résultats de santé sont meilleurs lorsque la famille est associée au traitement.

g. *Programmes de traitement de l'alcoolisme* : les programmes de traitement de l'alcoolisme comprennent trois étapes : la désintoxication, la réadaptation et les soins de posture. De tels programmes proposent de façon typique des services d'urgence et de désintoxication, suivis d'un programme nécessitant une hospitalisation de 21 à 28 jours au cours de laquelle il est procédé à une évaluation diagnostique ; le traitement comprend la méthode en 12 étapes des Alcooliques Anonymes, la gestion du stress, une ergothérapie, du conseil individuel et familial ainsi que du conseil professionnel. La posture est destinée à soutenir les changements de comportement obtenus et propose la poursuite de l'engagement dans le programme de guérison en 12 étapes, une thérapie individuelle ou d'autres formes de prévention des rechutes. Il peut nécessiter une protection du mode de vie.

TROUBLES LIÉS À L'UTILISATION D'AMPHÉTAMINE OU DE SYMPATHOMIMÉTIQUES D'ACTION SIMILAIRE

— Prévalence

- 2 % de la population adulte a eu un problème lié à l'abus amphétaminique (États-Unis).

— Effets

1. Prise orale, intraveineuse ou par inhalation
2. Utilisation non médicale : soulagement de la fatigue, stimulation des études, obtention d'un état euphorique, récupération d'une gueule de bois
3. Action : stimulant du système nerveux central

— Intoxication à l'amphétamine

1. Les effets sont ressentis dans les quelques minutes ou l'heure qui suivent la prise, selon la voie d'administration.
2. Les signes sont : augmentation de la vigilance, agitation, discours rapide, exaltation et augmentation de l'agressivité. Les signes associés sont : pouls accéléré et pression artérielle élevée, dilatation des pupilles, nausée, vomissements, transpiration et frissons.
3. L'utilisation intraveineuse provoque un rush ainsi que des sensations d'euphorie et de grande satisfaction de soi.
4. L'intoxication amphétaminique peut provoquer un delirium et des troubles délirants.
5. Traitement : des mesures de soutien telles que des benzodiazépines pour faire face à l'anxiété lors du sevrage ; l'halopéridol en cas de delirium et de troubles délirants ; des antidépresseurs en cas de dépression lors du sevrage.
6. Complications :
   a. La mort peut être provoquée par un collapsus cardiovasculaire, des convulsions ou une hyperthermie.
   b. Les conséquences médicales sont l'accident cérébro-vasculaire et l'infarctus du myocarde.

— Sevrage de l'amphétamine

1. La «descente» commence lorsque les signes d'utilisation de doses élevées ont cessé.
2. La période de sevrage commence 24 heures après la «descente» et peut durer jusqu'à 4 jours.
3. Les signes comprennent : dépression avec risque suicidaire, léthargie, anxiété, irritabilité et perturbation des habitudes de sommeil. D'autres signes sont : maux de tête, transpiration, symptômes digestifs, spasmes musculaires et stimulation de l'appétit.

— Abus d'amphétamine/Dépendance à l'amphétamine

Le traitement est discuté à la fin de cette section.

TROUBLES LIÉS À L'UTILISATION DU CANNABIS (MARIJUANA)

— Prévalence

- 4 % de la population adulte a connu un problème lié à l'abus de cannabis (États-Unis).
- Une diminution de l'usage quotidien a été relevée chez les étudiants (10,7 % en 1978 ; 3,3 % en 1987, États-Unis).

— Effets

1. Absorbé par ingestion ou en fumant
2. Utilisation non médicale : afin de renforcer la créativité et connaître une «défonce»

— Intoxication au cannabis

1. L'effet est presque instantané et peut durer pendant 4 heures.
2. Les signes comprennent : euphorie et détente, augmentation de la réponse aux stimuli de l'environnement comme la lumière ou la musique, sensation d'un ralentissement du temps, stimulation de l'appétit, pouls accéléré, conjonctivites injectées (dues à la dilatation des artérioles).
3. Possibilité de faire un mauvais «trip», augmentation de l'anxiété, de la panique ou de la dépression. Un syndrome délirant lié au cannabis peut se développer.
4. Le traitement nécessite des mesures de soutien.

— Abus de cannabis/Dépendance au cannabis

1. Il est difficile de mettre en évidence une dépendance au cannabis.
2. Les complications après plusieurs années d'utilisation sont :
   a. Syndrome de démotivation : la personne n'est pas capable de se concentrer, de s'occuper de ou de terminer les tâches au travail ou à l'école.
   b. Augmentation du risque de maladies respiratoires chroniques et de cancer.
   c. Interférence avec la mémoire récente et l'apprentissage.
   d. Interférence avec la production d'hormones mâles.
3. Le traitement est discuté à la fin de cette section.

TROUBLES LIÉS À L'UTILISATION DE LA COCAÏNE

— Prévalence

- 4 million d'adultes ont connu des difficultés liées à l'abus de cocaïne (États-Unis).
- L'utilisation de la cocaïne est considérée comme une épidémie : en 1974, les personnes qui avaient pris de la cocaïne une fois étaient au nombre de 5,4 millions; en 1985, 25 millions en avaient pris (États-Unis).

— Effets

1. Absorbée par aspiration par le nez (sniffer), par injection (sous-cutanée ou intraveineuse), et sous forme «freebase» dans une pipe ou une cigarette (inhalation).
2. Utilisation non médicale : pour atteindre une sensation de bien-être et de confiance, pour accroître le niveau d'énergie, pour améliorer les performances en musique ou en sport.
3. Action : blocage du recaptage de la dopamine.

— Intoxication à la cocaïne

1. Les effets sont ressentis presque instantanément, et durent entre 30 minutes et une heure, selon la voie d'administration.
2. Les signes comprennent : rush, amélioration de la performance au travail, agitation, augmentation de la vigilance, jugement pauvre et comportements sexuels et/ou agressifs inappropriés. D'autres signes sont : pouls accéléré, pression artérielle élevée, dilatation pupillaire, transpiration et frissons, nausée, vomissement et hallucinations.
3. Traitement : des mesures de soutien comme le diazépam lors de convulsions et/ou d'anxiété, le propranolol comme antagoniste des effets sympathomimétiques.
4. Complications :
   a. La mort due à un arrêt respiratoire ou cardiaque
   b. Complication cardiovasculaire (par ex. : infarctus du myocarde, angine de poitrine, rupture de l'aorte, hypertension)
   c. Dysfonctionnement sexuel
   d. Hépatite et SIDA suite à l'administration IV

— Sevrage de la cocaïne

1. La «descente» commence lorsque les signes d'utilisation à des doses élevées ont cessé.

2. La période de sevrage commence 24 heures après la «descente» et dure pendant 4 jours.
3. Les signes comprennent : recherche impérieuse de drogue, dépression et irritabilité.

— Abus de cocaïne

Le traitement est discuté à la fin de cette section.

TROUBLES LIÉS À L'UTILISATION D'HALLUCINOGÈNES (LSD, MESCALINE)

— Prévalence

- 0,3 % de la population adulte a connu des difficultés liées à l'abus d'hallucinogènes (États-Unis).

— Effets

1. Ingéré oralement ou en fumant
2. Utilisation non médicale : pour mieux se connaître («voyage intérieur») ou pour faire une expérience sociale : provoquer une «défonce»
3. Action : affecte la production de dopamine, d'acétycholine, de sérotonine, d'acide gamma-amino-butyrique ; à également un effet sympathomimétique.

— Hallucinations induites par des hallucinogènes

1. L'effet est vécu dès la première heure et peut durer pendant 12 heures.
2. Les signes comprennent : altération des perceptions, avec des couleurs vives et des changements de motifs, amplification et altération de tous les sens, hallucinations visuelles, altération de la perception spatio-temporelle, distorsion de l'image corporelle, labilité émotionnelle, augmentation de la suggestibilité, dépersonnalisation, rappels d'événements anciens, et impression que la connaissance de soi augmente. Les signes comprennent aussi : pouls accéléré, dilatation des pupilles, transpiration, tremblements et troubles visuels.
3. Un mauvais «trip» ressemble à une attaque de panique qui dure entre 8 et 12 heures et qui peut se transformer en psychose. Le traitement nécessite une protection de la personne et des autres contre d'éventuels actes de violence qu'elle pourrait commettre, le réconfort et

l'apaisement par la discussion, ainsi que l'utilisation de diazépam ou de l'halopéridol pour diminuer l'agitation.

4. Le *flashback* est le fait de revivre l'expérience induite par la drogue sans prise de drogue. Il peut être déclenché par le cannabis, la sortie de l'obscurité, l'augmentation du stress ou de la fatigue.
(NOTE : il n'y a pas de sevrage; la dépendance est rare.)

TROUBLES LIÉS À L'UTILISATION DES OPIACÉS (PAR EX. : MORPHINE, HÉROÏNE, DEMEROL)

— Prévalence

- 0,7 % de la population adulte a connu des difficultés liées à l'abus d'opiacés ou à la dépendance aux opiacés (États-Unis).
- L'héroïne est la plus fréquemment utilisée ; de 400 000 à 600 000 personnes en sont dépendantes aux États-Unis.

— Effets

1. Ingestion par voies orale, intraveineuse (*cf.* marques de piqûres) et sous-cutanée (*cf.* bulles et nodules de la peau)
2. Utilisation non médicale : pour connaître de l'euphorie et pour obtenir un soulagement de la douleur.
3. Action : effet analgésique causé par la fixation des opiacés sur les récepteurs dans le cerveau.

— Intoxication et surdosage aux opiacés

1. Les effets surviennent de 1 à 5 minutes après l'administration IV et comportent un rush ou de l'euphorie pendant 10 à 30 minutes ; suit une période d'environ 6 heures comportant par ex. : dysphorie, apathie, balancements de la tête, contraction des pupilles, élocution mal articulée, altération de la mémoire et de l'attention.
2. Le surdosage est caractérisé par un coma, un choc, une dépression respiratoire.
3. Traitement : l'administration d'un antagoniste des opiacés, la naloxone, est suivie d'une surveillance des signes de réaction de sevrage, et de mesures pour s'assurer du bon dégagement des voies aériennes supérieures et de l'équilibre hydroélectrolytique.

— Sevrage des opiacés

1. Les effets commencent entre 6 et 9 heures après la dernière dose, avec un pic après 2 à 3 jours.
2. Les premiers signes comprennent : envie impérieuse de drogue, nervosité et comportement exigeant. D'autres signes sont : dilatation pupillaire, transpiration, larmoiement, rhinorrhée, bâillements, fièvre, insomnie et faible appétit.
3. Les signes ultérieurs comprennent : spasmes et douleurs musculaires, symptômes digestifs, agitation, accélération du pouls et augmentation de la pression artérielle et de la fréquence respiratoire.
4. Traitement : la méthadone, opiacé de synthèse, est donnée en doses décroissantes afin de sevrer la personne soignée. Une post-cure, avec hospitalisation ou en ambulatoire, est recommandée.

— Abus d'opiacés/Dépendance aux opiacés

1. Programmes d'entretien par méthadone
   a. Le *modèle métabolique ou d'adaptation* conçoit le désir impérieux de drogues opiacées comme un déficit biochimique qui peut être corrigé par l'administration de méthadone. La personne est supposée prendre de la méthadone à vie. L'on attend d'elle qu'elle suive une formation professionnelle et trouve du travail. Diverses prestations et thérapies complètent le traitement médicamenteux.
   b. Le *modèle psychothérapeutique* met l'accent sur le développement d'un mode de vie sans drogues, la resocialisation étant le but du programme. La méthadone est un complément de la psychothérapie. L'aide est donnée pour soutenir la personne dans le processus de sevrage. Les soins de post-cure font partie du programme.
2. Complications lors de l'usage à long terme :
   a. Participation à des activités criminelles pour financer l'achat des opiacés.
   b. La mort survient dans 1% des cas de dépendance à l'héroïne par surdosage accidentel.
   c. Complications médicales (par ex. : SIDA, hépatite B, maladie vénérienne, cellulite).

PHENCYCLIDINE (PCP) OU ARYLCYCLOHEXYLAMINE D'ACTION SIMILAIRE

— Effets

1. Ingestion par voie orale, IV ou par aspiration («sniffer») ou en fumant
2. Utilisation non médicale : pour se détendre ou produire de l'euphorie
3. Action : anesthésique dissociatif

— Intoxication à la phencyclidine

1. Les effets initiaux apparaissent dans les 5 minutes et peuvent durer pendant 6 heures. D'autres effets peuvent persister plusieurs jours.
2. Les signes comprennent : euphorie, calme, labilité émotionnelle et perte de consience de l'environnement. À des doses plus fortes, les signes comprennent : hallucinations, dépersonnalisation, délires, changement de l'image corporelle et de la perception spatio-temporelle, agressivité, comportements suicidaires et d'homicide. D'autres signes comprennent : pouls accéléré, pression artérielle élevée, nystagmus, ataxie, dysarthrie, perturbation de la perception de la douleur, rigidité musculaire et convulsions.
3. D'autres troubles peuvent apparaître (par ex : delirium, troubles délirants ou troubles de l'humeur dus au PCP).
4. *Psychose due au PCP* : la personne est fréquemment vue la première fois au service d'urgence ; elle peut être désorientée et avoir des hallucinations ainsi que des problèmes de communication. D'autres signes comprennent : regard fixe, répétition de mots entendus, paranoïa, attitudes apprêtées et comportements inappropriés (par ex. : se dévêtir, aggressivité, masturbation).
5. Traitement symptomatique : comprend du diazépam pour les convulsions et les spasmes musculaires, un environnement calme, de l'halopéridol pour le contrôle des comportements, des mesures de contention seulement si nécessaire, et l'entretien de l'équilibre hydro-électrolytique.

— Abus de phencyclidine/Dépendance à la phencyclidine

Le traitement est discuté à la fin de cette section.

Sédatifs, hypnotiques ou anxiolytiques (par ex. : barbituriques, méthaqualone, benzodiazépines)

— Prévalence

- 1,1 % de la population adulte a connu des problèmes de dépendance ou a abusé de substances sédatives, hypnotiques et anxiolytiques.

— Effets

1. Les substances sédatives, hypnotiques et anxiolytiques sont habituellement ingérées par voie orale ; les barbituriques par voie IV sont utilisés comme alternative à l'héroïne.
2. Action : sédative.
3. Utilisation non médicale : afin de produire un sentiment de bien-être, une relaxation.
4. Interaction avec des drogues : l'interaction avec l'alcool produit un effet cumulatif qui peut mettre la vie en danger.

— Intoxication aux sédatifs, hypnotiques ou anxiolytiques

1. Les signes comprennent : une désinhibition, des troubles de la coordination, des vacillations, des difficultés à penser clairement, des problèmes de mémoire, une élocution ralentie, de l'irritabilité, un nystagmus et une contraction pupillaire.
2. L'évaluation de l'état d'intoxication est essentielle, puisque les tentatives de suicide sont possibles.
3. Le traitement comprend : lavage gastrique ou induction du vomissement, s'assurer du bon dégagement des voies aériennes supérieures et de l'équilibre hydro-éléctrolytique.

— Sevrage des sédatifs, hypnotiques ou anxiolytiques

1. Les effets sont relevés entre 1 et 3 jours après l'arrêt de la consommation des substances.
2. Les signes vont de léger au delirium et à la mort. Le processus de sevrage est dangereux.
   a. Les signes légers comprennent : anxiété, hypotension, tremblements.

   b. Le niveau de symptômes suivant comprend : augmentation du malaise, insomnie, faible appétit, tremblements importants des extrémités supérieures, transpiration, tachycardie, hallucinations visuelles et crises convulsives.
   c. Le delirium est similaire au delirium tremens alcoolique.
3. Le traitement est symptomatique lorsque la personne soignée est dans le coma. Dès que possible, le degré de dépendance ou la dose habituelle doivent être déterminés. La dose est diminuée progressivement lorsqu'un léger état de sevrage est observé. Une post-cure est recommandée.

— Abus/Dépendance associés aux sédatifs, hypnotiques ou anxiolytiques

1. Les complications comprennent :
   a. La mort par surdosage accidentel ou par suicide.
   b. L'utilisation par voie intraveineuse augmente le risque de SIDA, d'hépatite B et d'autres maladies.
2. Le traitement est discuté à la fin de cette section.

Traitements pour l'abus/la dépendance associés à l'amphétamine, au cannabis, à la cocaïne, aux opiacés, à la phencyclidine et aux sédatifs, hypnotiques et anxiolytiques

1. Les modalités d'abus et de dépendance des différentes drogues ont été décrites dans les pages précédentes ; cependant, étant donné que beaucoup de personnes abusent aujourd'hui de plus d'une substance, les programmes de traitement centrés sur l'abus de polysubstances sont recommandés pour cette population.
2. À l'instar des programmes de traitement de l'alcoolisme, les programmes de traitement de l'abus de drogues se composent en trois phases : l'intervention d'urgence, la réadaptation et l'entretien.
   a. Les programmes nécessitant une hospitalisation sont centrés sur la désintoxication.
   b. Les programmes nécessitant une hospitalisation pour les phases de réadaptation et d'entretien ont pour but le changement du mode de vie de la personne, l'abstinence, le développement des capacités professionnelles, un sens plus élevé des responsabilités pour soi, l'apprentissage de l'honnêteté envers soi-même et envers les autres, et le changement des comportements antisociaux. Le comportement addictif est considéré comme un problème à vie. Des programmes de sensibilisation, des groupes de ren-

contre, de résolution de problèmes ou orientés vers la réalisation de tâches spécifiques ainsi que le programme en 12 étapes des Alcooliques Anonymes figurent parmi les approches utilisées.

c. Les programmes en ambulatoire peuvent être utilisés lors des phases de réadaptation et d'entretien. Dans les programmes centrés sur le changement, l'accent est mis sur la resocialisation au moyen de thérapies individuelles et de groupe. D'autres programmes peuvent être centrés sur l'adaptation, procurant une aide à la personne en situation de crise grâce à une batterie de techniques.

3. Des recherches ont démontré que la participation à un programme de traitement pendant 6 mois s'accompagne de changements comportementaux.
4. Il est important de déployer de grands moyens pour tenter de faire participer à ces programmes les personnes dépendantes des drogues qui ne suivent pas de traitement, car, jusqu'à présent, seuls 10 % (États-Unis) de celles qui utilisent la voie IV y participent.
5. En plus des problèmes d'abus et de dépendance, les personnes ont souvent des problèmes médicaux, des troubles mentaux, des problèmes professionnels ou de chômage ainsi que des problèmes familiaux. Il y a lieu de les adresser à des services spécialisés.

— Diagnostics infirmiers associés

Agression
Altération des opérations de la pensée : confusion aiguë
Altération des opérations de la pensée : hallucinations
Anxiété
Crise réactionnelle
Dépression
Manipulation
Perturbation de l'estime de soi
Perturbation de la dynamique familiale
Risque de suicide
Sentiment d'impuissance
Stratégies d'adaptation défensives (déni non constructif)
Stratégies d'adaptation individuelle inefficaces

SCHIZOPHRÉNIE

La schizophrénie est une maladie chronique fortement invalidante qui dure en général toute la vie. Elle comprend cinq formes cliniques représentant des symptômes de perturbation du contenu de la pensée de nature et de sévérité diverses, par ex. : hallucinations, délires, confusion, désorientation, comportements bizarres. Il existe des périodes de rémission mais le cours de la maladie est en général une détérioration progressive. Les cinq formes cliniques sont :

Type catatonique
Type désorganisé
Type paranoïde
Type indifférencié
Type résiduel

— Prévalence

- 1 % de la population
- Débute habituellement avant l'âge de 25 ans
- La majorité des personnes soignées a entre 15 et 54 ans
- En psychiatrie, 50 % des lits sont occupés par des personnes schizophrènes
- Une prévalence de la schizophrénie se rencontre dans les groupes de niveau socio-économique inférieur

— Facteurs favorisants

Différents facteurs sont évoqués :

- *Le facteur génétique* est important. Le facteur de risque est de dix pour les parents du premier degré des personnes schizophrènes. Des études de jumeaux adoptés développant une schizophrénie démontrent l'importance du facteur génétique. On prévoit la découverte d'un marqueur génétique de la schizophrénie.
- *Des perturbations* prénatales liées au stress ou à des infections virales, survenant au cours du deuxième trimestre de la grossesse, peuvent provoquer des anomalies dans la structure et le fonctionnement du cerveau ; des complications lors de l'accouchement, telles qu'une hémorragie, peuvent également être impliquées. Les effets peuvent rester ignorés jusqu'à l'adolescence, lorsque leur effet sur le traitement de l'information est détecté.
- *Anomalies de la structure cérébrale* : on a mis en évidence des facteurs tels qu'un volume élevé des ventricules cérébraux, des fluctuations du flux sanguin dans le cerveau, un EEG anormal, un épaississement du corps calleux, etc., mais aucune anomalie structurelle ou fonctionnelle systématique n'a pu être mise en cause.
- *Anomalies des neurotransmetteurs* : l'hypothèse de la dopamine fait référence à une hyperactivité du système dopaminergique et a été validée dans différentes études. D'autres neurotransmetteurs,

tels que la noradrénaline, la sérotonine, l'acide gamma-amino-butyrique, sont également mis en cause.

- *Théorie du stress diathésique* : propose une explication selon laquelle des facteurs génétiques produisent un trouble métabolique intra-utérin provoquant des changements dans le système nerveux central. Les structures atteintes sont celles qui concernent la conscience de l'environnement, la conscience des sensations engendrées et leur intégration dans une perception de la réalité. En d'autres termes, il existe une déficience du système de traitement de l'information. La capacité de réponse de la personne est perturbée, d'où des troubles de la croissance et du développement ; par conséquent, la capacité de répondre aux facteurs de stress environnementaux diminue. Des stress environnementaux tels que des conflits familiaux intenses, la perte de parents et/ou d'autres facteurs biologiques, tels que l'abus de substances psycho-affectives et la sous-alimentation, continuent à produire des interactions et façonnent l'individu. Les symptômes de la schizophrénie constituent une réaction de la vulnérabilité d'une personne aux stress environnementaux.

— Manifestations cliniques

La répartition des symptômes de la schizophrénie en deux groupes distincts facilite les recherches physiopathologiques et le traitement.

1. *Symptômes positifs :* on part de l'hypothèse que les structures du cerveau sont normales. Les réactions au traitement médicamenteux sont bonnes dans les cas de symptômes positifs. Ces derniers sont considérés comme étant complexes, fortement émotifs et excessifs, ou encore actifs.
   a. Les *hallucinations* sont des expériences de perception sensorielle sans stimuli.
      (1) Les voix entendues font des remarques sur tout.
      (2) Dans les *hallucinations de commande* («Vous êtes...», «Vous faites...»), les commentaires peuvent être obscènes et/ou menaçants, ou la personne soignée peut recevoir l'ordre de commettre un acte violent.
      (3) *Les hallucinations tactiles et olfactives* peuvent indiquer une épilepsie du lobe temporal ou l'existence d'une tumeur. L'abus de cocaïne peut provoquer des hallucinations tactiles.
      (4) *Des hallucinations visuelles* sont observées dans l'hystérie et dans la schizophrénie, mais peuvent aussi indiquer l'existence de troubles organiques (par ex. : delirium).
   b. Les *délires* sont des idées fausses, inaccessibles à la raison. Il existe des délires de persécution, de grandeur, de destruction

imminente, de signes somatiques, et/ou des délires qui utilisent des idées ou des symboles religieux.

  c. Les *comportements associés* (par ex. : agitation, difficultés à s'endormir, accès de colère, agressivité, automutilation, suspicion, et autres comportements) sont des réactions aux différents délires ou hallucinations.

2. *Symptômes négatifs* : ils partent de l'hypothèse qu'il existe une anomalie structurelle du cerveau, par ex. : anomalie du volume ventriculaire. La réponse au traitement est plus faible. Les symptômes ou signes comprennent des déficits dans le fonctionnement social et professionnel.
   a. *Comportement asocial* (par ex. : s'éloigner des amis, écouter de la musique pendant toute la journée et refuser de répondre, être distant, avoir de mauvaises manières)
   b. *Incapacité de travailler* (par ex. : ne pas terminer des tâches simples, oublier et abandonner des projets)
   c. *Passivité* (par ex. : se plaindre de manquer d'énergie ; apathie, ennui)
   d. *Incapacité de s'occuper de soi-même* (par ex. : hygiène personnelle insuffisante, tenue vestimentaire incongrue, uriner dans la rue, cheveux ébourriffés)
   e. *Problèmes de contrôle des pulsions* : s'emparer de la nourriture de quelqu'un d'autre, fumer cigarette sur cigarette, tenter de se suicider, frapper quelqu'un, détruire le mobilier
   f. *Maniérisme étrange* : absence de mouvements coordonnés
   g. *Alogie* (par ex. : incapacité de raisonner ou de résoudre des problèmes, manque de participation, de jugement, de réalisme)
   h. *Affects plat, émoussé, inadéquat*
   i. *Relâchement des associations* (c'est-à-dire faire : des remarques tangentes, décousues, évasives, circonstanciées)
   j. *Problèmes pour communiquer clairement* (c'est-à-dire : élocution approximative, écholalie, blocage, néologisme, usage excessif de sous-entendus)

— Manifestations cliniques des différents troubles schizophréniques

1. *La schizophrénie catatonique* se caractérise par un *état stuporique* dans lequel la personne est mutique, négative, ou se plaint en réponse à une question, reste immobile ou en position catatonique, et est susceptible de présenter une rétention d'urine et de fèces ; ou *une excitation catatonique* dans laquelle la personne se montre agressive, hyperactive ou agitée.

2. *La schizophrénie désorganisée* se caractérise par de l'incohérence, des comportements inappropriés et régressifs.
3. *La schizophrénie paranoïde* se caractérise par des délires de persécution ou de grandeur.
4. *La schizophrénie indifférenciée* se caractérise par différents symptômes rencontrés dans les autres formes de schizophrénie.
5. *La schizophrénie résiduelle* se caractérise par l'existence d'épisodes antérieurs et des signes persistants tels que le retrait social, un affect émoussé, des comportements excentriques, une pensée illogique et un relâchement des associations.

— Cours de la maladie

A. Les premiers signes, débutant habituellement pendant l'adolescence et évoluant en quelques mois ou jours, comprennent :

1. Le blocage ou l'arrêt de conversations ; réponses inhabituelles aux amis, attitude distante
2. Expression de différentes préoccupations concernant des symptômes physiques (par ex. : douleur de dos, symptômes digestifs)
3. Oubli et abandon de projets de vie
4. Ignorance des coutumes sociales et discours sur des idées abstraites telles que amour, création, égalité

B. Diagnostic

La schizophrénie peut être identifiée pour la première fois lorsque des signes accompagnant un épisode psychotique sont déclenchés par une perte, une séparation, un rejet, l'usage d'une drogue hallucinogène ou d'alcool, ou par d'autres événements stressants majeurs tels que le départ du giron familial (par ex. : au moment de l'entrée à l'université).

C. Phase active ou état psychotique

Les symptômes positifs se manifestent pendant au moins une semaine et peuvent se prolonger pendant des mois.

D. Phase résiduelle

Des symptômes négatifs persistent pendant toute la vie.

E. Crises et rémissions

Elles se produisent généralement pendant une période de 5 ans, au cours de laquelle la gravité des symptômes négatifs augmente. Le cours de la maladie peut être subchronique, chronique, subchronique avec crises aiguës (symptômes positifs), chronique avec crises aiguës (symptômes positifs) pendant les rémissions. Une récidive se manifeste par des troubles du sommeil, une nervosité accrue, le manque d'appétit, le manque de plaisir dans tout ce que l'on fait, une dépression et des problèmes de concentration.

— Risque

- Suicide : 50 % des personnes schizophrènes tentent de se suicider. Le taux de réussite de suicide est dix fois supérieur à celui de l'ensemble de la population.
- Le taux de mortalité est le double de celui de l'ensemble de la population.

— Pronostic

- La schizophrénie est un trouble chronique, invalidant.
- Seules 20 à 30 % des personnes schizophrènes sont capables de mener une vie plus ou moins normale.
- La plupart des personnes schizophrènes ont besoin d'un grand nombre de prestations de soutien.
- Le pronostic est meilleur si les symptômes débutent rapidement après l'âge de 30 ans, s'il existe de bons antécédents sociaux et professionnels, si un facteur de stress associé est identifié et s'il n'existe pas d'antécédents familiaux.

— Traitement

A. Les interventions bio-psychopharmacologiques sont centrées sur les aspects suivants :

1. Administration de neuroleptiques afin de faciliter la maîtrise des troubles dans les états aigus, chroniques et stabilisés
   a. La maîtrise des insomnies, de la nervosité psychomotrice, de l'agressivité et de l'irritabilité est obtenue en 1 à 2 semaines.
   b. La dépression, l'anxiété, le malaise dans des situations sociales sont alors réduits.
   c. Les hallucinations, les délires et d'autres troubles du cours de la pensée sont les derniers à disparaître, habituellement en 6 à 8 semaines.
2. Maîtrise des effets indésirables de la médication (par ex. : hypokinésie, acathisie, dystonie) afin d'augmenter le confort de la personne soignée et de renforcer l'observance du traitement.
3. Gestion préventive d'une dyskinésie tardive :
   a. Prendre des précautions lors de la prescription initiale de neuroleptiques

   b. Surveiller régulièrement et fréquemment l'apparition éventuelle de symptômes de dyskinésie tardive
   c. Arrêter le traitement par neuroleptiques lors de l'apparition de symptômes de dyskinésie tardive, car il n'existe pas de traitement efficace pour ce trouble (encore que la vitamine E peut aider).
   d. Poursuivre l'évaluation à des intervalles réguliers pour déterminer la nécessité de poursuivre la médication neuroleptique.

B. *Comportemental* — Est centré sur la résolution des dysfonctionnements psychotiques, qui sont considérés comme des comportements excessifs (par ex. : hallucinations), des déficits comportementaux (comme une tenue vestimentaire négligée) et un manque d'adaptation à la situation

1. Analyse approfondie de la situation afin de déterminer les stimuli ayant précédé et suivi les comportements en question, afin d'identifier les comportements devant être modifiés et d'enseigner les savoir-faire correspondants. Exemples de techniques enseignées :
   a. Apprentisage social (par ex. : affirmation de soi, entretien d'embauche, résolution de problèmes, activités de loisir)
   b. S'occuper de sa tenue vestimentaire
   c. Manières à table, planification et préparation des repas
   d. Techniques de communication (par ex. : communication non verbale, faire les présentations, faire des compliments)
2. L'utilisation de récompenses peut renforcer les comportements souhaités.

C. *Psychosocial/psychothérapeutique/psychoéducatif* — Se centre sur les aspects suivants :

1. Aider la personne soignée et/ou sa famille à gérer les facteurs de stress socio-environnementaux et à comprendre les limites qu'impose la schizophrénie.
2. Assister à développer d'abord, puis à préserver l'estime de soi.
3. Maîtriser, autant que faire ce peut, les symptômes associés au trouble lors de l'aide apportée dans l'accomplissement des activités de la vie quotidienne.
4. La relation thérapeutique avec la personne soignée est particulièrement importante en raison du système de soi insuffisamment développé et des besoins de dépendance de cette dernière. La personne soignée a besoin de faire l'expérience d'interactions de soutien, acceptantes, encourageantes, de conseils et, parfois, de directives. Le travail en groupe est difficile, principalement en raison des problèmes d'attention et de concentration de la personne soignée, ainsi que de sa vulnérabilité par rapport à un excès de stimulation. Le travail en groupe est utile pour apprendre l'expression des émotions ou

des problèmes, la signification des paroles des autres, et des façons de donner du soutien aux autres et de recevoir le leur.

D. *Interpersonnel/familial*

1. A pour but d'aider la famille à :
   a. Apprendre comment donner du soutien sans renforcer la dépendance.
   b. Faire des remarques constructives sans accroître des sentiments de culpabilité et de colère.
   c. Donner du feedback sur le comportement sans provoquer une escalade de l'hostilité.
   d. Exprimer sa propre colère de façon efficace.
2. Les thérapies familiales systémiques sont centrées sur l'organisation fonctionnelle et structurelle des familles et sur les coalitions au sein de celles-ci, et s'efforcent de changer les comportements de ses membres. La thérapie familiale stratégique vise à induire un changement au sein de la famille par le biais d'interventions paradoxales et directives du thérapeute. La théorie des systèmes familiaux de Bowen met l'accent sur le système émotif dans la famille multigénérationnelle et cherche à augmenter la différenciation du soi dans le système.

E. *Institutionnel*

1. Une hospitalisation brève peut aider à faire face au problème de dangerosité pour soi-même ou autrui, aux comportements déviants qui gênent de plus en plus la famille et la société, et à surveiller les effets des médicaments et d'autres thérapies ; elle sert en particulier à traiter les situations de crise ou d'urgence.
2. Le milieu thérapeutique aide à modifier le comportement pendant l'hospitalisation, et il explore et soutient le processus du changement pendant les séances thérapeutiques.

F. *Consultations externes* — Elles sont destinées aux traitements au long cours afin de surveiller la médication et l'évolution des capacités sociales et professionnelles ; la meilleure application est fournie par le modèle du *case management,* qui assure la continuité du traitement/des soins par l'intermédiaire d'un(e) clinicien(ne) référent(e). Les services de consultation externe fournissent le plus gros des soins aux personnes schizophrènes.

— Diagnostics infirmiers associés

Agression
Altération de la communication

Altération des opérations de la pensée (délires, hallucinations, suspicion)
Conflit décisionnel
Crise réactionnelle
Dépression
Perturbation de l'estime de soi
Perturbation de la dynamique familiale
Perturbation des interactions sociales
Risque de suicide
Stratégies d'adaptation individuelle inefficaces

TROUBLES DE L'HUMEUR ET TROUBLES DE L'ADAPTATION AVEC HUMEUR DÉPRESSIVE

Groupe de troubles mentaux qui se caractérisent essentiellement par des symptômes de perturbation de l'humeur, des épisodes maniaques et des épisodes dépressifs entraînant des modifications du cours de la pensée et du comportement, variant de normales à sévères.

Troubles de l'humeur :

- *Troubles dépressifs : dépression majeure, isolée ou récurrente ; dysthymie*
- *Troubles bipolaires : troubles bipolaires mixtes ou maniaques ou dépressifs ; cyclothymie*

Troubles de l'adaptation avec humeur dépressive

— Prévalence

A. Troubles dépressifs

- 3 % de la population connaissent une dépression majeure (période de 6 mois)
- 1 personne sur 5 connaîtra un épisode dépressif dans sa vie
- Seules 20 à 25 % des personnes dépressives chercheront à se faire soigner
- Les femmes sont deux fois plus nombreuses que les hommes à connaître une dépression
- La dépression s'accompagne souvent d'une maladie physique, surtout si elle se produit pour la première fois après l'âge de 40 ans
- 10-65 % des personnes de 65 ans et plus connaissent une dépression. Elle n'est que rarement diagnostiquée chez les personnes âgées ; elle est associée à d'autres troubles médicaux, par ex. : cancer, maladie d'Alzheimer ; elle peut être liée à des traitements

médicamenteux de certaines maladies (par ex. : antihypertenseurs) ; elle peut être due à une sous-alimentation ; elle est niée, ignorée ou attribuée à un état physique.

B. Troubles bipolaires

- 0,5 % de la population souffrent d'un trouble bipolaire
- Ils surviennent généralement avant l'âge de 30 ans

— Risque

- Suicide : 15 % des personnes dépressives se suicident. Le risque est multiplié par 30 pour des personnes dépressives qui ont été hospitalisées. Le risque est plus important chez une personne âgée vivant dans une maison de retraite.
- Tentatives de suicide : 24 % des personnes souffrant d'une dépression tentent de se suicider, contre 18 % de celles présentant des troubles bipolaires, et 1 % de l'ensemble de la population.
- Rechute : 75 % des personnes ayant des troubles dépressifs font une rechute dans les deux ans qui suivent leur première dépression. Les personnes ayant un trouble bipolaire ont entre 7 et 9 épisodes maniaques.

— Facteurs favorisants

Différents facteurs sont évoqués :

- Vulnérabilité du sexe féminin
- Facteurs génétiques : 50 % des personnes ayant des troubles bipolaires ont des parents présentant des troubles de l'humeur ; les chiffres pour les troubles dépressifs sont nettement moins précis
- Âge : la prévalence est supérieure chez les personnes nées après la deuxième guerre mondiale et entre 1960 et 1975
- Dysfonctionnement du système amino-biogénique, en particulier des neurotransmetteurs, de la noradrénaline, de la sérotonine et de la dopamine.
- Anomalie du système limbique, du noyau lenticulaire (antéhypophyse, glande surrénale et hypothalamus)
- Perturbations des hormones stéroïdes
- Evénements stressants ayant précédé le début de la maladie
- Problèmes de santé ou médicaux associés impliquant les systèmes endocrinien ou nerveux, la sous-alimentation et certains médicaments (par ex. : antihypertenseurs, alcool, analgésiques) ; des symptômes maniaques peuvent accompagner la prise de certains médicaments (par ex. : amphétamines, cocaïne, captopril)

- Perturbations des rythmes biologiques comme celles relevées dans les épisodes dépressifs à caractère saisonnier et celles se produisant lors de changement d'heure, de lumière, de latitude et/ou de climat.
- Influence des relations
- Fonctionnement de la famille
  - Des études de la dépression et du fonctionnement de la famille ont mis en évidence des perturbations familiales dans les domaines de la communication, des capacités de résolution de problèmes et des rôles parentaux.
  - Il n'a pu être prouvé qu'un fonctionnement insuffisant de la famille est à l'origine du trouble ou de sa rechute ou constitue un effet du trouble. Cependant, la personne soignée est plus vulnérable lorsque le fonctionnement de la famille est insuffisant.
- Approche comportementale
  - Des facteurs de stress affectent l'équilibre entre l'environnement et les interactions avec les autres, d'où l'apparition d'un mode de comportement négatif.
  - La personne commence à devenir consciente de la dysphorie et de son incapacité de restaurer l'équilibre, ou de modifier son état, ce qui la conduit à se préoccuper d'elle-même et à s'auto-analyser plus souvent.
  - La direction négative se poursuit au fur et à mesure des nouvelles critiques négatives de soi, d'une dysphorie accrue, avec la conviction que l'on est soi-même la cause de son état.
  - Des idées et des sentiments inadaptés et les comportements associés sont alors renforcés par l'environnement et les interactions.
- Approche interpersonnelle
  - Une rupture dans le développement des liens affectifs ou d'attachement pendant l'enfance entraîne une vulnérabilité aux facteurs de stress en raison d'un manque de relations sociales positives et de problèmes liés à l'intimité.
  - Il en résulte des problèmes, en particulier lorsqu'une relation importante sur le plan affectif a pris fin ou a été perdue, lors de transitions de rôle, dans des relations où les attentes de rôle diffèrent et dans les relations rencontrant des déficits au niveau des capacités sociales.
- Approche psychanalytique
  - La dépression est le résultat de la perte d'un objet cher au cours de la petite enfance, créant un blocage de la libido et une régression vers des modalités relationnelles et intellectuelles immatures.

- Les expériences de perte et de frustration, de désespoir et de colère intense que rencontre la personne sont dirigées contre elle-même.

— Manifestations cliniques de différents troubles de l'humeur

A. Dépression majeure

La dépression majeure se caractérise par la tristesse, des sentiments de dévalorisation, l'auto-accusation, des idées suicidaires, le désir de fuite, l'évitement de problèmes simples, l'anorexie, une perte de poids, une diminution de l'intérêt pour la sexualité, des insomnies, une diminution de l'activité ou une activité fébrile.

1. Chez les enfants, les symptômes sont le refus de manger et d'écouter, le manque d'activités, la crainte de la mort d'un parent et la crainte d'être séparé des parents.
2. Chez les adolescents, les symptômes sont l'isolement social, une attitude négative, des bouderies, le sentiment de ne pas être apprécié, des comportements antisociaux.
3. L'expression *traits psychotiques* indique une forme de dépression plus sévère qui se caractérise par des troubles du cours de la pensée avec hallucinations ou délires.

B. Dysthymie

La dysthimie se caractérise par une humeur dépressive chronique (au moins deux ans), l'absence de plaisirs dans les activités de la vie quotidienne, des troubles du sommeil, la perte de l'appétit ou la boulimie, des problèmes de concentration, une faible estime de soi, la perte d'espoir et des perturbations dans les relations sociales.

C. Troubles bipolaires maniaques

Les troubles bipolaires maniaques se caractérisent par une euphorie, l'hyperactivité, un discours rapide, la mégalomanie, la manipulation, l'irritabilité, la labilité de l'humeur, un intérêt excessif pour la sexualité, des délires, l'agressivité, des insomnies, l'incapacité d'assumer les rôles social et professionnel habituels, le manque de concentration ou des activités intenses orientées vers un but. Les manies augmentent lentement.

D. Troubles de l'adaptation avec humeur dépressive

Les troubles de l'adaptation avec humeur dépressive se caractérisent par une humeur dépressive, des pleurs, une perte d'espoir ; ils sont directement associés à une perturbation qui survient dans les trois mois qui suivent l'apparition d'un facteur de stress psychosocial identifiable ; il y a interférence avec le fonctionnement habituel ou bien les symptômes sont plus importants que les réactions normales au facteur de stress.

— Traitement

A. Bio-psychopharmacologique

1. Les antidépresseurs inhibiteurs de la mono-amine-oxydase (IMAO), les antidépresseurs tricycliques et hétérocycliques constituent des médications spécifiques (par ex. : nortriptyline, phénelzine).
2. Le lithium, en particulier, et la carbamazépine sont les médicaments utilisés dans le traitement de troubles bipolaires.
3. Les neuroleptiques, par ex. : la perphénazine et la trifluopérazine, peuvent traiter des comportements maniaques ou des traits psychotiques de personnes présentant une dépression grave.
4. Les benzodiazépines peuvent être utilisées pendant une courte période pour traiter l'anxiété et des troubles du sommeil.
5. On utilise la sismothérapie dans la dépression sévère, en particulier lorsque la personne soignée présente un risque de suicide élevé, est sous-alimentée, ou ne répond pas aux médications.
6. Un traitement léger (intensité élevée) est utilisé dans les troubles affectifs à caractère saisonnier afin de modifier les rythmes circadiens en agissant sur la production de mélatonine et de sérotonine.

B. Apprentissage social/thérapie comportementale dans les troubles dépressifs

1. La thérapie comportementale cognitive est centrée sur la découverte et sur la modification des modalités de pensée négative automatique des éléments suivants :
   a. Triade cognitive d'opinions négatives de soi, des relations interpersonnelles et de l'avenir (par ex. : soi inapproprié, environnement interpersonnel antipathique et de plus en plus exigeant, et un avenir sans espoir)
   b. Hypothèses et règles silencieuses qui identifient l'organisation de la pensée, des sentiments et des comportements.
   c. «Erreurs de logique» (par ex. : personnalisation).

   Ceci s'obtient dans une relation thérapeutique dans laquelle un thérapeute utilise la relation pour guider la surveillance des pensées et l'identification de thèmes en utilisant la logique et en donnant des devoirs à faire à la personne soignée, et pour enseigner des opinions et des réponses alternatives.

C. Thérapie interpersonnelle/familiale dans les troubles dépressifs

La psychothérapie interpersonnelle est centrée sur :

- La dépression elle-même, qui est considérée comme un état clinique, puis en abordant les problèmes de la réaction au deuil et du processus de chagrin, et l'élaboration de nouveaux centres d'intérêt, compétences et relations.
- Le problème de désaccord avec le rôle ainsi que l'apprentissage de nouveaux comportements interpersonnels et de nouvelles techniques de communication.
- Le problème de transition de rôle et l'apprentissage des nombreux savoir-faire qu'elle nécessite.
- Le problème de déficits interpersonnels et les apprentissages comportementaux spécifiques à réaliser.

Ceci est réalisé dans une relation thérapeutique avec un thérapeute qui utilise activement différentes techniques pour assister la personne soignée dans la résolution de problèmes et pour faciliter l'apprentissage de comportements sociaux. Les familles ou des personnes importantes sur le plan affectif devraient être aidées à comprendre la nature de la dépression et/ou de l'épisode maniaque, ses effets sur les rôles dans le couple et dans la famille, le rôle que joue le stress dans l'aggravation du dysfonctionnement, et les effets du soutien. Une aide est également fournie pour apprendre de nouvelles façons de résoudre des conflits plutôt que de confronter la personne soignée.

D. Thérapie interpersonnelle/familiale dans les troubles bipolaires

Cette thérapie est centrée sur les façons dont la personne soignée et/ou la famille peuvent obtenir un soutien, sur l'éducation par rapport aux troubles et son traitement, et sur une orientation ou des conseils concernant des problèmes interpersonnels.

E. Psychanalyse/psychothérapie

Cette méthode est centrée sur la compréhension de la colère, du besoin maladif d'amour et l'ambivalence en tant que conséquences de déceptions et d'expériences désapprouvées par les parents et d'autres personnes importantes sur le plan affectif dans le passé ; elle met l'accent sur la compréhension des façons dont tout ceci est répété dans les expériences «ici et maintenant» et dans les tentatives d'acquérir l'estime de soi qui vont à l'encontre du but recherché, dans les attentes irréalistes par rapport à soi ainsi que dans des déceptions immenses. Pour ce faire, une alliance thérapeutique est créée dans laquelle le thérapeute utilise la relation pour résoudre les problèmes de transfert et de résistance, et pour identifier des défenses et des distorsions de la réalité. Une thérapie longue s'applique le plus souvent aux personnes dont les facteurs étiologiques en ce qui concerne les règles du soi et les techniques d'adaptation se trouvent plus clairement sur un plan psychologique. La thérapie d'accompagnement de deuil se centre sur les sentiments concernant la perte, l'ambivalence associée à la personne/l'objet perdu(e) et la culpabilité ; si nécessaire, elle procure également un soutien et une direction afin d'aider la personne à assumer une plus grande responsabilité de soi.

F. Hospitalisation

Elle est indiquée pour prévenir le suicide ou l'homicide dans les épisodes dépressifs ou maniaques sévères ou bien dans le cas où la personne soignée est incapable et/ou refuse de se loger, de s'habiller, de s'alimenter, etc. D'autres indications sont : crise (par ex. perte d'un proche) et la nécessité de clarifier un diagnostic.

— Diagnostics infirmiers associés

Agression
Anxiété
Conflit décisionnel
Crise réactionnelle
Dépression
Deuil dysfonctionnel
Deuil par anticipation
Perturbation de l'estime de soi
Perturbation de la dynamique familiale
Perturbation des interactions sociales
Risque de suicide
Stratégies d'adaptation individuelle inefficaces

TROUBLE DÉLIRANT (PARANOÏAQUE) ET TROUBLES PSYCHOTIQUES NON CLASSÉS AILLEURS

— TROUBLE DÉLIRANT

Il existe plusieurs types de troubles délirants selon la nature du délire, mais excluant les hallucinations, les délires bizarres ou un affect inapproprié.

Types de troubles délirants :

- *Type érotomaniaque :* le thème prédominant est l'idée que l'on est aimé d'une personne, souvent d'un niveau social supérieur.

- *Type mégalomaniaque :* le thème prédominant est une idée exagérée de sa propre valeur, de son pouvoir, de ses relations avec une personne puissante.
- *À type de jalousie :* le thème prédominant est l'infidélité du (de la) partenaire sexuel(le).
- *À type de persécution :* le thème prédominant est d'être traité d'une façon malveillante.
- *Type somatique :* le thème prédominant est l'idée d'être atteint d'une maladie physique.
- *Type non spécifié.*

— Prévalence

- 0,03 % de l'ensemble de la population (États-Unis)

— Facteurs favorisants

- Déficit du système limbique ou du noyau lenticulaire.
- Selon la théorie psychodynamique, les délires se développent au travers de l'utilisation des mécanismes de défense que sont la formation réactionnelle, la projection et la dénégation vis-à-vis de l'homosexualité, des besoins de dépendance et d'affection ou des sentiments d'infériorité et de rejet.
- Des situations stressantes entraînant une diminution de l'estime de soi, une augmentation de la méfiance, de l'envie, de l'isolement et de l'expectative d'être maltraité par les autres, ainsi que d'autres facteurs conduisant à un système délirant effrayant mais en même temps partiellement réconfortant.

— Traitement

A. Psychanalytique

Cette méthode se centre sur le problème que constitue l'établissement d'une relation confiante et sur des problèmes concrets qui se posent dans l'immédiat. Au fur et à mesure que la confiance s'installe, la personne soignée commence à se rendre compte comment le délire affecte son style de vie, et le thérapeute peut alors l'aider à vérifier la réalité ; la personne soignée peut apprendre comment vivre avec le délire en reconnaissant certaines situations qui aggravent les symptômes ; elle peut également apprendre une autre façon de le gérer.

B. Bio-psychopharmacologique

Des neuroleptiques peuvent être employés en cas d'agitation sévère ; cependant, il est possible que la personne soignée les refuse à cause du délire ; c'est pourquoi une non-observance du traitement est fréquente.

— Diagnostics infirmiers associés

Agression
Altération des opérations de la pensée : délires, suspicion
Stratégies d'adaptation individuelle inefficaces

— Troubles psychotiques non classés ailleurs

Les troubles psychotiques non classés ailleurs sont les suivants :

A. *Psychose réactionnelle brève*

La caractéristique essentielle de ce trouble est un épisode aigu, persistant pendant moins d'un mois, de comportement bizarre, désorganisé, d'hallucinations, de délires, de fortes modifications émotionnelles ; il est lié à un facteur de stress psychosocial.

1. *Les facteurs favorisants* comprennent des mécanismes d'adaptation inappropriés face au facteur de stress ainsi que l'utilisation de la psychose en tant que fuite ou mécanisme de défense.
2. *Le traitement* est psychodynamique et se centre sur le facteur de stress en cause, sur l'élaboration de nouveaux mécanismes d'adaptation et sur les façons de construire l'estime de soi.

B. *Trouble schizophréniforme*

Ce trouble est similaire à la schizophrénie et à la psychose réactionnelle brève, excepté que ces symptômes durent de 1 à 6 mois. Les symptômes sont aigus et commencent et se terminent brusquement.

1. On ne connaît pas de *facteur favorisant.*
2. *Traitement :* les symptômes psychotiques sont traités avec des neuroleptiques. La psychothérapie met l'accent sur la résolution des pensées et des sentiments expérimentés pendant l'épisode psychotique.

C. *Trouble schizo-affectif*

Cet état se caractérise par des épisodes de troubles de l'humeur alternant avec des troubles schizophréniques. Le diagnostic est difficile, et cette catégorie peut être utilisée lorsqu'il est particulièrement difficile d'établir un autre diagnostic.

1. On ne connaît pas de *facteur favorisant.*
2. *Traitement :* les antidépresseurs et les médicaments utilisés pour traiter les états maniaques servent à traiter des symptômes dans la phase aiguë.

D. *Le trouble psychotique induit* se caractérise par la mise en place d'un système délirant consécutivement à une relation avec une autre personne qui a des idées délirantes importantes.

1. *Facteurs favorisants :* il se rencontre dans une dyade dans laquelle existe une personne dominante et une personne soumise ayant un trouble mental, peu de contacts extérieurs, et un bénéfice pour les deux personnes.
2. *Traitement :* nécessite la séparation de la dyade ainsi qu'une psychothérapie pour résoudre les problèmes psychosociaux et le traitement du trouble mental de la personne dominante.

E. *Trouble psychotique non spécifié (psychose atypique)*
Ce diagnostic est utilisé lorsqu'il n'est pas possible de poser un diagnostic plus spécifique.

— Diagnostics infirmiers associés

Agression
Altération des opérations de la pensée : délires, hallucinations
Crise réactionnelle
Perturbation de l'estime de soi
Stratégies d'adaptation individuelle inefficaces

TROUBLES ANXIEUX ET TROUBLES DE L'ADAPTATION AVEC HUMEUR ANXIEUSE

Les troubles anxieux constituent un groupe de troubles mentaux dans lesquels l'anxiété est la caractéristique principale.

- *Trouble panique avec agoraphobie, sans agoraphobie*
- *Agoraphobie sans antécédents de trouble panique*
- *Phobie sociale*
- *Phobie simple*
- *Trouble obsessionnel-compulsif*
- *État de stress post-traumatique*
- *Anxiété généralisée*
- *Trouble anxieux non spécifié*

Troubles de l'adaptation

- *Troubles de l'adaptation avec humeur anxieuse*

— Prévalence

- 10-15 % de la population adulte connaît une certaine forme de trouble anxieux (États-Unis)

- Les types les plus fréquemment rencontrés dans l'ensemble de la population sont : phobie simple, anxiété généralisée et troubles de l'adaptation avec humeur anxieuse
- Les personnes qui cherchent un traitement de leur anxiété ont les diagnostics suivants :
  Trouble panique : 2-5 %
  Agoraphobie : 0,6 %
  Trouble panique post-traumatique : 0,5 %
  Trouble obsessionnel-compulsif : 0,05-3 %

— Facteurs favorisants

- Différents facteurs sont évoqués.
- Facteurs génétiques (par ex. : antécédents d'utilisation de drogues et d'alcool).
- Une hypothèse neuro-anatomique, ou modèle psychophysiologique, résultant d'une recherche consacrée spécifiquement au trouble panique, propose l'existence d'une relation entre l'attaque panique aiguë et le tronc cérébral ; entre l'anxiété d'anticipation et le système limbique ; et entre l'évitement phobique et le cortex pré-frontal.
- Effets de neurotransmetteurs, noradrénaline, acide gamma-amino-butyrique et sérotonine, sur le fonctionnement cérébral.
- Augmentation des réponses du système nerveux végétatif.
- Traumatisme survenu dans l'enfance (par ex. : mort d'un parent).
- Absence de système de soutien social.
- La théorie et des recherches comportementales mettent l'accent sur le stimulus et la réponse conditionnée : l'anxiété. Elles considèrent également que l'apprentissage n'est pas seulement le résultat d'une peur mais aussi de l'observation et de l'imitation d'une personne, d'une identification à cette dernière. La théorie cognitive avance que l'anxiété vécue est véhiculée par la pensée ; ainsi, l'impression qu'une expérience est dangereuse, le fait d'avoir une fausse idée d'une situation, des sensations corporelles, ou encore la capacité d'adaptation d'une personne mènent au développement de panique et de phobies.
- La théorie psychanalytique décrit l'origine de l'anxiété pendant les premiers stades du développement comme :
  Anxiété du ça ou des pulsions (par ex. : peur de perdre le contrôle — personne se sentant dans un état d'impuissance, craignant que ses nombreux besoins ne seront pas satisfaits).
  Angoisse de séparation (par ex. : peur de perdre une relation importante sur le plan affectif, d'être abandonné).

Angoisse de castration (par ex. : peur d'une mutilation du corps ou d'une diminution des savoir-faire et des capacités).

Angoisse du surmoi (par ex. : peur d'être considéré comme coupable).

Le moi reconnaît l'anxiété comme un signal annonçant qu'une pulsion sexuelle ou agressive inconsciente parvient à la conscience. L'attaque de panique est l'expérience d'une anxiété aiguë intense. Si l'anxiété est refoulée ou gardée dans l'inconscient, il n'y a pas de symptôme. Cependant, le refoulement peut ne pas réussir, d'où l'utilisation (inconsciente) de mécanismes de défense (par ex. : utilisation de déplacement dans les phobies ; utilisation d'isolation, d'annulation et de formation réactionnelle dans le trouble obsessionnel-compulsif, utilisation de dénégation et d'annulation dans l'état de stress post-traumatique).

— Manifestations cliniques de différents troubles anxieux

A. Trouble panique

Le trouble panique se caractérise par un épisode anxieux aigu (attaque de panique), de terreur et de crainte intenses, la conscience de palpitations et de tachycardie, une douleur thoracique et une sensation de «souffle coupé» pouvant durer quelques minutes voire pendant une heure, avec des récidives allant d'une fois par semaine à une fois par an.

1. Le diagnostic nécessite l'absence de facteurs étiologiques organiques. Un prolapsus valvulaire mitral et une hyperthyroïdie sont fréquemment associés au trouble panique en raison de l'existence d'une composante génétique, et leur présence doit être vérifiée lors de l'évaluation.
2. La personne soignée apprend vite des stratégies pour éviter, fuir ou gérer les symptômes.
3. Le trouble panique se manifeste avec ou sans agoraphobie.

B. Agoraphobie

Elle se caractérise par une anxiété chronique, des craintes de se trouver dans une situation d'où il est difficile de s'échapper, des craintes de symptômes associés aux attaques de panique, des craintes d'avoir une mobilité réduite, des craintes de rester seul et/ou d'être obligé d'avoir à supporter la situation.

C. Agoraphobie sans antécédents d'attaque de panique

(Voir description de l'attaque de panique.)

D. Phobie sociale et phobie simple

Ces phobies se caractérisent par une anxiété associée à des situations spécifiques, par ex. : claustrophobie (peur d'espace fermé), peur de parler en public, ce qui a comme conséquence des comportements interférant avec un fonctionnement normal.

E. Trouble obsessionnel-compulsif

Il se caractérise par une idée ou une pulsion récurrente qui est ni acceptale ni contrôlable ; par de l'anxiété ; par un comportement rituel complexe ; et par une rupture dans les activités de la vie quotidienne.

1. Exemple de rituels ou comportements rencontrés : se laver fréquemment les mains, procéder à des vérifications, nettoyer, compter, thésauriser, ruminer des actes de violence, accomplir des tâches avec lenteur.
2. Ce trouble s'accompagne souvent de dépression.

F. État de stress post-traumatique

Il se caractérise par l'expérience d'une perte grave ou critique ou encore d'un traumatisme sévère (par ex. : accident de voiture, viol, tremblement de terre, incendie, guerre) ; des rêves ou des idées récurrentes sur l'expérience ; l'évitement de pensées, de sentiments et d'activités associés à l'événement ; et des symptômes d'anxiété, de dépression, de perturbation des habitudes de sommeil ainsi que des problèmes de concentration. Il est fréquemment associé à un trouble de la personnalité, une dépression ou un trouble induit par l'abus d'une substance addictive.

G. Anxiété généralisée

Elle se caractérise par un niveau modéré d'anxiété pendant une durée de plus de six mois, avec nervosité, irritabilité, sécheresse de la bouche, transpiration des mains, des symptômes digestifs, des insomnies et des problèmes de concentration.

H. Trouble de l'adaptation avec humeur anxieuse

Il se caractérise par un niveau d'anxiété léger chronique associé à une réaction inadaptée à des facteurs de stress psychosociaux spécifiques, survenant dans les trois mois suivant la survenue de ces derniers et qui dure moins de six mois ; il se manifeste par un fonctionnement social ou professionnel ralenti ou bien est considéré comme une réponse au stress supérieure à la normale.

— Traitement

A. Bio-psychopharmacologique

1. Benzodiazépines (diazépam [Valium®]) pour une courte période, uniquement pour faire face à l'anxiété ou à la phobie.
2. Antidépresseurs tricycliques (par ex. : imipramine [Tofranil®]), IMAO (par ex. : phénelzine [Nardil®]) et benzodiazépines (par ex. : alprazolam [Xanax®]) dans les troubles paniques.
3. Clomipramine (Anafranil®) pour le traitement de troubles obsessionnels-compulsifs.
4. Propranolol (Inderal®) pour la phobie sociale.

B. Apprentissage social/comportemental

1. Se centre sur la gestion des symptômes de l'anxiété en exposant la personne soignée à l'objet ou à la situation craint(e) par désensibilisation, immersion ou implosion systématique ; se centre sur la renonciation aux tentatives d'éviter ou de contrôler l'objet ou la situation ; comprend l'examen de la peur qui entoure le symptôme physique, une assistance pour ne pas rester centré sur les peurs mais sur la tâche, et l'exploration des raisons de l'anxiété.
   - Techniques de respiration pour prévenir l'hyperventilation
   - Techniques de relaxation (par ex. : méditation, biofeedback)
   - Techniques pour arrêter les pensées afin de gérer les idées désagréables
   - Un entraînement à l'identification de pensées négatives sur soi
2. La théorie cognitive met l'accent sur l'identification, le contrôle et la modification des pensées négatives automatiques associées à l'anxiété (approche cognitive). Les techniques sont similaires à celles de l'approche comportementale mais sont utilisées dans un but différent : l'utilisation d'images, les jeux de rôle, l'exposition, etc. aident à identifier l'émotion et les pensées automatiques reliées aux pensées négatives sur soi et/ou sur ses capacités. On procède à l'analyse de la relation qui existe entre le sentiment et la pensée et on commence à modifier les pensées au travers d'une information croissante sur l'anxiété, l'utilisation de distractions, la vérification de la réalité, etc.

C. Psychodynamique

Cette méthode se centre sur la gestion de l'anxiété, qui est considérée comme étant un état dans lequel on est envahi de peurs et de besoins instinctifs et/ou dans lequel les capacités relationnelles avec les autres sont perturbées. On aide la personne soignée à identifier des conflits (autour de besoins sexuels ou agressifs), des craintes irrationnelles (d'abandon, de séparation) ou des modes relationnels (chercher de l'approbation, de l'affirmation, de la protection). La signification de l'événement traumatique est recherchée. On explore la structure de défense développée pour éviter ou pour fuir l'expérience.

D. Interpersonnel/familial

Il peut être offert une aide aux familles pour identifier des moyens de changer les stress environnementaux ou relationnels.

— Diagnostics infirmiers associés

Anxiété
Comportements rituels
Perturbation des interactions sociales
Stratégies d'adaptation individuelle inefficaces

■ TROUBLES SOMATOFORMES

Les troubles somatoformes constituent un groupe de troubles se caractérisant par des plaintes somatiques en l'absence de maladies physiques, bien que les plaintes puissent ressembler beaucoup à une maladie physique.

Troubles somatoformes :
Trouble : peur d'une dysmorphie corporelle
Trouble de conversion
Hypocondrie
Trouble : somatisation
Trouble somatoforme douloureux
Trouble somatoforme indifférencié
Trouble somatoforme non spécifié

— Facteurs favorisants

Différents facteurs sont évoqués :

- Dysfonctionnement du système nerveux central provoquant une réaction qui touche la perception — peut-être une augmentation de la sensation corporelle
- Refoulement de pulsions agressives envers d'autres, conséquences d'expériences de perte et de rejet survenues dans le passé, qui sont déplacées dans des symptômes physiques
- Dans les troubles de conversion, on avance l'hypothèse que le refoulement de conflits entre des pulsions agressives ou sexuelles et l'interdit concernant ces pulsions ont pour conséquence l'anxiété qui est convertie en symptômes physiques

- Utilisation du mécanisme de défense d'annulation en réaction aux sentiments de culpabilité («Je suis mauvais»)
- Facteurs culturels familiaux selon lesquels l'expression de symptômes physiques sous forme de comportement indiquant la douleur peut servir à obtenir/éviter un rôle particulier, recevoir une considération spéciale voire de l'amour

— Manifestations cliniques de différents troubles somatoformes

A. Trouble : peur d'une dysmorphie corporelle
Il se caractérise par un défaut imaginaire de l'apparence physique (par ex. : visage), augmentant l'anxiété.

B. Trouble de conversion
Il se caractérise par des mouvements anormaux, une paralysie ou la perte de fonction d'une partie du corps ; le facteur de stress est identifié comme étant un conflit ou un besoin psychologique. Exemple de symptômes : paresthésie, anesthésie, cécité, grossesse nerveuse. Les symptômes peuvent représenter symboliquement un conflit psychologique et procurent fréquemment un bénéfice à la personne soignée.

C. Hypocondrie
Elle se caractérise par une croyance persistante d'avoir une maladie (ou d'avoir une maladie qui n'a pas été diagnostiquée) alors qu'aucun examen physique ou de laboratoire ne la confirme. Les symptômes concernent fréquemment l'appareil digestif et le système cardiovasculaire. On rencontre souvent ce trouble en médecine générale.

D. Trouble : somatisation
Ce trouble se caractérise par de nombreux symptômes de fatigue, de la nausée et des vomissements, des problèmes intestinaux, des maux de tête, des évanouissements, des douleurs dans les extrémités, un souffle court, des troubles de déglutition et une amnésie. La personne soignée a en général des antécédents médicaux complexes et décrit ses problèmes de façon théâtrale et avec beaucoup d'émotions.

E. Trouble somatoforme douloureux
Ce trouble se caractérise par une douleur qui persiste pendant au moins six mois et qui reste inexpliquée ; il est fréquemment associé à une dépression.

— Traitement

A. Psychodynamique
Ce traitement se centre sur la gestion de problèmes de style de vie et sur le développement de stratégies d'adaptation positives ; dans les troubles de conversion, on peut avoir recours à une psychanalyse qui mettra l'accent sur la compréhension du développement inconscient de conflits et de symptômes.

B. Apprentissage social/comportemental
Le traitement est centré sur l'ensemble des buts et des tâches du traitement. L'inquiétude à propos du symptôme peut elle-même produire un bénéfice secondaire au travers de l'attention et de l'intérêt qu'elle suscite chez les autres. Les techniques utilisées comprennent la gestion du stress, les exercices de relaxation, l'affirmation de soi, des techniques de distraction ainsi que des techniques destinées à améliorer l'état de santé en général.

C. Bio-psychopharmacologique
Un examen physique est effectué régulièrement afin de confirmer l'absence de maladie, d'éviter une erreur diagnostique ou encore de rassurer la personne soignée en lui procurant des soins et un traitement continus.

- L'anxiété et la dépression, si elles existent, sont traitées par des anxiolytiques et des antidépresseurs.

D. Interpersonnel/familial
Le traitement vise à encourager la réduction du stress, le partage avec autrui, l'adaptation à la maladie et la réduction de l'expression de problèmes et de plaintes physiques.

- La famille reçoit du soutien afin de diminuer l'attention et les préoccupations au sujet du symptôme.

— Diagnostics infirmiers associés

Anxiété
Stratégies d'adaptation individuelle inefficaces

TROUBLES DISSOCIATIFS

Les troubles dissociatifs constituent un groupe de troubles mentaux présentant une altération temporaire de la conscience, de l'identité et du comportement.

Troubles dissociatifs :
Personnalité multiple
Fugue psychogène
Amnésie psychogène
Trouble : dépersonnalisation
Trouble dissociatif non spécifié

— Prévalence

- Rare
- L'amnésie psychogénique est le trouble le plus fréquent du groupe

— Facteurs cliniques, manifestation clinique et traitement

A. Personnalité multiple

La caractéristique de ce trouble est l'existence chez la même personne de deux ou plusieurs personnalités, des maux de tête, des absences épileptiques et l'amnésie de l'enfance. Habituellement, on rencontre également des symptômes d'autres diagnostics (par ex. : dépression).

1. *Les facteurs favorisants* comprennent une maltraitance sexuelle ou physique pendant l'enfance. La théorie psychodynamique avance que, lors de l'exposition à la maltraitance de l'enfance, le moi gère la douleur, la colère, la peur, la tristesse, etc. en dissociant ou en éloignant un groupe de pensées et de sentiments de la conscience. Il n'y a pas de protection de la part des parents ou d'autres personnes et il n'y a pas d'expérience d'amour ou de soins.
2. *Traitement*
   a. Psychodynamique : il vise l'intégration de chaque personnalité dans la personnalité unique par la compréhension du processus dissociatif, de l'expérience qui déborde les défenses du soi (le plus souvent une maltraitance sévère) et d'autres facteurs qui continuent à fonctionner. L'hypnose et la narcose barbiturique sont efficaces.
   b. Les antidépresseurs peuvent être utilisés pour le traitement de la dépression.
   c. Hospitalisation : elle peut être requise dans les cas de comportement autodestructif et inapproprié.

B. Fugue psychogène

Elle se caractérise par une perte de mémoire et un départ du domicile/travail soudains ; l'individu agit comme quelqu'un d'autre ; la fugue peut durer des heures ou des jours. Elle est la conséquence d'un événement émotionnel douloureux auquel la personne veut échapper. On la traite par du soutien.

C. Amnésie psychogène

Elle est caractérisée par une incapacité soudaine d'évoquer des souvenirs, et ce en l'absence d'une cause organique. Elle est fréquemment associée à un traumatisme physique.

1. *Facteurs favorisants :* il se produit un événement traumatisant sur le plan émotionnel au cours duquel le moi utilise le mécanisme de défense de dissociation afin de faire face à l'anxiété ou au conflit sévères.
2. *Traitement :* le traitement psychodynamique met l'accent sur une assistance immédiate brève en rappelant l'événement et en gérant l'anxiété. L'hypnose et/ou la narcose barbiturique sont habituellement efficaces.

D. Trouble : dépersonnalisation

Ce trouble se caractérise par une expérience au cours de laquelle la personne se perçoit comme irréelle, ses pensées et ses sentiments étant détachés de tout ; l'environnement peut être perçu de la même façon.

1. *Facteurs favorisants :* stress sévère.
2. La dépersonnalisation peut être le symptôme d'un trouble anxieux, d'un trouble de l'humeur et d'une schizophrénie ; elle peut également indiquer l'existence d'une tumeur cérébrale, d'un trouble endocrinien ou d'une épilepsie. Dans ces états, on ne pose pas le diagnostic de dépersonnalisation.

— Diagnostics infirmiers associés

Agression
Anxiété
Crise réactionnelle
Risque de suicide
Stratégies d'adaptation individuelle inefficaces

TROUBLES DE LA PERSONNALITÉ

Les troubles de la personnalité constituent un groupe de comportements et de *traits* d'inadaptation scolaire, professionnelle et dans les relations intimes qui persistent toute la vie. Dans le *DSM-III-R*, ils sont codés sur l'axe II et ils coexistent souvent avec d'autres troubles mentaux. Leur diagnostic pose problème, car les troubles de la personnalité comprennent des caractéristiques présentes également dans d'autres diagnostics ; la difficulté peut également être liée à une utilisation superficielle du *DSM-III-R*.

— Prévalence

- 6-10 % de la population adulte (États-Unis)

— Facteurs favorisants

- Facteurs génétiques d'après des études de jumeaux
- Un dysfonctionnement du système nerveux central peut constituer un facteur de prédisposition
- Troubles biochimiques (par ex. : anomalies hormonales, neurotransmetteurs)
- Perturbations du développement, en particulier au cours de la petite enfance, pouvant être imputées à des parents fragiles, négligents ou maltraitants.

— Manifestations cliniques et traitement de différents troubles de la personnalité

A. Manifestations cliniques : groupe A (comportements étranges et excentriques)

1. *Personnalité paranoïaque :* se caractérise par une méfiance et une suspicion des autres anciennes, une grande sensibilité au jugement des autres, et des restrictions sur le plan émotionnel. La personne cherche rarement un traitement, parce que ses problèmes d'intimité et l'absence de symptômes ne lui donnent guère l'occasion d'entrer en contact avec des institutions de santé.
2. *Personnalité schizoïde :* se caractérise par un retrait social et un isolement anciens.
3. *Personnalié schizotypique :* se caractérise par la singularité ancienne des idées, des perceptions, des comportements et de la communication. La personne peut faire partie d'une secte ou pratiquer des actes occultes ou religieux bizarres.

B. Traitement : groupe A

1. *Psychodynamique*
   a. Une thérapie longue est destinée à découvrir les sentiments à l'origine des troubles de la personnalité tels que faiblesse, insécurité, vulnérabilité, médiocrité et doute ; elle se centre également sur la résolution de conflits, la résolution d'éventuels problèmes

de transfert/contre-transfert d'une victime ou d'un agresseur, ainsi que sur une dépendance intense.

b. Une thérapie brève est destinée uniquement à augmenter la capacité de tolérance des sentiments de solitude ou d'autres états affectifs.

2. *Apprentissage social/comportemental :* le traitement met l'accent sur les comportements-cibles inadaptés en utilisant des techniques d'apprentissage social (par ex. : se présenter aux autres).
3. *Bio-psychopharmacologique :* cette approche vise des symptômes et des comportements tels qu'une distorsion cognitive, une anxiété ou encore une colère intense, en utilisant des médicaments spécifiques.
4. *Hospitalisation :* un traitement en hôpital de jour ou en ambulatoire peut parfois être indiqué lorsque la personne soignée souffre particulièrement de solitude ou est confrontée à un stress important.

C. Manifestations cliniques : groupe B (comportements dramatiques, émotionnels et erratiques)

1. *Personnalité histrionique :* se caractérise par des antécédents de comportements séducteurs excessifs, en quête d'attention.
2. *Personnalité narcissique :* se caractérise par des antécédents d'un sens exagéré de sa propre importance, d'être unique et très spécial, d'être exceptionnellement talentueux, de vantardise, de mégalomanie, d'égocentrisme ou d'arrogance, de besoin d'attention, de périodes de performance élevée et un sens d'avoir droit à beaucoup d'égards.
3. *Personnalité limite (borderline) :* se caractérise par des antécédents d'instabilité affective (affect labile), d'impulsivité, ou encore par des périodes de colère intense, des relations «collantes» intenses et des actes d'autodestruction imprévisibles. Des manifestations fréquemment rencontrées comprennent : l'automutilation, l'utilisation de gestes suicidaires comme techniques de manipulation, des comportements exigeants, une régression par rapport au traitement, des problèmes de contre-transfert, des craintes d'être abandonné, de s'engouffrer, d'être annihilé, ainsi que des pensées quasi psychotiques.
4. *Personnalité antisociale :* se caractérise par des antécédents d'ignorance des règles sociales, d'actes criminels, de manipulation et de malhonnêteté.

D. Traitement : groupe B

1. *Psychodynamique*

a. *Personnalité histrionique :* le traitement met l'accent sur des besoins de dépendance insatisfaits ; la colère ressentie lorsque des besoins ne sont pas satisfaits ; l'utilisation d'exhibition sexuelle afin d'obtenir que la personne du sexe opposé se substitue à la mère ; le processus d'analyser les événements de façon à permettre de donner des instructions pas à pas ; l'analyse des «tempêtes émotionnelles».

b. *Personnalité narcissique :* le traitement se centre sur le transfert négatif, et sur la mégalomanie et l'autosatisfaction comme défenses contre des sentiments de colère, d'envie et d'infériorité ; il peut aussi être centré sur un arrêt du développement dû au fait que les parents ne montrent pas d'empathie à l'égard de l'enfant, ce qui empêche l'idéalisation.
c. *Personnalité limite :* le traitement vise à résoudre l'absence d'expériences d'attachement au cours de la petite enfance qui entraîne un sens inapproprié de soi (des antécédents de maltraitance sont fréquents), ou se centre sur le transfert entre le thérapeute et la personne soignée autour de thèmes comme la toute-puissance, la soumission, l'idéalisation, puis sur la mise en évidence de liens entre sentiments et motivations d'une part et des actes présents d'autre part. L'accent est également mis sur la diminution de la gratification rencontrée dans les comportements d'autodestruction (par ex. : promiscuité, toxicomanie, automutilation, tentatives de suicide, manipulation).
d. *Personnalité antisociale :* le traitement est centré sur des problèmes d'intimité, de fixation de limites, de responsabilité de soi et de défenses contre des pertes. La personne soignée essaie souvent d'être plus maligne que le thérapeute, et le thérapeute peut, involontairement, condamner la personne soignée sur le plan moral ou former une alliance protectrice avec elle.
e. Les thérapies brèves se centrent sur les sentiments concernant «l'ici et maintenant» et des stratégies visant à mieux les affronter.

2. *Apprentissage social/comportemental :* le traitement met l'accent sur le comportement-cible inadapté et enseigne de nouveaux comportements et/ou stratégies (par ex. : demander de l'aide). Il est possible de formaliser le processus en utilisant des contrats. La thérapie cognitive peut être utilisée pour réduire les auto-critiques et/ou l'anxiété.
3. *Bio-psychopharmacologique :* le traitement peut faire appel à des médicaments destinés à traiter les symptômes et les comportements cibles tels que des épisodes psychotiques courts, la dépression, une colère intense, l'anxiété et la dépersonnalisation.
4. *Interpersonnel/familial :* il est nécessaire d'impliquer les membres de la famille dans le traitement de la personne ayant une personnalité limite en raison de la tendance que l'on rencontre dans les familles à s'impliquer de façon excessive, de se montrer négligent ou d'infliger de mauvais traitements lorsqu'elles ont affaire à des sentiments.
5. *Hospitalisation :* elle est indiquée pour limiter les actes d'autodestruction en cas d'épisodes psychotiques courts et en présence de dépression.

a. La personne soignée présentant un trouble de type personnalité limite qui utilise des mécanismes de défense, la division et l'identification contribue à développer des relations interpersonnelles confuses et chaotiques dans le système, par ex. : familial, hospitalier ou communautaire.
   (1) La division est un processus inconscient utilisé par la personne soignée auprès d'autres personnes qui résulte dans le développement de groupes polarisés (par ex. : bons ou mauvais), prenant pour cible la collectivité ou l'individu, la personne incompétente ou celle qui a beaucoup de talents, ou encore la personne sensible, attentive ou celle qui inflige des punitions.
   (2) La réponse de l'équipe au conflit peut être liée aux points de vue concernant les résultats de santé escomptés. Si ces derniers concernent le changement structurel du système de soi, l'équipe doit répondre à la régression de la personne soignée d'une façon positive, bienveillante. Si le résultat attendu est un changement pour un comportement plus adapté, l'équipe doit instaurer des limites concernant le comportement régressif. Les membres de l'équipe ont différentes réponses aux besoins d'«aide» ou de «protection» de la personne soignée. Des besoins de dépendance insatisfaits de l'équipe créent également un conflit lorsque ces règles sont appliquées à la personne soignée ou lorsque cette dernière reçoit une éducation par rapport à son trouble.
   (3) Gestion
      - Reconnaissance de la division en tant que processus humain procurant une protection à la personne soignée, permettant de garder de bonnes et de mauvaises images de soi et de garder les autres à distance.
      - Assurer la formation de l'équipe au sujet de la division et ses conséquences de rejet ou d'idéalisation d'autrui au travers de discussions, de la supervision clinique et des conseils individuels.
      - Réunions d'équipe fréquentes afin d'encourager l'esprit d'ouverture et le soutien mutuel.
      - Surveillance de l'apparition de signes de division tels que des actes punitifs, indulgents, protecteurs ou complices.
      - Rencontre avec la personne soignée, le «bon» personnel et le «mauvais» personnel si indiqué.

b. *Automutilation :* le trouble de type personnalité limite peut entraîner l'automutilation — se blesser sans intention de se tuer. Parmi les automutilations les plus fréquentes : des taillades sur la peau, des blessures de l'œil et des parties génitales. L'automutilation peut également être associée à d'autres troubles mentaux.

(1) Il existe plusieurs explications. Les personnes soignées donnent des explications d'ordre sexuel et religieux. On ne connaît pas de facteurs biologiques. Des explications psychologiques présentent le comportement comme un trouble de la personnalité, un trouble du contrôle des pulsions ou une intolérance affective.

(2) Traitement : il n'existe pas d'approche unique. Le traitement est difficile en raison de la poursuite des actes d'automutilation et des réactions du thérapeute et de l'équipe à ces actes (culpabilité, colère, tristesse, trahison, etc.). Une description précise du comportement dans le contexte où il se produit peut conduire à l'identification du mode opérationnel et du facteur de risque et, peut-être, à un moyen de faire face à ces pulsions fortes.

E. Manifestations cliniques : groupe C (comportements anxieux)

1. *Personnalité obsessionnelle-compulsive :* ce trouble est caractérisé par une longue histoire d'habitudes d'ordre, d'obstination, de restriction émotionnelle, d'indécision, de perfectionnisme et d'inflexibilité.
2. *Personnalité passive-agressive :* ce trouble est caractérisé par des antécédents de résistance à la plupart des attentes sociales et professionnelles, et par la procrastination, les oublis et l'inefficacité.
3. *Personnalité dépendante :* ce trouble est caractérisé par une longue histoire d'incapacité de prendre des décisions (qui sont prises par les autres), de subordination de ses propres besoins et d'un fort attachement.
4. *Personnalité hésitante :* ce trouble est caractérisé par une grande sensibilité au rejet, une faible confiance en soi et le désir d'être accepté de façon inconditionnelle par les autres.

F. Traitement : groupe C

1. *Psychodynamique*

   a. Personnalité obsessionnelle-compulsive : le traitement est centré sur un mode de contrôle défensif permettant de faire face aux pulsions agressives inacceptables, ou sur l'arrêt du développement qui se produit lorsque l'enfant recherche l'autonomie et l'acceptation par sa mère, et sur des problèmes concernant des sentiments de tendresse. La structure du trouble est difficile à identifier en raison du nombre de techniques utilisées par la personne soignée pour garder le contrôle telles que l'intellectualisation, le questionnement, la distraction, l'évasion et la duplicité.

   b. Personnalité passive-agressive : le traitement est centré sur les comportements défensifs qu'entraîne la découverte par la personne soignée que les besoins de dépendance ne sont pas satisfaits, contrairement à ses attentes, puis sur la colère et la contrariété qui en résultent, et qui augmentent lorsque la personne cherche à se venger.

c. Personnalité dépendante : le traitement est centré sur la structure défensive qui protège le soi contre l'abandon et l'angoisse de séparation ; il cherche à réduire les exigences irréalistes et fournit des explications sur la façon d'être responsable de soi.
d. Personnalité évitante : le traitement met l'accent sur la peur et la culpabilité liées aux pulsions sexuelles, dépendantes ou agressives inconscientes et le mode d'évitement défensif.
e. Les thérapies brèves se centrent sur des sentiments et des comportements spécifiques et des moyens alternatifs pour s'y adapter.

2. *Apprentissage social/comportemental :* le traitement met l'accent sur l'élaboration de modes comportementaux nouveaux afin de faire face aux stress de la vie quotidienne. Les techniques comprennent : affirmation de soi pour aider l'expression de l'agressivité, l'apprentissage social (par ex. : prise de décision) et la gestion du stress afin de réduire l'anxiété et d'éviter certaines situations.
3. *Bio-psychopharmacologique :* cette approche utilise un traitement médicamenteux des symptômes et comportements cibles tels que attaque de panique ou phobies, dépression, anxiété accrue ou colère.
4. *Hospitalisation :* lorsqu'une peur ou une pensée compulsive ou spécifique empêche une personne de fonctionner, une courte hospitalisation peut être nécessaire.

— Diagnostics infirmiers associés

Agression
Altération des opérations de la pensée : confusion aiguë
Anxiété
Comportements rituels
Dépression
Manipulation
Perturbation de l'estime de soi
Perturbation des interactions sociales
Risque de suicide
Sentiment d'impuissance
Stratégies d'adaptation individuelle inefficaces

L'administration des médicaments

7

Parmi les responsabilités importantes de l'infirmière figure celle d'administrer les médicaments en collaboration avec le médecin et de la personne soignée. L'importance de l'implication de l'infirmière dans cette collaboration est fonction de l'état de santé de la personne soignée et du système de santé (les textes) en vigueur. Une évaluation et un diagnostic précis de l'état de la personne soignée contribuent à obtenir la meilleure efficacité possible de son traitement médicamenteux, de son éducation et des activités de soutien.

— Domaines de l'évaluation en soins infirmiers

Vérification et évaluation à effectuer par l'infirmière

1. Les données initiales, afin de pouvoir mesurer les changements ultérieurs, concernant : la pression artérielle en position debout et assise, la température, le pouls, la respiration, le poids, l'examen physique (effectué par l'infirmière ou le médecin), l'hémogramme, l'examen des urines, la chimie du sang, l'électroencéphalogramme et d'autres examens éventuels
2. Les signes/symptômes d'autres problèmes médicaux
3. Les signes/symptômes d'effets indésirables, de toxicité ou de dyskinésie tardive (voir aux différents groupes de médicaments dans ce chapitre)

4. L'utilisation d'autres médicaments prescrits, non prescrits ou illégaux, ou encore d'alcool, pouvant être à l'origine de nombreuses interactions médicamenteuses potentiellement dangereuses
5. L'effet produit par le médicament sur le trouble et sur l'état de santé en général
6. Les modifications dans les habitudes alimentaires de la personne soignée ou dans ses habitudes de boire
7. Les modifications dans ses habitudes d'élimination, en particulier l'apparition de constipation et de polyurie
8. La modification dans les activités (habitudes de travail et d'exercice) : le fait d'énumérer les activités quotidiennes est un signe d'amélioration
9. Les modifications dans les habitudes de sommeil (par ex. : la personne soignée peut dormir presque toute la journée)
10. Les modifications dans les sentiments, les pensées et les perceptions (par ex. : des voix menaçantes entendues pendant la nuit)
11. Des changements du concept de soi (par ex. : la crainte exprimée à propos d'effets nuisibles des médicaments sur le corps ; la capacité de poser des questions spécifiques sur la médication)
12. Des changements dans des relations interpersonnelles importantes, y compris dans la capacité de communiquer avec l'infirmière et d'autres membres de l'équipe
13. Des modifications dans le fonctionnement social (par ex. : la reconnaissance de la présence d'une autre personne, dire «Bonjour»)
14. Des changements dans le fonctionnement sexuel (par ex. : l'impuissance induite par un médicament peut susciter une grande frayeur)
15. Des changements dans les routines quotidiennes aboutissant à une augmentation du stress
16. Les événements de la vie générant une augmentation du stress
17. La façon dont la personne soignée apprend des choses nouvelles
18. Les domaines d'éducation pour le patient, y compris sa volonté de suivre lui-même son traitement médicamenteux

— Diagnostics infirmiers associés

Stratégies d'adaptation individuelle inefficaces

Altération des opérations de la pensée (délires, hallucinations auditives, suspicion)

— Ce que la personne soignée doit savoir à propos des médicaments

QUOI	Nom du médicament Posologie Effets secondaires/indésirables Prix
QUAND	Horaire des prises Que faire lors de l'oubli d'une dose ? Durée du traitement
OÙ	Délivrance du médicament Officine, milieu hospitalier
POURQUOI	Effet du médicament et vitesse de son action Effet en cas d'arrêt du traitement
COMMENT	Voie d'administration
QUI	Nom du médecin, de l'infirmière, du référent Coordonnées téléphoniques de la personne à prévenir en cas d'urgence
PRÉCAUTIONS	Examens de laboratoire ou autres le cas échéant Restrictions alimentaires Éviter les boissons alcoolisées Activités à éviter Surveillance des signes vitaux, de la pression artérielle ou d'autres symptômes Autres précautions à prendre

— Facteurs résultant du traitement médicamenteux susceptibles de modifier les habitudes de vie

1. Réactions dysphoriques : sentiment de planer, de se mouvoir au ralenti ; confusion, frayeur, nervosité
2. Effet sédatif et anticholinergique : constipation, sécheresse de la bouche, troubles visuels, rétention d'urine, et palpitations si l'effet provient d'antidépresseurs
3. État d'euphorie induit par certains médicaments ; par ex. : benzatropine (Cogentine®)
4. Indifférence thymique (certaines personnes soignées préféreront l'état maniaque)
5. Perturbation des fonctions sexuelles

6. Inconvénients liés au mode d'administration (prises quotidiennes par voie orale ou forme retard injectable)
7. Restrictions alimentaires
8. Éviter les boissons alcoolisées
9. Effets sur l'activité professionnelle : «ne plus être aussi vif», léger tremblement des mains, temps nécessaire pour les consultations
10. Réseau de soutien : disponibilité, attitude des autres vis-à-vis du traitement médicamenteux

LES NEUROLEPTIQUES (ANTIPSYCHOTIQUES)

Les neuroleptiques sont utilisés dans le traitement des psychoses. (Tableau 7-1)

— Indications

Schizophrénie
Troubles bipolaires (par ex. : psychose maniaco-dépressive)
Psychose organique
Sevrage alcoolique
Vomissements , nausée

— Pharmacodynamique

1. Substances ayant des propriétés extrapyramidales, endocriniennes et neuroleptiques qui bloquent les récepteurs dopaminergiques.
2. Substances bloquant les récepteurs noradrénergiques.

— Pharmacocinétique

1. Absorption par voie digestive et métabolisme par un procédé complexe dans le foie.
2. Pic plasmatique 3 min après l'injection intramusculaire et 100 min après la prise *per os*.
3. Demi-vie : 1-2 jours ; le médicament est stocké dans le tissu adipeux.
4. En raison de la complexité du métabolisme, du stockage dans le tissu adipeux ou encore de facteurs individuels spécifiques, il est inutile de relever les taux sériques pour déterminer le mode d'administration.
5. Le dosage à l'état d'équilibre s'obtient en 5-10 jours.

— Administration

1. Les neuroleptiques ont tous la même efficacité pour soulager une psychose.

Tableau 7-1 Les neuroleptiques (antipsychotiques)

Groupes pharmacologiques majeurs	*Spécialités*		*Posologie per os (échelle)*	*Posologie IM*	*Posologie forme retard IM*
	Dénomination commune	*Noms des produits commercialisés*			
Phénothiazines					
Dérivés aliphatiques	Chlorpromazine	Thorazine®	300-2000 mg/j	12,5-50 mg/j	
	Triflupromazine	Vesprin®	100-300 mg/j		
	Promazine	Sparine®	40-1000 mg/j		
Dérivés pipérazinés	Fluphénazine	Prolixin®			
	dichlorhydrate	dichlorhydrate	2,5-30 mg/j	2,5-5 mg	
	décanoate	décanoate			12,5-100 mg toutes les 1-4 semaines
	énanthate	énanthate			12,5-100 mg toutes les 1-2 semaines
	Perphénazine	Trilafon®	16-64 mg/j		
	Trifluopérazine	Stelazine®	10-100 mg/j		
Dérivés pipéridinés	Mésoridazine	Serentil®	75-400 mg/j		
	Thioridazine	Melleril®	50-800 mg/j		
Autres					
Butyrophénones	Halopéridol	Haldol®	2-100 mg/j*	2-5 mg/j	
	décanoate	Haldol decanoas®			100-300 mg/mois
Thioxanthènes	Tiotixène	Navane®	6-100 mg/j		
Dibenzo-oxazépines	Loxapine	Loxitane®	25-250 mg/j		
Dihydro-indolone	Molindone	Lidone® Moban®	25-400 mg/j		

* Posologie strictement individuelle, à augmenter ou à diminuer selon les effets thérapeutiques.

2. Leurs indications : hallucinations, délires, agressivité, agitation, troubles du sommeil, maniérisme.
3. Les neuroleptiques étant habituellement efficaces à des doses de 30 mg/jour ou moins ont une «formule à dose forte» ; ceux étant habituellement efficaces à 400 mg/jour ont une «formule à dose faible» ; entre les deux, on parle de «dose moyenne». Bien que la posologie doive être adaptée individuellement, une dose de 400-800 mg/jour de chlorpromazine, ou son équivalent (par ex. : 8-15 mg/jour de halopéridol), convient à la plupart des personnes soignées.
4. Pour déterminer si une formule est à dose forte ou à dose faible, il y a lieu de prendre comme référence l'équivalent de 100 mg de chlorpromazine ; exemples de formule à dose forte : halopéridol (Haldol®), trifluopérazine (Stelazine®), tiotixène (Navane®) ; et de formule à dose faible : thioridazine (Melleril®), chlorpromazine (Thorazine®).
5. Aucune recherche n'a prouvé la supériorité des neuroleptiques à dose faible par rapport à la formule à dose forte dans les états d'agitation et dans les cures de désintoxication.
6. Compter 4 à 6 semaines pour un essai clinique.
7. Le choix du médicament est fonction des effets indésirables et des préférences du psychiatre.
8. Les succès obtenus dans le passé avec tel ou tel neuroleptique contribuent également au choix.
9. Les doses peuvent être réparties dans la journée, mais la prescription peut également préconiser la prise unique au moment du coucher.
   a. La prise unique au moment du coucher est préférable, parce que l'effet sédatif favorise l'instauration d'un cycle veille-sommeil normal et que l'observance du traitement se fait plus facilement.
   b. Les effets extrapyramidaux/anticholinergiques sont moindres.
10. La prescription de différents neuroleptiques simultanément n'est pas recommandée, aucun effet positif ou négatif n'ayant pu être démontré à ce jour.

— Traitement de la psychose aiguë

1. Noter les signes vitaux de départ.
2. Administrer une faible dose du neuroleptique (halopéridol ou chlorpromazine) pour tester son efficacité.
3. Observer pendant une heure la personne soignée ; ensuite, le cas échéant, administrer l'équivalent de 300-400 mg de chlorpromazine.
4. Augmenter la dose tous les 3-4 jours en gardant à l'esprit que la plupart des personnes soignées réagissent à des doses de l'ordre de 1 500 mg de chlorpromazine.

Effets indésirables des neuroleptiques		
Effets indésirables	*Substances ayant le plus d'effet*	*Substances ayant le moins d'effet*
Sédatif et hypotenseur	Chlorpromazine (Thorazine®)	Trifluopérazine (Stelazine®) Halopéridol (Haldol®) Tiotixène (Navane®)
Extrapyramidal	Trifluopérazine (Stelazine®) Fluphénazine (Prolixin®) Tiotixène (Navane®)	Thioridazine (Melleril®) Mésoridazine (Serentil®)
Anticholinergique	Thioridazine (Melleril®) Mésoridazine (Serentil®)	Trifluopérazine (Stelazine®) Halopéridol (Haldol®) Tiotixène (Navane®)

5. Une action rapide est obtenue grâce à l'administration de 5 mg de halopéridol (Haldol®) par voie intramusculaire, et ce jusqu'à l'apaisement ou le contrôle du comportement violent.
   a. Prendre la pression artérielle avant chaque prise ; renoncer à l'administration si la pression artérielle systolique est égale ou inférieure à 90.
   b. Surveiller l'état de sommeil afin d'obtenir des intervalles de 6-7 heures.
   c. Surveiller l'apparition d'une dystonie entre 1 et 48 heures après le début du traitement ; celle-ci doit être traitée avec un anticholinergique ou un antihistaminique.
   d. Surveiller la dangerosité de la personne soignée pour elle-même et les autres.
   e. La dose totale ne devrait pas excéder 50 mg/12 h.

— Durée du traitement neuroleptique

1. Durée recommandée :
   a. Premier ou deuxième épisode psychotique : 6 mois.
   b. Trois épisodes psychotiques ou plus : indéfiniment, avec tentatives de sevrage tous les 4-5 ans.
2. Lors de la diminution de la posologie ou de l'arrêt du traitement, le praticien réduit les doses progressivement afin d'éviter une dyskinésie ou une récidive.
3. Le principal problème d'un traitement au long cours est son observance.

NEUROLEPTIQUES-RETARD

1. Ils sont indiqués dans les traitements d'entretien de la schizophrénie présentant des problèmes d'observance.
2. Ils sont administrés toutes les 1-4 semaines.
3. Injection IM profonde pour éviter une irritation tissulaire.
4. Les formes concentrées sont photosensibles, et doivent être conservées dans l'obscurité.
5. Introduire la concentration dans un liquide ou un aliment solide juste avant son administration afin de lui assurer toute son efficacité ; éviter des liquides contenant de l'acide tannique (thé), de la caféine (café, coca-cola) et des pectinates (jus de pomme).

— Contre-indications

État comateux, glaucome, adénome prostatique, infarctus du myocarde ou insuffisance cardiaque grave, attaque, association avec des médicaments pouvant provoquer une dépression du système nerveux central.

— Précautions d'emploi

1. Le traitement doit être interrompu avant une intervention chirurgicale.
2. Il faut savoir que ces médicaments peuvent abaisser le seuil épileptogène.

— Exemples d'interactions médicamenteuses

1. Alcool, barbituriques et autres médicaments agissant sur le système nerveux central : possibilité de sédation, d'hypotension.
2. Antiparkinsoniens et antidépresseurs tricycliques : augmentation des effets anticholinergiques (par ex. : sécheresse de la bouche, hypotension orthostatique, rétention d'urine, constipation).
3. Antiacides : interférence avec la vitesse d'absorption.
4. Adrénaline : la Néosynéphrine® peut être administrée lorsque la pression artérielle est dangereusement basse. L'adrénaline est interdite, car elle provoque une aggravation de l'hypotension.

— Réactions habituelles au traitement

1. Effet sédatif entre 30 et 60 min après l'administration par voie IM ; il dure 2-3 heures.
2. La coopération s'améliore et le comportement perturbateur diminue à partir d'une heure à une semaine après l'administration de la dose.

3. Les perturbations des opérations de la pensée disparaissent en général au bout de 6 semaines ou plus après la première dose.
4. L'absence d'effet peut être due à :
   a. une dose insuffisante
   b. un essai clinique trop court (durée minimale : 2 semaines)
   c. un trouble organique non diagnostiqué
   d. la non-observance du traitement

— Effets indésirables

1. Somnolence et sédation
   a. Cet effet indésirable disparaît au bout de 2 semaines environ.
   b. Il est recommandé de s'abstenir de conduire ou d'effectuer des travaux de réparation nécessitant une grande précision, la vigilance et la coordination musculaire sont altérées.
   c. Prise du médicament au coucher afin de minimiser les problèmes.
2. Hypotension orthostatique
   a. Symptômes : pression artérielle systolique égale ou inférieure à 90, vertiges, faiblesse ; bien que cet effet indésirable disparaisse rapidement chez certains patients, des changements orthostatiques peuvent persister si le traitement est poursuivi. La personne soignée risque de tomber et, donc, de se blesser.
   b. Surveiller la pression artérielle en position debout et assise avant et après l'administration de la première dose et ce pendant les premiers jours du traitement — et périodiquement si les problèmes persistent.
   c. Recommander à la personne soignée de changer lentement de position pour éviter l'hypotension.
   d. Abaisser la tête et surélever les pieds légèrement en cas d'hypotension.
3. Effets indésirables des anticholinergiques
   a. Symptômes et traitement
      (1) Sécheresse de la bouche : rincer fréquemment la bouche avec de l'eau, sucer des bonbons ou mâcher du chewing-gum sans sucre
      (2) Troubles visuels : des gouttes de physostigmine peuvent être indiquées
      (3) Des problèmes intestinaux, pouvant aller de la constipation à l'iléus paralytique : augmenter l'apport liquidien et faire faire des exercices ; faire prescrire des laxatifs si indiqué
      (4) Des problèmes urinaires, pouvant aller de la rétention d'urine à la paralysie de la vessie : conseiller à la personne soignée

de vider la vessie toutes les 3-4 heures. Faire prescrire du chlorure de béthanécol (Urécholine®) si indiqué

b. Syndrome anticholinergique central

(1) Cause : la personne soignée prend plusieurs médicaments ayant des effets anticholinergiques ; par ex. : des neuroleptiques, des antiparkinsoniens et des antidépresseurs.

(2) Symptômes : agitation ; nervosité pouvant aller jusqu'à la confusion ; désorientation ; hallucinations pouvant aller jusqu'au coma ; peau sèche, rouge ; fièvre ; dilatation des pupilles.

(3) Traitement : arrêt des médicaments. L'administration de physostigmine dans le syndrome anticholinergique est controversée car elle peut provoquer des problèmes cardiaques.

4. Symptômes extrapyramidaux

a. Dystonie : spasmes musculaires de la mâchoire (le plus souvent), de la face, du cou, du dos, des yeux, des bras et des jambes.

(1) Survient entre 5 minutes et les premiers jours suivant le début du traitement chez environ 10 % des personnes âgées.

(2) Symptômes : ouverture de la mâchoire, protrusion de la langue, crise oculogyre (regard fixe vers le haut dû aux spasmes des muscles oculomoteurs), opisthotonos (hypertension du dos due aux spasmes des muscles du dos).

(3) Traitement : médicaments anticholinergiques, par ex. : benzatropine (Cogentine®), ou antihistaminique, par ex. diphénhydramine (Benadryl®), *per os* ou par voie parentérale si l'on veut obtenir une action plus rapide.

b. Acathésie

(1) Survient entre 6 heures et 60 jours après le début du traitement.

(2) Symptômes : agitation motrice continue pouvant rester inaperçue parce que la nervosité peut être attribuée par erreur à une psychose ou à une réaction à un neuroleptique.

(3) Traitement : diminution de la dose du neuroleptique ; éventuellement du propranolol.

c. Effets parkinsoniens

(1) Surviennent chez environ 15 % des personnes soignées pendant la première semaine jusqu'à 4 semaines après le début du traitement.

(2) Symptômes : démarche traînante, expression faciale figée, bave, tremblements.

Akinésie : absence de mouvements du corps, notamment des bras ; symptôme rarement traité, car il n'est pas spectaculaire et la personne soignée ne s'en plaint que très rarement.

Rigidité pallidale (bruit excessif d'une articulation lors d'une flexion).

Syndrome du lapin (tremblements imitant les mouvements de mastication).

(3) Traitement : médicament anticholinergique.

5. Effets endocriniens ou métaboliques
   a. Symptômes : prise de poids (nécessite l'instauration d'un régime et des exercices) ; chez les femmes : troubles du cycle menstruel et sécrétions mammaires excessives (nécessite une révision de la posologie) ; diminution de la libido, impuissance, troubles éjaculatoires chez l'homme (problèmes que la personne soignée peut trouver trop embarrassants pour en faire état) ; diminution de la capacité thermorégulatrice — la personne soignée se plaint d'avoir trop chaud ou trop froid (en tenir compte pour régler la température dans la chambre d'isolement ou encore avant de donner une vessie de glace ou une bouillotte) ; glycosurie.
   b. Traitement : il consiste généralement à remplacer un neuroleptique par un autre et à diminuer la posologie.
6. Exemples d'effets cutanés
   a. Symptômes : éruptions cutanées qui disparaissent habituellement après quelques semaines ; phototoxicité ou érythème solaire grave en cas de traitement par des dérivés de la phénothiazine.
   b. Traitement : les personnes soignées traitées par des dérivés de la phénothiazine doivent se protéger avec des écrans solaires et s'habiller de façon adéquate.
7. Effets ophtalmologiques
   a. L'atteinte du cristallin provoquée par les dérivés de la phénothiazine est en partie réversible et ne compromet pas l'acuité visuelle.
   b. La rétinopathie toxique, pigmentation irréversible de la rétine évoluant vers la cécité, peut être provoquée par la thioridazine (Melleril®) à une dose supérieure à 800 mg/jour ou par la mésoridazine (Serentil®) à une dose supérieure à 400 mg/jour.

— Syndrome de manque

1. Transpiration, diarrhée, nausée, vomissements, insomnie, nervosité, tremblements.
2. Les effets associés comprennent un rebondissement cholinergique, la stimulation du système nerveux central, l'apparition d'une dyskinésie tardive et une grande vulnérabilité au stress.

— Dyskinésie tardive

1. Elle survient en général au plus tôt 3 mois, voire plusieurs années après le début du traitement par neuroleptiques.
2. Elle se rencontre dans les traitements à hautes doses, chez les femmes et chez les personnes âgées de 50 ans et plus ; elle peut également être due à l'existence d'un syndrome cérébral organique.
3. Symptômes : les plus courants sont les mouvements involontaires de la mâchoire, de la langue et des lèvres, ou encore des grimaces. Dans les cas graves, les mouvements peuvent s'étendre au cou, au tronc, au pelvis, etc.
4. Traitement
   a. On ne connaît aucun traitement efficace.
   b. Utilisation de neuroleptiques seulement si nécessaire, et à des doses minimales.
   c. Surveillance de l'apparition de symptômes.
   d. Vérifier tous les 6 mois si le traitement par neuroleptiques peut être diminué.
   e. Lorsque des symptômes apparaissent, diminuer les doses et/ou arrêter le traitement ; chez certaines personnes soignées, les symptômes disparaissent quelques mois après l'arrêt du traitement.
   f. Les avantages et les inconvénients des neuroleptiques doivent être discutés avec la personne soignée.
   g. Il est conseillé d'enregistrer le consentement de la personne soignée au traitement par neuroleptiques et de s'assurer de sa pleine connaissance des effets possibles d'une dyskinésie tardive.

— Effets mettant en danger la vie des personnes soignées

1. Agranulocytose
   a. Symptômes : la forme aiguë débute par une angine et de la fièvre
   b. Survient entre 3 et 8 semaines après le début du traitement
   c. Prophylaxie : apprendre à la personne soignée de signaler immédiatement tout mal de gorge et toute fièvre. Demander un hémogramme afin d'écarter une possibilité d'agranulocytose.
   d. Traitement : arrêt immédiat du traitement ; isolement en chambre stérile si possible ; antibiotiques
   e. Taux de mortalité : 30 %
2. Syndrome malin des neuroleptiques (diagnostic différentiel : catatonie)

   a. Symptômes : hypertonie musculaire, hyperthermie, dysfonctionnement du système nerveux automatique (hypertension, hypotension), transpiration profuse, troubles de la conscience
   b. Facteurs de risque : déshydratation, agitation prolongée, un traitement antérieur au lithium ; un traitement actuel au lithium en même temps qu'un neuroleptique à hautes doses
   c. Bien que certaines personnes guérissent complètement, le taux de mortalité s'élève à 12 % ; elle peut prendre la forme d'une insuffisance respiratoire, rénale ou un arrêt cardiaque.
   d. Traitement : suppression du neuroleptique, administration de bromocriptine (Parlodel®), 15-80 mg/jour ; maintien de l'équilibre électrolytique, traitement des complications, contrôle du comportement
3. Catatonie létale (diagnostic différentiel : syndrome malin des neuroleptiques)
   a. Symptômes : excitation psychotique extrême (début), fièvre, rigidité musculaire
   b. Traitement : neuroleptiques, mesures de soutien
4. Spasme laryngien : traitement : en IM avec diphenhydramine ou IV avec benzatropine
5. Hyperthermie
   a. Provoquée par la suppression de l'hypothalamus par les neuroleptiques, la chaleur, l'humidité et l'exercice physique
   b. Symptômes : température corporelle extrêmement élevée, absence de transpiration et dysfonctionnement du système nerveux central
   c. Traitement : principes du traitement d'une insolation : techniques visant à refroidir la personne soignée ; traitement pour insuffisances respiratoire, cardiaque.

— Surdosage

1. Symptômes : sédation accrue, hypotension, signes extrapyramidaux, crises épileptiques
2. Traitement : lavage gastrique, médicaments antiparkinsoniens, apport liquidien IV, norépinéphrine afin d'augmenter la pression artérielle ; anticonvulsivants.

■ ANTIPARKINSONIENS/ANTICHOLINERGIQUES

Les anticholinergiques et les antiparkinsoniens (tableau 7-2) sont utilisés pour atténuer les effets indésirables des neuroleptiques. Ils comprennent les groupes pharmacologiques suivants : trihexyphénidyle (Artane®), benzatropine (Cogentine®), bipéridène (Akinéton®), et procyclidine (Kémadrine®).

— Indications

Symptômes extrapyramidaux médicamenteux

a. Réactions dystoniques aiguës
b. Acathésie
c. Syndrome parkinsonien

— Pharmacodynamique

Diminution de l'activité cholinergique par inhibition de l'effet de l'acétylcholine.

— Pharmacocinétique

1. Absorption par voie digestive et élimination urinaire.
2. Les effets de la benzatropine (Cogentine®) et du bipéridène (Akinéton®) sont observés 30 minutes après une administration IM ou IV, et 30-60 minutes après une administration *per os* ; ils peuvent durer pendant 24 heures. (Il n'existe pas de différence de vitesse de réaction notable entre la voie IM et la voie IV.)

— Administration

1. La posologie doit être minimale en raison des effets indésirables. Au cas où une sécheresse de la bouche ou des troubles visuels sont signalés, les doses ne doivent pas être augmentées.
2. Le traitement est progressivement supprimé afin d'éviter un syndrome extrapyramidal.
3. Contre-indications : glaucome par fermeture de l'angle ; adénome prostatique.
4. Précautions d'emploi : grossesse et allaitement.

Tableau 7-2 Antiparkinsoniens/anticholinergiques

Groupes pharmacologiques majeurs	*Spécialités*		*Posologie per os (échelle)*	*Dose unique IM ou IV*
	Dénomination commune	*Noms des produits commercialisés*		
Anticholinergiques	Trihexyphénidyle Benzatropine Bipéridène Procyclidine	Artane® Cogentine® Akinéton® Kémadrine®	2-15 mg/j 0,5-6 mg/j 2-10 mg/j 5-30 mg/j	1-2 mg 2 mg
Agoniste dopaminergique	Amantadine chlorhydrate	Symmetrel®	100-300 mg/j	
Divers	Diphenhydramine chlorhydrate	Benadryl®	25-100 mg/j	10-50 mg

— Exemples d'interactions médicamenteuses

1. Antidépresseurs et neuroleptiques : augmentation des troubles visuels, sécheresse de la bouche, constipation ainsi que d'autres actions anticholinergiques.
2. Inhibiteurs de la monoamine-oxydase (IMAO) : peut provoquer des symptômes neurologiques

— Réactions habituelles au traitement

1. Soulagement de la dystonie aiguë 30 minutes après l'injection IM de benzatropine (Cogentine®)

— Effets indésirables

Sécheresse de la bouche, troubles visuels, constipation, somnolence, nausée, nervosité, rétention d'urine.

— Surdosage ou intoxication atropinique avec du bipéridène (Akinéton®) ou de la benzatropine (Cogentine®)

1. Symptômes : pupilles dilatées, rougeur du visage, tachychardie, troubles mictionnels, rétention d'urine, confusion, anxiété
2. Traitement : lavage, mesures de soutien (l'indication de physostigmine est controversée)

Amantadine (Symmetrel®)

1. Utilisée dans le traitement du syndrome parkinsonien et dans le cas de réactions extrapyramidales en raison d'une moindre incidence des effets anticholinergiques

2. A une action antivirale, qui peut être utile dans le milieu hospitalier
3. Certaines personnes soignées se plaignent d'insomnie ; c'est pourquoi il convient de donner le médicament pendant la journée ou avant le dîner, et non au coucher

Diphenhydramine (Benadryl®)

Peu utilisée dans le traitement de symptômes extrapyramidaux en raison de ses effets sédatifs.

ANTIDÉPRESSEURS

Les antidépresseurs (tableau 7-3) sont utilisés dans le traitement des troubles dépressifs.

TRICYCLIQUES

Amitriptyline (Elavil®)
Désipramine (Norpramin®)
Imipramine (Tofranil®)
Nortriptyline (Aventyl®)
Protriptyline (Vivactil®)
Doxépine (Sinéquan®)
Maprotiline (Ludiomil®)

— Indications

Dépression majeure
Troubles bipolaires, dépressifs ou mixtes
Dépression psychotique
Attaque de panique
Agoraphobie
Douleur chronique

— Pharmacodynamique

On suppose que les antidépresseurs entraînent une augmentation de la noradrénaline et/ou de la sérotonine dans le système nerveux central.

Tableau 7-3 Antidépresseurs

Groupes pharmacologiques majeurs	*Spécialités*		*Posologie per os (échelle)*
	Dénomination commune	*Noms des produits commercialisés*	
Antidépresseurs tricycliques	Amitriptyline Désipramine Imipramine Nortriptyline Protriptyline Doxépine Maprotiline	Elavil® Norpramin® Tofranil® Aventyl® Vivactil® Sinéquan® Ludiomil®	75-300 mj/j 75-300 mg/j 75-300 mg/j 50-200 mg/j 15-60 mg/j 75-300 mg/j 75-225 mg/j
IMAO	Isocarboxazide Phénelzine Tranylcypromine	Marplan® Nardil® Parnate®	10-30 mg/j 15-90 mg/j 10-30 mg/j
Divers	Trazodone Fluoxétine Clomipramine Amoxapine	Desyrel® Prozac® Anafranil® Asendin®	50-600 mg/j 20-80 mg/j 25-250 mg/j 100-600 mg/j

— Pharmacocinétique

1. Absorbés par voie digestive, métabolisés dans le foie, et élimination rénale
2. Pics plasmatiques en 2-8 heures
3. La demi-vie peut atteindre 3 jours
4. Taux plasmatiques thérapeutiques :
   Amitriptyline (Elavil®) 100-250 mg/ml
   Désipramine (Norpramin®) 150-300 mg/ml
   Imipramine (Tofranil®) 150-300 mg/ml
   Nortriptyline (Aventyl®) 50-150 mg/ml
   Protriptyline (Vivactil®) 75-250 mg/ml
   Doxépine (Sinéquan®) 100-250 mg/ml
   Maprotiline (Ludiomil®) 150-300 mg/ml
5. L'obtention du dosage à l'état d'équilibre peut prendre de 5 à 14 jours

— Administration

1. Faible dose initiale ; les doses sont progressivement augmentées en fonction de la tolérance de la personne soignée
2. Une dose d'entretien peut être donnée au coucher, réduisant ainsi la somnolence, la sécheresse de la bouche, etc. pendant la journée, tout en favorisant le sommeil la nuit

3. En général, les ordonnances médicales couvrent au départ de courtes périodes (1 semaine) afin de diminuer le risque de surdosage, puis 1 mois, enfin de 2 à 3 mois
4. Il est possible d'ajouter des neuroleptiques lorsqu'on est en présence d'une dépression psychotique
5. Le traitement au lithium peut être poursuivi lors du traitement d'un trouble bipolaire
6. Un essai clinique de 6 semaines est nécessaire
7. Le traitement doit être poursuivi de 3 à 4 mois après la fin de la dépression, en raison du risque de rechute pendant les 4 premiers mois suivant la guérison
8. Après la phase aiguë, la dose est réduite progressivement afin d'éviter certaines conséquences cholinergiques : nausée, vomissements, maux de tête, transpiration, douleur dans la région du cou

— Contre-indications

Glaucome par fermeture de l'angle, états agités, rétention d'urine, certains troubles cardiaques.

— Précautions d'emploi

1. Rétention d'urine — étroite surveillance
2. Intervention chirurgicale — arrêter le traitement avant l'intervention
3. Suicide — le risque de suicide augmente lorsque la personne soignée commence à se sentir en forme et que la dépression s'atténue suite au traitement médicamenteux et aux autres thérapies
4. Usage abusif d'amitriptyline (Elavil®) par les personnes addictives
5. Ne pas prescrire — ou à prescrire avec précaution — pendant les 3 premiers mois de grossesse ou l'allaitement, en raison des effets nuisibles sur le fœtus ou le nouveau-né
6. Crises épileptiques — tous les antidépresseurs abaissent le seuil épileptogène

— Exemples d'interactions médicamenteuses

1. Il existe de nombreuses interactions ; c'est pourquoi il convient de consulter le praticien si d'autres médicaments sont prescrits
2. Neuroleptiques : augmentation des effets anticholinergiques et sédatifs
3. Alcool, barbituriques, médication contre les refroidissements : dépression du système nerveux central
4. Tabagisme sévère, contraception chimique, lithium : diminution des taux sériques des neuroleptiques tricycliques

5. Antihypertenseurs : blocage de l'effet antihypertenseur si associé avec de la clonidine (Catapres®), du méthyldopa (Aldomet®) et de la guanéthidine (Isméline®)
6. Anticholinergiques : psychose toxique
7. Anticoagulants : augmentation de l'effet anticoagulant

— Réactions habituelles au traitement

1. On peut rencontrer une somnolence qui disparaît après la période initiale. Avertir les conducteurs de véhicules.
2. La réaction clinique maximale se produit entre 2 et 4 semaines après le début du traitement (pouvant atteindre jusqu'à 6 semaines chez les personnes âgées).
   a. Le sommeil et l'appétit s'améliorent en premier.
   b. L'activité psychomotrice augmente avant que la personne soignée ne sente une amélioration de son état.
   c. Une amélioration de l'humeur, ou de tout autre symptôme traité, est obtenue en 3 semaines.
3. Fréquemment, les doses prescrites sont diminuées (si ce n'est l'arrêt du traitement) prématurément, provoquant une rechute.

— Effets indésirables (traités en partie en rectifiant le dosage)

a. Médicaments avec effet sédatif élevé : amitriptyline (Elavil®), doxépine (Sinéquan®), trazodone (Desyrel®)
b. Médicaments avec des effets anticholinergiques élevés (sécheresse de la bouche, constipation, rétention d'urine, troubles visuels) : amitriptyline (Elavil®), doxépine (Sinéquan®), imipramine (Tofranil®). Traitement : bonbons et chewing-gum sans sucre, augmentation de l'apport en fibres et en liquides. Dans certains cas, du chlorure de béthanécol (Urecholine®) peut être prescrit
c. Hypotension orthostatique, provoquant souvent des chutes, en particulier chez les personnes âgées ; il n'est pas possible de traiter cet effet. Cet effet est le plus faible avec la nortriptyline
d. Peut déclencher un épisode maniaque
e. Effets cardiovasculaires (tachycardie)
f. Éruptions cutanées : traitement dermatologique
g. Prise de poids : diminution des calories et augmentation de l'exercice physique

— Surdosage

1. Symptôme : arythmie cardiaque, convulsions, hypotension, défaillance respiratoire, mydriase, delirium. Peut être mortel
2. Traitement : lavage, traitement de soutien afin d'assurer la fonction respiratoire et une pression artérielle appropriée, de même que pour faire cesser les convulsions et l'arythmie cardiaque

ANTIDÉPRESSEURS INHIBITEURS DE LA MONOAMINE-OXYDASE (IMAO)

— Indications

Dépression atypique
Échec des antidépresseurs tricycliques
Trouble panique

— Pharmacodynamique

Les antidépresseurs IMAO agissent en bloquant l'enzyme IMAO qui contribue à l'oxydation des catécholamines intracellulaires ; le processus est irréversible, et il faut deux semaines pour que le corps puisse de nouveau fabriquer des enzymes IMAO.

— Pharmacocinétique

Absorbés par voie digestive et métabolisés dans le foie.

— Administration

1. Un régime alimentaire pauvre en tyramine est recommandé (*cf. poussée hypertensive induite par la tyramine*)
2. Le dosage initial est faible ; il est augmenté à mesure que la tolérance de la personne soignée se développe
3. Administrer avant 15-16 h pour éviter l'insomnie
4. Essai clinique sur 4 semaines
5. Arrêter les IMAO pour une durée de 1 à 2 semaines avant de commencer un traitement avec un autre antidépresseur

— Contre-indications

Maladie du foie, hypertension, maladie cardiovasculaire, phaeochromocytome, maladie cérébrovasculaire, grossesse et allaitement.

— Précautions

Arrêter le traitement avant une intervention chirurgicale.

— Exemples d'interactions médicamenteuses

1. Les aliments riches en tyramine ou en tryptophane, les médicaments sympathomimétiques, ou l'absorption de grandes quantités de chocolat ou de caféine peuvent provoquer une poussée hypertensive.
2. Des intervalles de 1 à 2 semaines sans médicament sont recommandés par les laboratoires pharmaceutiques avant de remplacer un IMAO par un autre, un IMAO par un antidépresseur tricyclique ou un antidépresseur tricylique par un IMAO, afin d'empêcher une poussée hypertensive ou des convulsions. Cependant, les antidépresseurs tricycliques et IMAO ont été utilisés en association dans le traitement de personnes résistantes à d'autres traitements.
3. Psychotropes : potentialisation de l'effet IMAO.
4. Anticholinergiques : potentialisation de l'effet anticholinergique.
5. Antihypertenseurs : hypotension.
6. Insuline ou hypoglycémiants oraux : effet hypoglycémiant supplémentaire.
7. Lévodopa (Larodopa® et Lévodopa + carbidopa [Sinemet®]) : potentialisation de l'effet IMAO.
8. Sympathomimétiques (éphédrine, phénylpropanolamine, pseudoéphédrine, phényléphrine et amphétamines) : poussée hypertensive, forte stimulation du système nerveux central.

— Réponses habituelles au traitement

La réponse clinique ne peut se manifester qu'au bout de 4 semaines.

— Effets indésirables (traités en partie en rectifiant le dosage)

1. Somnolence (et, dans certains cas, brève stimulation) : prévenir la personne soignée du danger que représente le traitement si elle doit conduire un véhicule ou si elle a d'autres activités nécessitant une grande vigilance.
2. Insomnie : revoir les horaires afin d'éviter de prendre le médicament après le dîner.
3. Hypotension orthostatique : conseiller à la personne soignée de changer de position lentement, de porter des bas de contention, et de boire assez ; l'avertir du risque de chutes.

4. Impuissance : adresser la personne soignée au praticien pour la rectification du dosage.
5. Constipation : augmenter les laxatifs et les liquides, de même que les exercices physiques.
6. Prise de poids, œdème : donner des conseils alimentaires et à propos de l'exercice physique.
7. Déclenchement d'une attaque de panique : à surveiller.
8. Hépatotoxicité : procéder régulièrement à un examen des fonctions hépatiques.

— Poussée hypertensive induite par la tyramine

1. Prophylaxie : diminuer les aliments riches en tyramine (fromages fermentés, bière, vins, foie, fèves, potages en sachet, extraits de viande, viandes, poissons et volailles fumés et macérés dans du vinaigre). Continuer le régime alimentaire pendant les deux semaines qui suivent l'arrêt des IMAO.
2. Symptômes
   a. Se produisent de 30 min à 24 h après l'absorption des aliments contenant de la tyramine.
   b. En cas de maux de tête, d'une raideur de la nuque, de nausées ou de vomissements, appeler le médecin.
   c. À mesure que la poussée progresse, apparaissent de violents maux de tête, une augmentation de la pression artérielle, une douleur thoracique et un choc cardiogénique.
3. Traitement :
   a. Nifédépine
   b. La chlorpromazine peut être administrée pour le traitement d'urgence. Prévenir la personne soignée que les maux de tête peuvent être dus à l'hypotension provoquée par la chlorpromazine aussi bien que par l'hypertension provoquée par les aliments riches en tyramine.
   c. La phentolamine (Régitine®) IV abaisse la pression artérielle.

— Surdosage

1. Symptômes : coma, respiration accélérée, tachycardie et hyperthermie. À noter qu'il peut s'écouler de 1 à 6 h avant l'apparition de symptômes sérieux.
2. Le traitement est symptomatique : une dialyse est possible.

TRAZODONE (DESYREL®, PRAGMAREL®)

— Indications

Troublc affcctif

— Réponse

L'effet thérapeutique peut se produire en 1-2 semaines. La plupart des effets cardiaques ou anticholinergiques produits par les antidépresseurs tricycliques ne se manifestent pas avec la trazodone.

— Précaution

Le priapisme (érection permanente ou inopportune) doit être traité immédiatement.

— Effets indésirables

Maux de tête, hypotension orthostatique, douleurs abdominales, sédation.

FLUOXÉTINE (PROZAC®)

— Indications

Troubles affectifs
Troubles obsessionnels-compulsifs
Boulimie

Note

1. L'effet thérapeutique ne peut se produire que de 2 à 4 semaines après le début du traitement.
2. La fluoxétine provoque moins de sédation diurne et d'effets cholinergiques que les antidépresseurs tricycliques.

— Effets indésirables

Déclenchement d'un état maniaque, perte de poids, douleurs abdominales, insomnie.

CLOMIPRAMINE (ANAFRANIL®)

— Indication

Trouble obsessionnel-compulsif

Note : l'effet thérapeutique peut se produire entre 7 et 14 jours après le début du traitement. L'arrêt du traitement peut provoquer le retour des symptômes.

— Effets indésirables

Sécheresse de la bouche, somnolence, tremblements, vertiges, constipation.

ANTIMANIAQUES

Les antimaniaques sont utilisés dans le traitement des troubles bipolaires.

SELS DE LITHIUM – CARBONATE DE LITHIUM

— Indications

Trouble bipolaire, épisode maniaque, et prophylaxie des troubles schizo-affectifs

Dépression majeure

Agressivité impulsive périodique

— Pharmacodynamique

Le lithium est supposé être en rapport avec un groupe de neurotransmetteurs qui agissent à travers un deuxième système messager.

— Pharmacocinétique

1. Absorption par voie digestive et élimination rénale
2. Excrétés dans le lait maternel, et ils peuvent être trouvés dans la transpiration et les fèces
3. Pic plasmatique en 2 heures ; demi-vie d'environ 24 h
4. Le dosage à l'état d'équilibre s'obtient en 5-8 jours

— Administration

1. Obtenir des données sur la fonction rénale, l'état cardiaque et la fonction thyroïdienne.
2. L'excrétion du lithium nécessite une fonction rénale, un équilibre sodique et une hydratation appropriés.
   a. L'équilibre sodique est affecté par des régimes pauvres en sel et des régimes d'amaigrissement loufoques. Des apports sodiques excessifs affectent également l'équilibre sodique.
   b. Encourager la personne soignée à boire assez parce que l'élimination du lithium par les reins peut augmenter le besoin d'uriner.
   c. De grandes quantités de café, de thé et de Coca-Cola (plus de 10 tasses/verres par jour) peuvent également favoriser l'excrétion du lithium en raison de l'effet diurétique de la caféine que contiennent ces boissons. Les effets stimulants de la caféine peuvent interférer avec la régulation de l'humeur.
3. Les doses sont réparties en 2-4 prises par jour en raison de l'excrétion rapide du lithium ; elles sont prises au moment des repas afin de minimiser les troubles gastriques.
4. Contrôler la lithiémie aussi souvent que nécessaire afin de vérifier les doses requises.
   a. La lithiémie est mesurée 12 h après la dernière prise de lithium.
   b. Au départ, la lithiémie est contrôlée chaque semaine.
   c. Lorsque la lithiémie est stabilisée, on conseille un contrôle tous les 2-3 mois.
5. La créatinémie et le taux plasmatique de la thyréostimuline (TSH) sont vérifiés 2-4 fois par an.

— Contre-indications

Maladie cardiovasculaire, troubles rénaux, épilepsie, déshydratation.
Grossesse (augmentation des malformations congénitales)

— Précautions

1. Fièvre et/ou diarrhée : la dose de lithium nécessaire est moindre et l danger de toxicité plus grand.
2. Allaitement : la toxicité peut être transmise au nourrisson.
3. Intervention chirurgicale : le lithium peut être repris au lendemain d l'intervention.

— Exemples d'interactions médicamenteuses

1. Neuroleptiques : neurotoxicité

2. Diurétiques ou stéroïdes : déséquilibre électrolytique
3. Antidépresseurs : augmentation du risque de rechute maniaco-dépressif
4. Anti-inflammatoires non stéroïdiens ; par ex. : ibuprofène (Motrin®, Advil®) : toxicité du lithium
5. *Note :* l'Aspirine® et le paracétamol n'affectent pas les taux sériques du lithium.

— Réponses habituelles au traitement

1. Les effets ne peuvent se manifester qu'au bout de 5-10 jours.
2. En raison de ce délai, on peut administrer un neuroleptique lors d'un accès maniaque aigu afin d'obtenir le contrôle psychomoteur. Surveiller la neurotoxicité.
3. Durée recommandée pour l'essai clinique : 4-6 semaines.
4. En gériatrie, les patients ont besoin de doses plus faibles de lithium, probablement parce que la capacité d'excrétion rénale des personnes âgées est diminuée.
5. En raison du risque de somnolence, il est nécessaire de prévenir les personnes soignées du danger que représente le traitement si elles doivent prendre le volant ou si elles ont d'autres activités nécessitant une grande vigilance.

— Effets indésirables

1. Après 1-2 semaines de traitement : nausée, vomissements, diarrhée, soif, perte de poids, tremblements des mains et faiblesse musculaire, polyurie (possibilité d'incontinence nocturne), transpiration des mains et des pieds, diminution des fonctions sexuelles.
2. Traitement au long cours
   a. Léger tremblement des mains : le tremblement induit par le lithium est lié à des mouvements volontaires et ne disparaît pas avec un traitement antiparkinsonnien. Le traitement consiste à diminuer les doses de lithium dans les cas où les tremblements deviennent gênants. Les bêta-bloquants peuvent également être efficaces : propanolol (Inderal®) ; aténolol (Ténormine®) ; Nadolol (Corgard®).
   b. Douleurs abdominales, douleur et diarrhées : provoquées par la présence de lithium non absorbé qui irrite le gros intestin. Sont traitées en changeant le type de lithium, avec des prises plus fréquentes de doses plus petites, et en absorbant le lithium pendant les repas.
   c. Prise de poids : éviter des boissons contenant trop de calories, assurer un apport sodique suffisant, augmenter l'exercice physique.

d. Polyurie et polydipsie : provoquées par le blocage de l'hormone antidiurétique, qui résulte dans une diminution de la capacité de produire une urine concentrée ; les symptômes sont : polyurie, soif, prise de poids, nycturie ; ces symptômes ne nécessitent pas l'arrêt du lithium. Un diurétique comme la chlorothiazide (Diuril®) peut être utilisé.
e. Dysfonctionnement thyroÏdien : le traitement au long cours peut entraîner un élargissement asymptomatique de la glande thyroïde. Les symptômes de l'hypothyroïdie sont la fatigue, le refroidissement des extrémités, des maux de tête, un myxœdème, la diminution des T3 et T4 et l'augmentation de la thyréostimuline (TSH). Traitement : arrêt du lithium et prescription de médicaments thyroïdiens.
f. Acné et psoriasis : traitements dermatologiques.

— Toxicité

1. Causes : maladie rénale, déshydratation sévère, surdosage de lithium
2. Symptômes
   a. Précoce : faiblesse musculaire, diarrhée, nausée, troubles de la coordination, légers tremblements, élocution inarticulée
   b. Modérée (1,5-2,5 mEq/l) : vomissements, diarrhée sévère, tremblement accusé, troubles de la coordination, hypotension, convulsions
   c. Sévère (au-delà de 2,5 mEq/l) : nystagmus, convulsions, coma, oligurie, anurie, arythmie cardiaque, hyperirritabilité musculaire
3. Traitement : arrêt du lithium, apport liquidien, correction du déséquilibre hydro-électrolytique et protection des fonctions rénales ; hémodyalise lorsque la lithiémie est supérieure à 3,0 mEq/l.

— Neurotoxicité (menaçant le pronostic vital)

1. Causes : neuroleptiques, anticonvulsivants
2. Symptômes : confusion, désorientation, élocution inarticulée ; absence de nausée, de vomissements et de diarrhée ; la lithiémie est basse-modérée
3. Traitement : arrêt du lithium ou du convulsivant

ANTICONVULSIVANTS (ANTIÉPILEPTIQUES)

Carbamazépine (Tégrétol®)

— Indications

Troubles convulsifs ; épilepsie temporale ; trouble bipolaire, épisode maniaque, névralgie faciale.

— Pharmacodynamique

Inconnue

— Pharmacocinétique

1. Absorption par voie digestive et élimination des métabolites dans l'urine et les fèces
2. Pic plasmatique en 2-8 heures
3. Doses moyennes : 600-1 200 mg/j

— Administration

1. La dose initiale est faible, 400 g/j, et est augmentée progressivement afin de réduire les effets indésirables (somnolence, vertiges, nausée et vomissements). Dose maximale : 1 600 g/j.
2. Contre-indications : antécédents d'aplasie médullaire ; maladies rénale, hépatique ou cardiovasculaire.
3. Précautions
   a. Développement d'une agranulocytose ; surveillance de l'hémogramme tous les 3-6 mois et surveiller l'apparition de fièvre, de contusions et de maux de gorge.
   b. Développement d'une hépatoxocité : examen des fonctions hépatiques tous les 3-6 mois.

— Exemples d'interactions médicamenteuses

1. Anticoagulants : la carbamazépine (Tégrétol®) affecte le métabolisme des anticoagulants oraux ; c'est pourquoi les dosages doivent être déterminés avec beaucoup de précaution.
2. Cimétidine, érythromycine, diltiazem, vérapamil : toxicité se manifestant en premier lieu par des signes de perturbation neuromusculaire.

— Réponses habituelles au traitement

1. Avertir la personne soignée du danger que représente le traitement si elle doit conduire un véhicule ou si elle a d'autres activités nécessitant une grande vigilance.
2. Effets indésirables : somnolence, vertiges, nausée, vomissements, troubles visuels et photosensibilité ; l'augmentation progressive des doses à mesure que la tolérance se développe peut aider à soulager ces effets indésirables.
3. Toxicité
   a. Symptômes : altération du niveau de conscience, depuis une somnolence jusqu'au coma ; agitation motrice, avec tremblements légers à accusés ; nausée ; vomissements
   b. Traitement : induction des vomissements ; mesures de soutien

Clonazépam (Clonopin®)

— Indications

1. Trouble convulsif
2. Peut être utile pour traiter des accès maniaques

— Administration

1. Peut être utilisé dans un accès maniaque afin d'obtenir le contrôle du comportement lorsqu'il est impossible d'utiliser un neuroleptique.
2. L'arrêt du médicament peut entraîner des symptômes de sevrage (crampes abdominales, transpiration, nausée, convulsions).
3. Contre-indications : grossesse et allaitement (les effets sont inconnus) ; maladie du foie.
4. Précautions : peut augmenter les crises épileptiques s'il existe un trouble convulsif.

— Exemples d'interactions médicamenteuses

Neuroleptiques, anxiolytiques, antidépresseurs : dépression du système nerveux central

— Réponses habituelles au traitement

1. Diminution de la vigilance : prévenir en cas d'activités nécessitant une bonne vigilance (par ex. : conduite de véhicule).

2. Un arrêt brutal du médicament peut provoquer un état de mal épileptique.
3. Effets indésirables : somnolence, ataxie.

— Surdosage

1. Symptômes : somnolence, confusion, diminution des réflexes
2. Traitement : lavage, mesures de soutien

■ CLONIDINE (CATAPRES®)

— Indications

Antihypertenseurs
Accès maniaque (à l'étude)

Note : consulter les données les plus récentes sur ce médicament.

— Effets indésirables

Somnolence, hypotension, dépression

■ VÉRAPAMIL (ISOPTINE®)

— Indications

Accès maniaque (à l'étude)
Hypertension essentielle

Note : consulter les données les plus récentes sur ce médicament. Le vérapamil est un inhibiteur calcique.

— Effets indésirables

Constipation, insuffisance cardiaque, bloc auriculo-ventriculaire

■ ANXIOLYTIQUES (TRANQUILLISANTS)

Les anxiolytiques (tableau 7-4) sont utilisés dans le traitement des troubles anxieux et de l'insomnie, dans la désintoxication d'alcool et pour réduire l'anxiété préopératoire.

Tableau 7-4 Anxiolytiques

Groupes pharmacologiques majeurs	*Spécialités*		*Posologie per os (échelle)*
	Dénomination commune	*Noms des produits commercialisés*	
Benzodiazépines	Alprazolam Clorazépate Chlordiazépoxide Diazépam Lorazépam Oxazépam	Xanax® Tranxène® Librium® Valium® Ativan® Témesta® Serax® Séresta®	0,5-10 mj/j 15-60 mg/j 15-200 mg/j 2-40 mg/j 2-6 mg/j 30-120 mg/j
Azaspirodécanédione	Buspirone	Buspar®	15-60 mg/j
Antihistaminiques	Diphenhydramine Hydroxyzine	Bénadryl® Atarax® Vistaril®	25-200 mg/j 50-400mg/j

BENZODIAZÉPINES

Alprazolam (Xanax®)
Clorazépate (Tranxène®)
Chlordiazépoxide (Librium®)
Diazépam (Valium®)
Lorazépam (Ativan®, Témesta®)
Oxazépam (Serax®, Séresta®)

— Indications

Troubles anxieux

Soulagement de symptômes d'anxiété liés à des crises existentielles (par ex. : crise cardiaque et autres maladies majeures, décès d'un être cher)

Troubles convulsifs

Sevrage de l'alcool

Trouble panique

Décontraction des muscles squelettiques

— Pharmacodynamique

Effets dépresseurs du système nerveux central au travers du système limbique *via* le neurotransmetteur, l'acide gamma-amino-butyrique.

— Pharmacocinétique

1. Absorbées rapidement par voie digestive, métabolisées dans le foie et excrétées dans l'urine
2. Pic plasmatique en 1-3 heures, mais en 1 heure pour le diazépam (Valium®)
3. Demi-vie : 5-15 heures pour l'oxazépam (Serax®), 10-20 heures pour le lorazépam (Altivan®), 12-15 heures pour l'alprazolam (Xanax®), 30-100+ heures pour le diazépam (Valium®), la clorazépate (Tranxène®) et la chlordiazépoxide (Librium®)
4. Le dosage à l'état d'équilibre s'obtient en 2 semaines environ.
5. Étant liposoluble, les effets du médicament peuvent durer plus longtemps chez les personnes obèses et chez les personnes âgées, qui ont moins de tissu musculaire.

— Administration

1. Les benzodiazépines sont réparties en deux groupes en fonction de leur métabolisme dans le corps.
   a. À demi-vie plasmatique courte : oxazépam (Serax®), lorazépam (Ativan®) et alprazolam (Xanax®)
   b. À demi-vie longue : diazépam (Valium®), clorazépate (Tranxène®), chlordiazépoxide (Librium®)
2. Le lorazépam est la *seule* benzodiazépine qui s'absorbe systématiquement et rapidement par voie IM.
3. Des symptômes spécifiques sont traités pendant 1-3 semaines. Habituellement, le dosage est diminué progressivement pendant 1-2 semaines puis le traitement est arrêté ; les benzodiazépines à demi-vie longue sont utilisées pour de longues périodes et sont habituellement diminuées progressivement en 1-3 mois.
4. Une réévaluation est recommandée lorsque le traitement excède 4 mois.

— Contre-indications

Dépression sévère ; glaucome à fermeture d'angle ; psychoses

— Précautions

1. La confusion est fréquente chez les personnes âgées.
2. Le risque de suicide peut augmenter à mesure que l'anxiété diminue.
3. Grossesse et allaitement : l'innocuité n'est pas prouvée.
4. Un mauvais usage, voire l'abus, en particulier après l'utilisation comme sédatif.

5. En doses thérapeutiques prolongées de benzodiazépines à demi-vie longue (diazépam [Valium®], clorazépate [Tranxène®], chlordiazépoxide [Librium®]) : la toxicité peut se développer en raison du métabolisme lent du médicament.

— Exemples d'interactions médicamenteuses

1. Alcool, barbituriques et autres sédatifs-hypnotiques : potentialisent les effets sédatifs
2. Antidépresseurs : potentialisent des symptômes tels que sédation, sécheresse de la bouche, troubles visuels, pouls accéléré, rougeur de la face, rétention d'urine
3. Antihypertenseurs et diurétiques : potentialisent les effets hypertenseurs

— Réponses habituelles au traitement

1. Les effets sédatifs et calmants se produisent entre 30 et 60 min après la prise par voie orale.
2. L'administration IM de lorazépam (Ativan®) produit une sédation entre 15-20 min. Ce médicament est très utile pour les urgences psychiatriques.
3. La sédation se produit à des doses faibles ; c'est pourquoi la personne soignée doit être prévenue si elle travaille sur des machines ou si elle doit accomplir des activités nécessitant une action rapide.
4. Il n'existe pas d'effet neuroleptique.

— Effets indésirables (traités en partie en rectifiant le dosage)

Évanouissement et vertiges ; somnolence ; réactions paradoxales (violence, due à l'effet désinhibiteur) ; amnésie antérograde

— Tolérance, dépendance, sevrage

1. N'existent pas lorsque le médicament est pris pendant une *courte* période : 1-2 semaines
2. Le développement d'une dépendance est lié au dosage, à la durée du traitement, à sa demi-vie et à des facteurs psychologiques.
3. Symptômes de sevrage : nervosité ; faiblesse ; dépression ; sensibilité à une forte luminosité, au bruit, au toucher ; vomissements ; transpiration ; crampes musculaires ; anorexie ; et convulsions. Les symptômes peuvent se manifester en 2-3 jours avec le groupe à demi-vie courte et en 7 jours avec le groupe à demi-vie longue.

— Surdosage

1. Symptômes : coma, confusion, diminution des réflexes, hypotension.
2. Traitement : lavage et maintien des fonctions respiratoire et cardio-vasculaire. Si d'autres substances (alcool) sont impliquées, le pronostic vital est compromis.

BUSPIRONE (BUSPAR®)

— Indications

Troubles anxieux

Avec ce médicament, la dépendance est faible et il y a moins d'interactions médicamenteuses, en particulier, il n'y a pas d'effets cumulatifs avec l'alcool ; c'est la raison pour laquelle on le préfère dans les anxiétés récentes.

— Pharmacodynamique

Inconnue, mais peut affecter les récepteurs de la sérotonine

— Pharmacocinétique

1. Absorption par voie digestive, métabolisée rapidement et excrétée dans l'urine
2. Pic plasmatique en 40-90 min

— Administration

1. Les effets anxiolytiques ne peuvent se produire qu'au bout de 1 à 3 semaines ; c'est pourquoi ce médicament ne peut être utilisé si on désire réduire l'anxiété en quelques heures
2. C'est un médicament récent et encore controversé

— Précautions

Grossesse et allaitement

— Exemples d'interactions médicamenteuses

1. IMAO : augmentation de la pression artérielle
2. Il n'existe pas encore de données concernant d'autres interactions

— Réponses habituelles au traitement

1. Il n'existe *pas* d'effets sédatifs, anticonvulsivants ou de relaxation musculaire.
2. Les personnes soignées ayant été traitées auparavant avec des benzodiazépines peuvent se plaindre en raison de l'absence d'effets sédatifs.
3. Il n'existe pas de dépendance.

— Effets indésirables

Nausée, maux de tête, vertiges, nervosité (traités en rectifiant le dosage)

— Surdosage

1. Symptômes : symptômes digestifs, vertiges, somnolence
2. Traitement : lavage, mesures de soutien

ANTIHISTAMINIQUES, DIPHENHYDRAMINE (BÉNADRYL®), HYDROXYZINE (ATARAX®, VISTARIL®)

— Indications

Légers symptômes associés à l'anxiété (insomnie, nervosité)
Intolérance aux autres anxiolytiques.

Références bibliographiques

Abraham IL, Fox JM, Harrington DP, et al (1990) : A psychogeriatric nursing assessment : protocol for use in multidisciplinary practice. Arch Psychiatric Nurs 4(4) : 242-259.

Adams A, Dixey D (1988) : Running an anxiety management group. Health Visitor 61(12) : 375-376.

Adams RD (1988) : Drug dependency in hospital patients. AJN 88(4) : 477-481.

Adams S (1987) : The relationship of clothing to self-esteem in elderly patients. Nurs Times 83 : 42-45.

Adler G (1985) : Borderline Psychopathology and Its Treatment. New York, Aronson.

Adler WN (1988) : Milieu therapy. In Lion JR, Adler WN, Webb WL (eds) : Modern Hospital Psychiatry. New York, WW Norton & Co.

Affonso DD (1985) : Therapeutic support during inpatient group therapy. J Psychosoc Nurs Ment Health Serv 23(11) : 21-25.

Aggleton P, Chalmers H (1990) : Peplau's development model. Nurs Times 86(2) : 38-40.

Aguilera DC, Messick JM (1989) : Crisis Intervention, Theory and Methodology, 6th ed. St Louis, CV Mosby.

AIDS Policy (1988) : Guidelines for inpatient psychiatric units. Am J Psychiatry 145(4) : 542.

Akerlund BM, Norberg A (1986) : Group psychotherapy with demented patients. Geriatr Nurs 7(2) : 83-84.

Aldrich C (1974) : Some dynamics of anticipatory grief. In Schoenberg B, Carr A, Peretz D, Kutscher A (eds) : Psychological Aspects of Terminal Care. New York, Columbia University Press.

Alexander DI (1991) : Aggression (mild, moderate, sever, extreme/violence). In McFarland GK, Thomas MD : Psychiatric Mental Health Nursing. Philadelphia, JB Lippincott.

Alger I (1989) : Manic-depression, depression, and adolescent suicide. Hosp Community Psychiatry 40(4) : 347-349.

Allan JD, Hall BA (1988) : Between diagnosis and death : the case for studying grief before death. Arch Psychiatr Nurs 2(1) : 30-34.

Allebeck P (1989) : Schizophrenia : a life-shortening disease. Schizophr Bull 15(1) : 81-90.

Allen DG (1987) : Critical social theory as a model for analyzing ethical issues in family and community health. Fam Commun Health 10(1) : 63-72.

Allen JG, Deering CD, Buskirk KJR, Coyne L (1988) : Assessment of therapeutic alliances in the psychiatric hospital milieu. Psychiatry 51(3) : 291-299.

Alonso A (1985) : The Quiet Profession : Supervisors of Psychotherapy. New York, Macmillan.

Alvino D (1986) : A caring concept : providing information to make decisions. Top Clin Nurs 8(2) : 70-76.

Ambrose JA (1989) : Joining in : therapeutic groups for chronic patients. J Psychosoc Nurs Ment Health Serv 27(11) : 28-32.

American Nurses' Association Council on Psychiatric and Mental Health Nursing (1985) : Standards of Child and Adolescent Psychiatric and Mental Health Nursing Practice. Kansas City, American Nurses' Association.

American Nurses' Association Division on Psychiatric and Mental Health Nursing Practice (1982) : Standards of Psychiatric and Mental Health Nursing Practice. Kansas City, American Nurses' Association.

American Psychiatric Association (1987) : Diagnostic and Statistical Manual of Mental Disorders, 3rd ed., revised (DSM-III-R). Washington DC, American Psychiatric Association.

Amundson MJ (1989) : Family crisis care : a home-based intervention program for child abuse. Issues Ment Health Nurs 10 : 285-296.

Anderson G (1988) : Understanding multiple personality disorder. J Psychosoc Nurs Ment Health Serv 26(7) : 16-30

Anderson G, Ross CA (1988) : Strategies for working with a patient who has multiple personality disorder. Arch Psychiatr Nurs 2(4) : 236-243.

Anderson ML (1983) : Nursing Interventions : What did you do that helped ? Perspect Psychiatr Care 21(1) : 4-8.

Andreasen NC, Flaum M et al (1990) : Positive and negative symptoms in schizophrenia : a critical reappraisal. Arch Gen Psychiatry 47(7) : 615-621.

Andrews G, Pollack C, Stewart G (1989) : The determination of defense style by questionnaire. Arch Gen Psychiatry 46(5) : 455-460.

Antai-Ontong D (1989) : Concerns of the hospitalized and Community psychiatric client. Nurs Clin North Am 24(3) : 665-672.

Antonucci T et al (1983) : Physical health and self-esteem. Fam Commun Health 6 : 1-9.

Anxiety disorders (1986). AAOHN Journal 34(1) : 42-43.

Apter A, Plutchik R, Sevy S, Korn M, Brown S, van Praag H (1989) : Defense mechanisms in risk of suicide and risk of violence. Am J Psychiatry 146(8) : 1027-1031.

Arakelian M (1980) : An assessment and nursing application of the concept of locus of control. ANS 3(1) : 25-42.

Arcangelo V (1987) : Sexual dysfunction. In Carpenito LJ : Nursing Diagnosis, 2nd ed. Philadelphia, JB Lippincott.

Armstrong ML (1989) : Orchestrating the process of patient education : methods and approaches. Nurs Clin North Am 24(3) : 597-604.

Arnold E, Boggs K (1989) : Interpersonal Relationships : Professional Communication Skills for Nurses. Philadelphia, WB Saunders.

Aronson M, Wolberg L (1980) : Group and Family Therapy. New York, Brunner/Mazel.

Aronson TA (1989) : A critical review of psychotherapeutic treatments of the borderline personality. J Nerv Ment Dis 177(9) : 511-528.

Assey JL (1985) : The suicide prevention contract. Perspect Psychiatr Care 23(3) : 99-103.

Assimacopoulos L (1987) : Realizing empathy in loss. J Psychosoc Nurs Ment Health Serv 25(11) : 26-29.

Austin JK, Champion VL, Tzeng O (1989) : Cross-cultural relationships between self-concept and body image in high school-age boys. Arch Psychiatr Nurs 3 : 234-240.

Bachrach LL (1984) : The homeless mentally ill and mental health services : an analytical review of the literature. In Lamb HR (ed) : The Homeless Mentally Ill. A task Force Report of the American Psychiatric Association. pp 20-21. Washington, DC, American Psychiatric Association.

Badger TA, Cardea JM, Biocca LJ, Mishel MH (1990) : Assessment and management of depression : an imperative for community-based practice. Arch Psychiatr Nurs 4(4) : 235-241.

Baier M (1987) : Case management with the chronically mentally ill. J Psychosoc Nurs Ment Health Serv 25(6) : 17-20.

Baier M (1987-1988) : The "Holiday Blues" as a stress reaction. Perspect Psychiatr Care 24(2) : 64-68.

Baier M, Robinson M, DeShay E, Snider K (1989) : Issues in the nursing management of patients with water intoxication. Arch Psychiatr Nurs 3 : 338-343.

Baird SF (1987) : Helping the family through a crisis. Nursing 17(6) : 66-67.

Baker AF (1989) : How families cope. J Psychosoc Nurs Ment Health Serv 27(1) : 31-36.

Baker HM (1987) : Behavioral issues : some thoughts on helping grieving families. J Emergency Nurs 13(6) : 359-362.

Baker R (ed) (1989) : Panic Disorder : Theory, Research and Therapy. New York, John Wiley & Sons.

Balderston C, Negley EN, Kelly GR, Lion JR (1990) : Data-based interventions to reduce assaults by geriatric inpatients. Hosp Community Psychiatry 41(4) : 447-449.

Ballinger BR (1990) : New Drugs : hypnotics and anxiolytics. Br Med J 300(6722) : 456-458.

Bandura A (1969) : Principles of Behavior Modification. New York, Holt, Rinehart & Winston.

Bara M, Rugg M (1989) : Assertive communication for effective leadership. Can Nurse 85(9) : 19-20.

Baraban JM, Worley PF, Snyder SH (1989) : Second messenger systems and psychoactive drug action : focus on the phosphoinositide system and lithium. Am J Psychiatry 146(10) : 1251-1260.

Baradell JG (1985) : Humanistic care of the patient in seclusion. J Psychosoc Nurs Ment Health Serv 23(2) : 8-14.

Barefoot JC, Siegler IC, Nowlin JB, Peterson BL, Haney TL, Williams RB (1987) : Suspiciousness, health, and mortality : a follow-up study of 500 older adults. Psychosom Med 49 : 450-457.

Barlow D (1989) : Therapeutic holding, effective intervention with the aggressive child. J Psychosoc Nurs Ment Health Serv 27(1) : 10-14.

Barnes DM (1989) : The origins of violent behavior : what research strategies will emerge ? J NIH Res 1 : 27-29.

Barnfather JS, Swain MA, Erickson HC (1989) : Construct validity of an aspect of the coping process : potential adaptation to stress. Issues Ment Health Nurs 10 : 23-40.

Barrett N, Ormiston S, Molyneux V (1990) : Clozapine : a new drug for schizophrenia. J Psychosoc Nurs Ment Health Serv 28(2) : 24-28.

Barrett TW, Scott TB (1989) : Development of the grief experience questionnaire. Suicide Life Threat Behav 19(2) : 201-215.

Barron CR (1987) : Women's causal explanations of divorce : relationships to self-esteem and emotional distress. Res Nurs Health 10 : 345-353.

Barros A (1986) : The process of effective decision making. J Med Technol 3 ; 10 : 525-528.

Barsky AJ, Klerman GL (1983) : Overview : hypochondriasis, bodily complaints, and somatic styles. Am J Psychiatry 140(3) : 273-283.

Baskerville BH (1991) : Milieu therapy. In McFarland GK, Thomas MD : Psychiatric Mental Health Nursing. Philadelphia, JB Lippincott.

Bassuk EL (1989) : The prevention of suicide. Physician Assist 13(2) : 63-72.

Batt LJ (1989) : Managing delirium : implications for geropsychiatric nurses. J Psychosoc Nurs Ment Health Serv 27(5) : 22-25, 31, 32.

Baumann A (1990) : Decision making during a crisis state. In Baumann A, Johnston NE, Antai-Otong D : Decision Making in Psychiatric and Psychosocial Nursing. Toronto/Philadelphia, BC Decker.

Bawden EL (1990) : Reaching out to the chronically mentally ill homeless. J Psychosoc Nurs Ment Health Serv 28(3) : 6-13.

Beal G (1989) : Helping men cope with divorce. J Psychosoc Nurs Ment Health Serv 27(8) : 30-32.

Beck A (1976) : Cognitive Therapy and Emotional Disorders. New York, International Universities Press.

Beck AT et al (1990) : Relationship between hopelessness and ultimate suicide. A replication with psychiatric outpatients. Am J Psychiatry 147(2) : 190-195.

Beck AT, Rush AH, Shaw BF (1979) : Cognitive Therapy of Depression. New York, Guilford Press.

Beck AT, Rush AJ (1985) : A cognitive model of anxiety formation and anxiety resolution. Issues Ment Health Nurs 7(1-4) : 349-365.

Beck AT, Steer RA, Kovacs M, Garrison B (1985) : Hopelessness and eventual suicide : a 10-year prospective study of patients hospitalized with suicidal ideation. Am J Psychiatry 142(5) : 559-563.

Becker RE (1988) : Depression in schizophrenia. Hosp Community Psychiatry 39(12) : 1269-1275.

Becket N (1989) : Anxiety. In McFarland G, McFarlane E : Nursing Diagnoses and Intervention : Planning for Patient Care. St Louis, CV Mosby.

Beeber LS (1989) : Enacting corrective interpersonal experiences with the depressed client : an intervention model. Arch Psychiatr Nurs 3(4) : 211-217.

Belcher JR, Fish LJB (1980) : Hildegard E. Peplau. In The Nursing Theories Conference Group. Nursing theories : The Base for Professional Nursing Practice. New Jersey, Prentice-Hall.

Bellack AS (ed) (1984) : Schizophrenia : Treatment Management and Rehabilitation. New York, Grune & Stratton.

Bellack AS, Hersen M, Himmenoch JM (1981) : Social Skills Training for Depression : A Treatment Manual. In J Suppl Abstracts Service. Courte Madera, CA, Selected Press.

Bellack AS, Turner SM, Hersen M, Luber RF (1984) : An examination of the efficacy of social skills training for chronic schizophrenic patients. Hosp Community Psychiatry 35(10) : 1023-1028.

Benfer BA, Schroder PJ (1985) : Nursing in the therapeutic milieu. Bull Menninger Clin 49(5) : 451-465.

Benjamin A (1987) : The Helping Interview : With Case Illustrations. Boston, Houghton Mifflin Co.

Benjamin LS (1989) : Is chronicity a function of the relationship between the person and the auditory hallucination ? Schizophr Bull 15(2) : 305-310.)

Bennett G (1988) : Stress, social support, and self-esteem of young alcoholics in recovery. Issues Ment Health Nurs 9 : 151-167.

Bennett J (1988) : Helping people with AIDS live well at home. Nurs Clin North Am 23(4) : 731-748.

Benson DF, Stuss DT (1990) : Frontal lobe influences on delusions : a clinical perspective. Schizophr Bull 16(3) : 403-411.

Benson H (1976) : The Relaxation Response. New York, Avon Press.

Bernat JL (1989) : Getting a handle on an adult's first seizure. Emerg Med 21(1) : 20-24, 27, 28.

Berne E (1966) : Games People Play. New York, Grove Press.

Berne E (1973) : What Do You Say After You Say Hello ? New York, Bantam Books.

Bernstein JG (1988) : Handbook of Drug Therapy in Psychiatry, 2nd ed. Littleton, MA, PSG Publishing.

Berthot BD, Lapierre ED, (1989) : What does it mean ? A new scale for rating patient's behavior. J Psychosoc Nurs Ment Health Serv 27(10) : 25-28.

Bigelow DA, Cutler DL et al (1988) : Characteristics of state hospital patients who are hard to place. Hosp Community Psychiatry 39(2) : 181-185.

Bille DA (1987) : Locus of decision making in patient and family education : its effect o promoting wellness. Nurs Admin Quart 11(3) : 62-65.

Billowitz A, Pendleton L (1988) : Successful resolution of threats to a therapist. Hosp Community Psychiatry 39(7) : 782-785.

Bion W (1961) : Experiences in Groups, and Other Papers. New York, Basic Books.

Bishai M (1990) : Visualization and guided imagery. In Baumann A, Johnston NE, Antai-Otong : Decision Making in Psychiatric and Psychosocial Nursing. Toronto/Philadelphia, BC Decker.

Bishop SM (1988) : The primacy of the family in child psychiatric and mental health nursing. J Child Adol Psychiatr Ment Health Nurs 1(2) : 45.

Blackford KA (1988) : The children of chronically ill parents. J Psychosoc Nurs Ment Health Serv 26(3) : 33-36.

Blank K, Perry S (1984) : Relationship of psychological processes during delirium to outcome. Am J Psychiatry 141(7) : 843-847.

Blau P (1964) : Exchange and Power in Social Life. New York, John Wiley & Sons.

Blazer D (1989) : Major depression in later life. Hosp Pract 24(9A) : 69-79.

Bleathman C, Morton I (1988) : Validation therapy with the demented elderly. J Adv Nurs 13 : 511-514.

Bloch D (1990) : Words That Heal : Affirmations and Meditations for Daily Living. New York, Bantam.

Bloom BL (1984) : Community Mental Health : A General Introduction, 2nd ed. Monterey CA, Brooks Cole.

Bluhm J (1987) : Helping families in crisis hold on. Nursing 17(10) : 44-46.

Blumenthal SJ (1988) : Suicide : a guide to risk factors, assessment, and treatment of suicidal patients. Medical Clinics of North America. 72(4) : 937-971.

Blumenthal SJ (1990) : Youth suicide : risk factors, assessment, and treatment of adolescent and young adult suicidal patients. Psychiatr Clin N Am 13(3) : 511-556.

Blythe MM, Pearlmutter DR (1983) : The suicide watch. Perspect Psychiatr Care 21(3) : 90-93.

Bockle F (1971) : The Manipulated Man. New York, Herder & Herder.

Boeing MH et al (1989) : Powerlessness in critical care patients. Dimens Crit Care Nurs 8(5) : 274-279.

Boettcher EG (1983) : Preventing violent behavior, an integrated theoretical model for nursing. Perspect Psychiatr Care 21(2) : 54-58.

Bond M, Gardner ST, Christian J, Sigal JJ (1983) : Empirical study of self-rated defense styles. Arch Gen Psychiatry 40 : 333-338.

Bond MP, Vaillant JS (1986) : An empirical study of the relationship between diagnosis and defense style. Arch Gen Psychiatry 43 : 285-288.

Bonham P, Cheney A (1983) : Concept of self : a framework for nursing assessment. In Chinn P (ed) : Advances in Nursing Theory Development. Rockville, MD, Aspen Systems.

Book HE (1988) : Empathy : misconceptions and misuses in psychotherapy. Am J Psychiatry 145(4) : 420-424.

Bootzin RR, Acocella JR (1988) : Abnormal Psychology : Current Perspectives, 5th ed. New York, Random House.

Boulanger G (1988) : Working with the entitled patient. J Contem Psychother 18(2) : 124-144.

Bowen M (1978) : Family Therapy in Clinical Practice. New York, Jason Aronson.

Bower F (ed) (1980) : Nursing and the Concept of Loss. New York, John Wiley & Sons.

Bowers JE (1991) : Family processes, dysfonctional. In McFarland GK, Thomas MD : Psychiatric Mental Health Nursing. Philadelphia, JB Lippincott.

Bowers JE (1991) : Family therapy. In McFarland GK, Thomas MD : Psychiatric Mental Health Nursing. JB Lippincott.

Bowlby J (1987) : Loss, Sadness and Depression. New York, Basic Books.

Bowlby J (1988) : Developmental psychiatry comes of age. Am J Psychiatry 145(1) : 1-10.

Boxwell AO (1988) : Geriatric suicide : the preventable death. Nurse Pract 13(6) : 10-19.

Brady JP (1984) : Social skills training for psychiatric patients, I : concepts, methods and clinical results. Am J Psychiatry 141(3) : 333-340.

Brady JP (1984) : Social skills training for psychiatric patients, II : clinical outcome studies. Am J Psychiatry 141(4) : 491-498.

Brady PF (1987) : Labeling of confusion in the elderly. J Gerontol Nurs 13(6) : 29-32.

Braverman BG, Shook J (1987) : Spotting the borderline personality. AJN 87(2) : 200-203.

Brenners DK, Harris B,Weston PS (1987) : Managing manic behavior. Am J Nurs 87(5) : 620-623.

Breznitz S (1983) : The seven kinds of denial. In Breznitz S (ed) : The Denial of Stress. New York, International University Press.

Breznitz S (1985) : False alarms : their effects on fear and adjustment. Issues Ment Health Nurs 7(1-4) : 335-347.

Bright MA (1990) : Therapeutic ritual : helping families grow. J Psychosoc Nurs Ment Health Serv 28(12) : 24-29.

Brizer DA (1988) : Psychopharmacology and the management of violent patients. Psychiatr Clin North Am 11(4) : 551-568.

Bromley GE (1981) : Confrontation in individual psychotherapy. J Psychosoc Nurs Ment Health Serv 19(5) : 15-18.

Brown KC (1990) : Effective decision making. AAOHN J 38(3) : 139-140.

Brownell MJ (1984) : The concept of crisis : its utility for nursing. Adv Nurs Sci 6(4) : 10-21.

Browning MA (1990) : Depression. In Hogstel MO (ed) : Geropsychiatric Nursing. St Louis, CV Mosby.

Brunner LS, Suddarth DS, Bare BG, Boyer MJ, Smeltzer SCO (1988) : Textbook of Medical-Surgical Nursing, 6th ed. Philadelphia, JB Lippincott.

Bruss CR (1988) : Nursing diagnosis of hopelessness. J Psychosoc Nurs Ment Health Serv 26(3) : 28-31.

Bryant SO, Kopeski LM (1986) : Psychiatric nursing assessment of the eating disorder client. Top Clin Nurs 8(1) : 57-66.

Buckwalter KC, Abraham IL (1987) : Alleviating the discharge crisis : the effects of a cognitive-behavioral nursing intervention for depressed patients and their families. Arch Psychiatr Nurs 1(5) : 350-358.

Buckwalter KC, Cusack D, Beaver M, Sidles E, Wadle K (1988) : The behavioral consequences of a communication intervention on institutionalized residents with aphasia and dysarthria. Arch Psychiatr Nurs 2(5) : 289-295.

Buckwalter KC, Hartsock J, Gaffney J (1985) : Music therapy. In Bulechek GM, McCloskey JC : Nursing Interventions, Treatments for Nursing Diagnoses. Philadelphia, WB Saunders.

Buckwalter KC, Kerfoot KM (1982) : Teaching patients self care : a critical aspect of psychiatric discharge planning. J Psychosoc Nurs Ment Health Serv 20(5) : 15-20.

Buckwalter KC, Kerfoot KM, Stolley JM (1988) : Children of affectively ill parents. J Psychosoc Nurs Ment Health Serv 26(10) : 8-14.

Bulow BV, Sweeney JA, Shear MK, Friedman R, Plowe C (1987) : Family satisfaction with psychiatric evaluations. Health Soc Work 290-295.

Burckhardt CS (1987) : Coping strategies of the chronically ill. Nurs Clin North Am 22(3) : 543-550.

Burgess AW, Hartman CR, Kelley SJ (1990) : Assessing child abuse : the TRIADS checklist. J Psychosoc Nurs Ment Health Serv 28(4) : 6-14.

Burgess AW, Hartman CR, Wolbert WA, Grant CA (1987) : Child molestation : assessing impact in multiple victims (Part I). Arch Psychiatr Nurs 1(1) : 33-39.

Burgess EJ (1988) : Sexually abused children and their drawings. Arch Psychiatr Nurs 2(2) : 65-73.

Burnard P (1989) : Existentialism as a theoretical basis for counselling in psychiatric nursing. Arch Psychiatr Nurs 3(3) : 142-147.

Burnside I (1988) : Nursing and the Aged : A Self Care Approach. New York, McGraw-Hill.

Burnside IM (1984) : Working with the Elderly : Group process and Techniques, 2nd ed. Monterey, CA, Wadsworth Health Science Division.

Burstein A (1989) : Post-traumatic stress disorder in victims of motor vehicle accidents. Hosp Community Psychiatr 40(3) : 295-297.

Busch D (1988) : Ethical decision-making in paradoxical intervention. J Child Adolesc Psychiatr Ment Health Nurs 1(2) : 58-65.

Busch P (1987) : Therapy with the noninvolved client. J Psychosoc Nurs Ment Health Serv. 25(11) : 21-25.

Butcher HK, Kirkpatrick H (1991) : Powerlessness. In McFarland GK, Thomas MD : Psychiatric Mental Health Nursing. Philadelphia, JB Lippincott.

Byalin K (1990) : Parent empowerment : a treatment strategy for hospitalized adolescents. Hosp Community Psychiatry 41(1) : 89-90.

Bydlon-Brown B, Billman RR (1988) : At risk for suicide... nobody cares if I live or die ! Will someone please help me ? AJN 88(10) : 1358-1361.

Calarco MM (1989) : Managing Myra's madness. AJN 89(3) : 346-349.

Campaniello JA (1980) : The process of termination. J Psychiatr Nurs 18(2) : 29-32.

Campbell J (1980) : The relationship of nursing and self-awareness. Adv Nurs Sci 2(4) : 15-25.

Campbell L (1987) : Hopelessness : a concept analysis. J Psychosoc Nurs Ment Health Serv 25(2) : 18-22

Campbell L (1989) : Hopelessness : a concept analysis. J Psychosoc Nurs Ment Health Serv 25(2) : 18-22.

Campbell VG (1989) : Neurologic system. In Thompson JM, McFarland GK, Hirsch JE, Tucker SM, Bowers AC : Mosby's Manual of Clinical Nursing, 2nd ed. St Louis, CV Mosby.

Campinha-Bacote J (1988) : Culturological assessment : an important factor in psychiatric consultation-liaison nursing. Arch Psychiatr Nurs 2(4) : 244-250.

Caplan G (1964) : Principles of Preventive Psychiatry. New York, Basic Books.

Carey ET, Noll J, Rasmussen L, Searcy B, Stark NL (1989) : Hildegard E. Peplau : Psychodynamic nursing. In Mariner-Tomey A : Nursing Theorists and Their Work, 2nd ed. St. Louis, CV Mosby.

Carmel H, Hunter M (1989) : Staff injuries from inpatient violence. Hosp Community Psychiatry 40(1) : 41-45.

Carmel H, Hunter M (1990) : Compliance with training in managing assaultive behavior and injuries from inpatient violence. Hosp Community Psychiatry 41(5) : 558-560.

Carmen E, Brady SM (1990) : AIDS risk and prevention for the chronic mentally ill. Hosp Community Psychiatry 41(6) : 652-657.

Carpenito LJ (1985) : Altered thoughts or altered perceptions ? AJN 11 : 1283.

Carpenito LJ (1987) : Nursing Diagnosis : Application to Clinical Practice, 2nd ed. Philadelphia, JB Lippincott.

Carpenito LJ (1989) : Nursing Diagnosis : Application to Clinical Practice, 3rd ed. Philadelphia, JB Lippincott.

Carroll JA, Jefferson JW, Greist JH (1987) : Treating tremor induced by lithium. Hosp Community Psychiatry 38(12) : 1280, 1288.

Carroll-Johnson RM (1989) : Sexual dysfunction. In Carroll-Johnson RM (ed) : Classification of Nursing Diagnoses : Proceedings of the Eighth Conference. Philadelphia, JB Lippincott.

Carser DL (1981) : Primary nursing in the milieu. J Psychiatr Nurs Ment Health Serv 19(2) : 35-41.

Carter EA, McGoldrick M (1980) : The Family Life Cycle : A Framework for Family Therapy. New York, Gardner Press.

Carter SL (1989) : Themes of grief. Nurs Res 38(6) : 354-358.

Cartwright D, Zander A (1968) : Group Dynamics : Research and Theory. New York, Harper & Row.

Cassell EJ, Coulehan JL, Putnam SM (1989) : Making good interview skills better. Patient Care 23(6) : 145-148, 155-166.

Castillo E, Rubin RT, Holsboer-Trachsler E (1989) : Clinical differentiation between lethal catatonia and neuroleptic malignant syndrome. Am J Psychiatry 146(3) : 324-328.

Catherman A (1990) : Biopsychosocial nursing assessment : a way to enhance care plans. J Psychosoc Nurs Ment Health Serv 28(6) : 31-33.

Cervantes RC, deSnyder V, Padilla AM (1989) : Post-traumatic stress in immigrants form Central America and Mexico. Hosp Community Psychiatry 40(6) : 615-619.

Chafetz L, Barnes LE (1989) : Issues in psychiatric care giving. Arch Psychiatr Nurs 3(2) : 61-68.

Champion R et al (1989) : Clinicians' effectiveness in detecting patients' requests during an initial screening. Hosp Community Psychiatry 40(4) : 413-415.

Chapman AH (1978) : The Treatment Techniques of Harry Stack Sullivan. New York, Brunner/Mazel.

Chapman GE (1988) : Reporting therapeutic discourse in a therapeutic community. J Adv Nurs 13(2) : 255-264.

Chartier L, Coutu-Wakulczyk G (1989) : Families in ICU : their needs and anxiety level. Intensive Care Nurs 5 : 11-18.

Chesla C (1988) : Clients with schizophrenia and other psychotic disorders. In Wilson HS, Kniesl R : Psychiatric Nursing, 3rd ed. Menlo Park, Addison-Wesley.

Chesla CA (1989) : Parents' illness models of schizophrenia. Arch Psychiatr Nurs 3(4) : 218-225.

Chitty K, Maynard C (1986) : Managing manipulation. J Psychosoc Nurs Ment Health Serv 24(6) : 9-13.

Choi T, Josten L, Christensen ML (1987) : Health-specific Family Coping Index for Noninstitutional Care. NLN Pub No. 21-2194, 161-167.

Christman N, McConnell EA, Pfeiffer C, Webster KK, Schmitt M, Ries J (1988) : Res Nurs Health 11 : 71-82.

Church OM, Hardin SB, Durham JD (1986) : Introduction and historical perspective : the nurse psychotherapist as private practitioner. In Durham JD, Hardin SB (eds) : The nurse psychotherapist in private practice. New York, Springer Publishing Co.

Chychula NM, Okore C (1990) : The cocaine epidemic : a comprehensive review of use, abuse and dependence. Nurs Pract 15(7) : 31-39.

Chychula NM, Okore C (1990) : The cocaine epidemic : treatment options for cocaine dependence. Nurs Pract 15(10) : 33-40.

Clark BA (1985) : Suicide threat. Nurs 85 15(6) : 47.

Clark C (1978) : Assertive skills for nurses. Wakefield, Contemporary Publishing.

Clark CC (1978) : Assertive Skills for Nurses. Rockville, MD, Aspen Publishers.

Clark DM, Beck AT (1988) : Cognitive approaches. In Last CG, Hersen M (eds) : Handbook of Anxiety Disorders. New York, Pergamon Press.

Clark S (1987) : Nursing diagnosis : ineffective coping. A theoretical framework. Psychol Aspects Crit Care 16(6) : 670-676.

Clark S (1987) : Nursing diagnosis : ineffective coping. Planning care. Heart Lung 16(6) : 677-684.

Cohen S (1985) : Cognitive processes as determinants of environmental stress. Issues Ment Health Nurs 7(1-4) : 65-81.

Cohen S, Callahan JF (eds) (1986) : The Diagnosis and Treatment of Drug and Alcohol Abuse. New York, Haworth Press.

Cohen S, Khan A (1990) : Antipsychotic effect of milieu in the acute treatment of schizophrenia. Gen Hosp Psychiatry 12 : 248-251.

Coker LS (1990) : A therapeutic recovery model for the female adult incest survivor. Issues Ment Health Nurs 11 : 109-123.

Coler MS (1989) : Diagnoses for child and adolescent psychiatric nursing : combining NANDA and the DSM-III-R. J Child Adolesc Psychiatr Ment Health Nurs 2(3) : 115-119.

Coler MS, Vincent KG (1987) : Psychiatric mental health assessment : a new look at the concept. Arch Psychiatr Nurs 1(4) : 258-263.

Collen RL, Leonard KE, Searles JS (eds) (1990) : Alcohol and the Family : Research and Clinical Perspectives. New York, Guilford Press.

Collison C, Miller S (1987) : Using images of the future in grief work. Image 19(1) : 9-11.

Collison CR, Miller SL (1985) : The role of family re-enactment in group psychotherapy. Perspect Psychiatr Care 23(2) : 74-78.

Colson DB, Allen JG, Coyne L, et al (1986) : An anatomy of countertransference : staff reactions to difficults psychiatric hospital patients. Hosp Community Psychiatry 37(9) : 923-928.

Compton P (1989) : Drug abuse : a self-care deficit. J Psychosoc Nurs Ment Health Serv 27(3) : 22-26.

Condon EH (1989) : Dementia and depression : devastating pair. Geriatr Nurs 10(1) : 26-27.

Connor SR (1986) : Measurement of denial in the terminally ill : a critical review. Hospice J 2(4) : 51-68.

Cook JD (1981) : The therapeutic use of music : a literature review. Nurs Forum 20(3) : 253-266.

Copel LC (1988) : Loneliness. J Psychosoc Nurs Ment Health Serv 26(1) : 14-19.

Corbin LJ, Hanson RW et al (1988) : Somatoform disorders : how to reduce overutilization of health care services. J Psychosoc Nurs Ment Health Serv 26(9) : 31-33.

Corcoran S (1985) : Decision-making strategies for choosing nursing interventions. In Snyder M (ed) : Independent Nursing Interventions. New York, Wiley.

Corey G, Corey M (1982) : Groups, Process and Practice. Monterey, Brooks/Cole Publishing Co.

Cornman BJ (1989) : Group treatment for female adolescent sexual abuse victims. Issues Ment Health Nurs 10 : 261-271.

Corrigan PW, Liberman RP, Engel JD (1990) : From noncompliance to collaboration in the treatment of schizophrenia. Hosp Community Psychiatry 41(11) : 1203-1211.

Corsini RJ, Wedding D (1989) : Current Psychotherapy, 4th ed. Itasca IL, FE Peacock Publishers.

Cournos F et al (1989) : The management of HIV infection in state psychiatric hospitals. Hosp Community Psychiatry 40(2) : 153-157.

Coursey RD (1989) : Psychotherapy with persons suffering from schizophrenia : the need for a new agenda. Schizophr Bull 15(3) : 349-353.

Courtright P, Johnson S, Baumgartner MA, Jordan M, Webster JC (1990) : Dinner music : does it affect the behavior of psychiatric inpatients. J Psychosoc Nurs Ment Health Serv 28(3) : 37-40.

Cousins N (1989) : Head First : The Biology of Hope. New York, EP Dutton.

Covington CH (1989) : Incest : the psychological problem and the biological contradiction. Issues Ment Health Nurs 10 : 69-87.

Cowgill G, Doupe G (1985) : Recognizing and helping victims of torture. Can Nurse 81(11) : 19-22.

Craig C, Ray F, Hix C (1989) : Seclusion and restraint : decreasing the discomfort. J Psychosoc Nurs Ment Health Serv 27(7) : 16-19.

Critchley DL (1985) : Clinical supervision. In Critchley DL, Maurin JT (eds) : The Clinical Specialist in Psychiatric Mental Health Nursing. New York, John Wiley & Sons.

Critchley DL (1987) : Clinical supervision as a learning tool for the student therapist in milieu settings. J Psychosoc Nurs Ment Health Serv 25(8) : 18-22.

Critchley DL (1987) : Providing a therapeutic milieu experience for a patient diagnosed with AIDS. Arch Psychiatr Nurs 1(6) : 441-443.

Critchley DL, Berlin IN (1981) : Parent participation in milieu treatment of young psychotic children. Am J Orthopsychiatry 51(1) : 149-155.

Crouch M et al (1983) : Enhancement of self-esteem in adults. Fam Commun Health 6 : 65-78.

Csernansky JG, Maddock RJ, Hollister LE (1985) : Pharmacologic treatment of aggression. Hosp Formul 20(10) : 1091-1104.

Cuff-Carney D (1987) : Holistic family therapy : individuals or families ? A therapist's perspective. Holistic Nurs Pract 2(1) : 45-51.

Cunningham JM (1991) : Crisis intervention. In McFarland GK, Thomas MD : Psychiatric Mental Health Nursing. Philadelphia, JB Lippincott.

Curl A (1989) : Agitation and the older adult. J Psychosoc Nurs Ment Health Serv 27(12) : 12-14.

Curran D (1986) : Adolescent suicidal behavior. Issues Ment Health Nurs 8(4) : 275-277.

Curtis RC (ed) 1989 : Self-defeating Behaviors : Experimental Research, Clinical Impressions, and Practical Implications. New York, Plenum Press.

Davies P, Wolozin BL (1987) : Recent advances in the neurochemistry of Alzheimer's disease. J Clin Psychiatry 48(suppl 5) : 23-30.

Davis DL, Boster L (1988) : Multifaceted therapeutic interventions with the violent psychiatric inpatient. Hosp Community Psychiatry 39(8) : 867-869.

Davis T, Jensen L (1988) : Identifying depression in medical patients. IMAGE : J Nurs Schol 20(4) : 191-195.

Dawson J, Johnston M, Kehiayan N, Kyanko S, Martinez R (1988) : Response to patient assault, a peer support program for nurses. J Psychosoc Nurs Ment Health Serv 26(2) : 8-15.

Dean PR, MacDonald CC (1987-1988) : The dysthymic patient. Perspect Psychiatr Care 24(2) : 69-73.

DeBoer G, Wilson HS (1988) : Applying the nursing process for clients with organic mental syndromes and disorders. In Wilson HS, Kneisl CR : Psychiatric Nursing, 3rd ed. Menlo Park, CA, Addison Wesley.

DeCarlo JJ, Mann WC (1985) : The effectiveness of verbal versus activity groups in improving self-perception of interpersonal communication skills. Am J Occup Ther 39(1) : 20-27.

deChesnay M, Magnuson N (1988) : How healthy families cope with stress. AAOHNJ 36(9) : 361-365.

Deering CG (1987) : Developing a therapeutic alliance with the anorexia nervosa client. J Psychosoc Nurs Ment Health Serv 25(3) : 10-17.

Delaney P (1988) : Trapped by a vacuum. Nurs Times 84(13) : 55-56.

Dellasega C (1990) : Coping with caregiving : stress management for caregivers of the elderly. J Psychosoc Nurs Ment Health Serv 28(1) : 15-22.

Demi AS, Miles MS (1988) : Suicide bereaved parents : emotional distress and physical health problems. Death Stud 12(4) : 297-307.

DiBella GAW (1979) : Educating staff to manage threatening paranoid patients. Am J Psychiatry 136(3) : 333-335.

Dickinson LR, Ranseen JD (1990) : An update on selected organic mental syndromes. Hosp Commun Psychiatry 41(3) : 290-300.

Dickman GL, Livingston CA (1991) : Sexual dysfunction. In McFarland GK, Thomas MD : Psychiatric Mental Health Nursing. Philadelphia, JB Lippincott.

Dingman CW, McGlashan TH (1988) : Characteristics of patients with serious suicidal intentions who ultimately commit suicide. Hosp Community Psychiatry 39(3) : 295-299.

Dixon E, Park R (1990) : Do patients understand written health information ? Nurs Outlook 38(6) : 278-281.

Doenges ME, Moorhouse MF (1988) : Nurse's Pocket Guide : Nursing Diagnoses with Interventions. Philadelphia, FA Davis.

Dohrenwend BS (1985) : Social status and responsibility for stressful life event. Issues Ment Health Nurs 7(1-4) : 105-127.

Donahue MP (1985) : Advocacy. In Bulechek GM, McCloskey JC (eds) : Nursing Interventions : Treatments for Nursing Diagnoses. Philadelphia, JB Lippincott.

Donahue MP (1985) : Advocacy. In Bulechek GM, McCloskey JC : Nursing Interventions : Treatments for Nursing Diagnoses. Philadelphia, WB Saunders.

Donner LL, Kopytko EE, McFolling SD, et al (1990) : Increasing psychiatric inpatients' community adjustment through therapeutic passes. Arch Psychiatr Nurs 4(2) : 93-98.

Donovan DM, Marlatta GA (eds) (1988) : Assessment of Addictive Behaviors. New York, Guilford Press.

Donovan JM (1986) : An etiologic model of alcoholism. Am J Psychiatry 143(1) : 1-11.

Doudera AE (1985) : Decision making and patients' rights. Am Health Care Assoc J 11(3) : 5-8.

Dowden P, Honsiager M, Beukelman D (1986) : Serving nonspeaking patients in acute care settings : an intervention approach. AAC 1 : 25-32.

Drew BL (1990) : Differentiation of hopelessness, helplessness, and powerlessness using Erik Erikson's "Roots of Virtue". Arch Psychiatr Nurs 4(5) : 332-337.

Drugs for psychiatric disorders. The Medical Letter on Drugs and Therapeutics. 31(786) : 13-20.

Dubovsky SL, Katz JL, Scherger JE, Uhde TW (1987) : Anxiolytics : when ? why ? which one ? Patient Care 21(17) : 60-81.

Duffey BD (1989) : Dcmentcd, old, and alone. AJN 89(2) . 212-216.

Duffy ME (1988) : Health promotion in the family : current findings and directives for nursing research. J Adv Nurs 13 : 109-117.

Dugan DO (1987) : Death and dying : emotional, spiritual, and ethical support for patients and families. J Psychosoc Nurs Ment Health Serv 25(7) : 21-29.

Dunne-Maxim K (1986) : Survivors of suicide. J Psychosoc Nurs Ment Health Serv 24(12) : 31-35.

Earl WL, Addison S, Holmquist L (1989) : Crosstalk. J Psychosoc Nurs Ment Health Serv 27(1) : 20-25.

Eastwood MR, Corbin S (1983) : Hallucinations in patients admitted to a geriatric psychiatry service : review of 42 cases. J Am Geriatr Soc 31(10) : 593-597.

Eaves L (chairperson) (1988) : Genetics, immunology and neurology. Schizophr Bull 14(3) : 21-38.

Eggert LL (1985) : Individual and group therapy with adolescents. In Critchley D, Maurin J. The Clinical Specialist in Psychiatric Mental Health Nursing : Theory, Research, and Practice. New York : John Wiley & Sons.

Eichelman B (1988) : Toward a rational pharmacotherapy for aggressive and violent behavior. Hosp Community Psychiatry 39(1) : 31-39.

Ekland ES (1991) : Hopelessness. In McFarland GK, Thomas MD : Psychiatric Mental Health Nursing. Philadelphia. JB Lippincott.

Eklund ES (1991) : Perception/cognition, altered (confusion). In McFarland GK, Thomas MD : Psychiatric Mental Health Nursing. Philadelphia, JB Lippincott.

Elkahef AM, Ruskin PE et al (1990) : Vitamin E in the treatment of tardive dyskinesia. Am J Psychiatry 147(4) : 505-506.

Ellicott A et al (1990) : Life events and the course of bipolar disorders. Am J Psychiatry 147(9) : 1194-1198.

Ellis A, Dryden W (1987) : Rational-emotive therapy ; an excellent counseling theory for NP's. Nurse Pract 12(7) : 16-37.

Ellis N (1988) : Manipulation. In Beck C, Rawlins R, Williams S (eds) : Mental Health-Psychiatric Nursing, 2nd ed. St Louis, CV Mosby.

Ellis NK, Krch-Cole E (1987) : Providing a therapeutic milieu experience for a patient diagnosed with AIDS. Arch Psychiatr Nurs 1(6) : 436-440.

Ellison JM, Hughes DH, White KA (1989) : An emergency psychiatry update. Hosp Community Psychiatry 40(3) : 250-259.

Emdon T (1989) : The basics of therapy, fresh out of miracles. Nurs Times 85(48) : 36-38.

Emrich K (1989) : Helping or hurting ? Interacting in the psychiatric milieu. J Psychosoc Nurs Ment Health Serv 27(12) : 26-29.

Engel G (1964) : Grief and grieving. AJN 64(9) : 93-98.

Epstein S (1985) : Anxiety, arousal, and the self-concept. Issues Ment Health Nurs 7(1-4) : 265-303.

Eraker SA, Politser P (1988) : How decisions are reached : physician and patient. In Dowie J, Elstein A (eds) : Professional Judgment : A Reader in Clinical Decision-making. New York, Cambridge University Press.

Ericksen J (1989) : Steps to ethical reasoning. Can Nurse 85(7) : 23-24.

Erikson E (1964) : Childhood and Society. New York, WW Norton.

Erikson E (1968) : Identity : Youth and Crisis. New York, WW Norton.

Erikson E (1968) : Insight and Responsibility. New York, WW Norton.

Erikson E (1977) : Toys and Reasons : Stages in the Ritualization of Experience. New York, WW Norton.

Erikson E (1979) : Identity and the Life Cycle. New York, WW Norton.

Erikson E (1982) : The Life Cycle Completed : A Review. New York, WW Norton.

Evans CL (1990) : Reducing AIDS anxiety on the unit with preventive infection control. J Psychosoc Nurs Ment Health Serv 28(1) : 36-39.

Eysenck HJ (1985) : A genetic model of anxiety. Issues Ment Health Nurs 7(1-4) : 160-199.

Falloon IRH, Boyd JL, McGill CW (1984) : Family Care of Schizophrenia : A Problem-solving Approach to the Treatment of Mental Illness. New York, Guilford Press.

Fan CS (1987) : Obsessive compulsive neurosis. Hong Kong Nurs J 42 : 66-76.

Farill MM, Klopfenstein CB (1991) : Depression. In McFarland GK, Thomas MD : Psychiatric Mental Health Nursing. Philadelphia, JB Lippincott.

Farnham R (1988) : Grief work with mothers of retarded children in a group setting. Issues Ment Health Nurs 9 : 73-82.

Farran CJ, Carr V, Maxson E (1988) : Goal-related behaviors in short-term psychiatric hospitalization. Arch Psychiatr Nurs 2(3) : 159-164.

Farran CJ, Keane-Hagerty E (1989) : Communicating effectively with dementia patients. J Psychosoc Nurs Ment Health Serv 27(5) : 13-16.

Farran CJ, Popovich JM (1990) : Hope : a relevant concept for geriatric psychiatry. Arch Psychiatr Nurs 4(2) : 124-130.

Faustman WO,White PA (1989) : Diagnostic and pharmacological treatment characteristics of 536 inpatients with post-traumatic stress disorder. J Nerv Ment Dis 177(3) : 154-159.

Favazza AR (1989) : Why patients mutilate themselves. Hosp Community Psychiatry 40(2) : 137-145.

Favazza AR (1989) : Why patients mutilate themselves. Hosp Community Psychiatry 49(2) : 127-145.

Feldman MD (1988) : The challenge of self-mutilation : a review. Compr Psychiatry 29(3) : 252-269.

Fellin P (1989) : Perspectives on depression among black Americans. Health Soc Work 14(4) : 245-25.

Fenton TW (1987) : AIDS-related psychiatric disorder. Br J Psychiatry 151(11) : 579-588.

Ferguson S, Campinha-Bacote J (1989) : Humor in nursing. J Psychosoc Nurs Ment Health Serv 27(4) : 29-34.

Fernandex TM (1986) : How to deal with overt aggression. Issues Ment Health Nurs 8 : 79-83.

Field WE (1985) : Hearing voices. J Psychosoc Nurs Ment Health Serv 23(1) : 9-14.

Field WF (1979) : The Psychotherapy of Hildegard E. Peplau. New Braunfels Texas, PSF Productions.

Fiore RJ (1988) : Toward engaging the difficult patient. J contem Psychother 18(2) : 87-106.

Fishel AH (1990) : A community-based program for emotionally disturbed children and youth. J Child Adolesc Psychiatr Ment Health Nurs 3(4) : 128-133.

Fisher IL (1989) : Psychiatric crises : making the most of an emergency room visit. J Psychosoc Nurs Ment Health Nurs 27(11) : 4-8.

Fisher K, Schwartz M (1989) : Impaired social interaction. In Thompson JM, McFarland GK, Hirsch JE, Tucker SM, Bowers AC : Mosby's Manual of Clinical Nursing, 2nd ed. St Louis, CV Mosby.

Fisher K, Schwartz M (1989) : Potential for violence : self-directed or directed at others. In Thompson JM, McFarland GK, Hisch JE, Tucker SM, Bowers AC : Mosby's Manual of Clinical Nursing, 2nd ed. St Louis, CV Mosby.

Fitch MI, O'Brien-Pallas LL (1911) : Defensive coping. In McFarland GK, Thomas MD : Psychiatric Mental Health Nursing. Philadelphia, JB Lippincott.

Fitts W (1972) : The Self Concept and Performance. Nashville, Dede Wallace Center.

Fitts W (1972) : The Self Concept and Psychopathology. Nashville, Dede Wallace Center.

Fitzpatrick JJ (1984) : Gerontological counseling. In Lego S (ed) : The American Handbook of Psychiatric Nursing. Philadelphia, JB Lippincott.

Flannery D, Link I (1986) : A model comprehensive family program for relatives of adult schizophrenics. Psychosoc Rehab J 9(3) : 15-24.

Flaskerud JH (1987) : AIDS : neuropsychiatric complications. J Psychosoc Nurs Ment Health Serv 25(12) : 4, 6.

Floyd J (1988) : Research and informed consent : the dilemma of the cognitively impaired client. J Psychosoc Nurs Ment Health Serv 26(3) : 13-21.

Folkman S, Lazarus RS (1985) : If it changes, it must be a process : study of emotion and coping during three stages of a college examination. J Pers Soc Psychol 48(1) : 150-170.

Fopma-Loy J (1988) : The prevalence and phenomenology of depression in elderly women : a review of the literature. Arch Psychiatr Nurs 2(2) : 74-80.

Forchuk C (1984) : Cognitive dissonance : denial, self-concepts, and the alcoholic stereotype. Nurs Papers 16(3) : 57-69.

Forchuk C (1984) : Cognitive dissonance : negative self concepts and denial among alcoholic patients. Nursing Papers 16(Fall) : 57-69.

Forchuk C (1990) : Assessing the environment. In Baumann A, Johnston NE, Antai-Otong D : Decision Making in Psychiatric and Psychosocial Nursing. Philadelphia, BC Decker.

Forchuk C, Beaton S, Crawford L, Ide L, Voorberg N, Bethune J (1989) : Incorporating Peplau's theory and case management. J Psychosoc Nurs Ment Health Serv 27(2) : 35-38.

Forchuk C, Brown B (1989) : Establishing a nurse-client relationship. J Psychosoc Nurs Ment Health Serv 27(2) : 30-34.

Forchuk C, Westwell J (1987) : Denial. J Psychosoc Nurs Ment Health Serv 25(6) : 9-13.

Forchuk C, Westwell J (1990) : Denial. In Baumann A, Johnson N, Atai-Otong D : Decision Making in Psychiatric and Psychosocial Nursing. Toronto, BC Decker.

Ford DH, Urban HB (1963) : Systems of Psychotherapy. New York, John Wiley & Sons.

Foreman MD (1986) : Acute confusional states in hospitalized elderly : a research dilemma. Nurs Res 35(1) : 34-38.

Foreman MD (1989) : Confusion in the hospitalized elderly : incidence, onset, an associated factors. Res Nurs Health 12 : 21-29.

Forisha B, Grothaus K, Luscombe R (1990) : Dinner conversation : meal therapy to differentiate eating behavior from family process. J Psychosoc Nurs Ment Health Serv 28(11) : 12-16.

Foster LA, Veale CM, Fogel CI (1989) : Factors present when battered women kill. Issues Ment Health Nurs 10 : 273-284.

Foster SW (1990) : The pragmatics of culture : the rhetoric of difference in psychiatric nursing. Arch Psychiatr Nurs 4(5) : 292-297.

Fox H (1987) : Patterns of avoidant anxiety. In Haber J, Hoskins PP, Leach AM, Sideleau BF (eds) : Comprehensive Psychiatric Nursing, 3rd ed. New York, McGraw-Hill Book Co.

Foxall MJ, Ekberg JY (1989) : Loneliness of chronically ill adults and their spouses. Issues Ment Health Nurs 10 : 149-167.

Fran CJ, Carr V, Maxson E (1988) : Goal-related behaviors in short-term hospitalization. Arch Psychiatr Nurs 2(3) : 159-164.

Francell CG, Conn VS, Gray DP (1988) : Families' perceptions of burden of care for chronic mentall ill relatives. Hosp Community Psychiatry 39(12) : 1296-1300.

Frances A, Miller LJ (1989) : Coordinating inpatient and outpatient treatment for a chronically suicidal woman. Hosp Community Psychiatry 40(5) : 468-470.

Francis J, Kapoor WN (1990) : Delirium in hospitalized elderly. J Gen Int Med 5 : 65-79.

Francis J, Martin D, Kapoor WN (1990) : Prospective study of delirium in hospitalized elderly. JAMA 263(8) : 1097-1101.

Frank DI, Lang AR (1990) : Disturbances in sexual role performance of chronic alcoholics : an analysis using Roy's adaptation model. Issues Ment Health Nurs 11 : 243-254.

Frankl VE (1963) : Man's Search for Meaning : An Introduction to Logotherapy. Boston, Beacon Press.

Franklin D (1990) : Hooked, not hooked : why isn't everyone an addict ? Health 4(6) : 39-52.

Freeman SK (1988) : Inpatient management of a patient with borderline personality disorder : a case study. Arch Psychiatr Nurs 2(6) : 360-365.

French J, Raven B (1959) : The bases of social power. In Cartwright D (ed) : Studies in Social Power. Ann Arbor, The University of Michigan.

Freud A (1946) : The Ego and Mechanisms of Defense. New York, International Universities Press.

Friedemann ML (1989) : Closing the gap between grand theory and mental health practice with families. Part 1 : the framework of systemic organization for nursing of families and family members. Arch Psychiatr Nurs 3(1) : 10-19.

Friedemann ML (1989) : Closing the gap between grand theory and mental health practice with families. Part 2 : the control-congruence model for mental health nursing of families. Arch Psychiatr Nurs 111(1) : 20-28.

Friedman D (1988) : Taking the scare out of caring for seizure patients. Nursing 18(2) : 52-60.

Friis S (1986) : Measurements of the perceived ward milieu : a reevaluation of the Ward Atmosphere Scale. Acta Psychiatr Scand 73(5) : 589-599.

Fromm E (1973) : The Anatomy of Human Destructiveness. New York, Holt, Rinehart & Winston.

Fuchs J (1987) : Use of decisional control to combat powerlessness. ANNAJ 14(1) : 11-13, 56.

Fulton R, Gottesman D (1980) : Anticipatory grief : a psychosocial concept reconsidered. Br J Psychiatry 137 : 45-54.

Fulton R, Gottesman D (1981) : Anticipatory grief. Br J Psychiatry 139 : 79-80.

Gabbard GO (1989) : Splitting in hospital treatment. Am J Psychiatry 146(4) : 444-451.

Gadow S (1989) : Clinical subjectivity : advocacy with silent patients. Nurs Clin North Am 24(2) : 535-541.

Gair DS (1984) : Guidelines for children and adolescents. In Tardiff K (ed) : The Psychiatric Uses of Seclusion and Restraint. Wash DC, American Psychiatric Press.

Galanter M, Castaneda R, Salamon I (1987) : Institutional self-help therapy for alcoholism : Clinical outcome. Alcoholism 11 : 424-425.

Galanter M, Talbott D, Gallegos K, Rubenstone E (1990) : Combined alcoholic's Anonymous and professional care for addicted physicians. Am J Psychiatry 147(1) : 64-68.

Gallop R (1985) : The patient is splitting : everyone knows and nothing changes. J Psychosoc Nurs Ment Health Serv 23(4) : 6-10.

Gant AB, Goldstein G, Pinsky S (1989) : Family understanding of psychiatric illness. Community Ment Health J 25(2) : 101-108.

Gantt AB, Green RS (1986) : Telling the diagnosis : implications for social work practice. Soc Work Health Care 11(2) : 101-110.

Ganzini L, McFarland BH (1990) : Prevalence of mental disorders after catastrophic financial loss. J Nerv Ment Dis 178(11) : 680-685.

Gardner DL (1985) : Presence. In Bulechek GM, McCloskey JC : Nursing Interventions : Treatments for Nursing Diagnoses. Philadelphia, WB Saunders.

Garrett JE (1987) : Multiple losses in older adults. J Gerontol Nurs 13(8) : 8-12.

Garritson SH (1987) : Characteristics of restrictiveness. J Psychosoc Nurs Ment Health Serv 25(1) : 10-19.

Garver PM (1989) : Altered family processes. In McFarland GK, McFarlane EA : Nursing Diagnosis and Intervention. St Louis, CV Mosby.

Garza-Trevino ES et al (1989) : Efficacy of combinations of intra-muscular antipsychotics and sedative-hypnotics for control of psychotic agitation. Am J Psychiatry 146(12) : 1598-1601.

Gass KA (1987) : Coping strategies of widows. J Gerontol Nurs 13(8) : 29-36.

Gass KA (1988) : Aged widows and widowers : similarities and differences in appraisals coping, resources, type of death, and health dysfunction. Arch Psychiatr Nurs 2(4), 11(4) : 200-210.

Gass KA, Chang AS (1989) : Appraisals of bereavement, coping, resources, and psychosocial health dysfunction in widows and widowers. Nurs Res 38(1) : 31-36.

Gavoni LA (1988) : Psychosocial issues of AIDS in the nursing care of homosexual men and their significant others. Nurs Clin North Am 23(4) : 749-765.

Geeting B, Geeting C (1976) : How to Listen Assertively. New York, Simon & Schuster.

Geiser R, Hoche L, King J (1988) : Respite care for mentally ill patients and their families. Hosp Community Psychiatry 39(3) : 291-295.

Gemma PB (1989) : Coping with suicidal behavior. MCN 14(2) : 101-103.

Gentilin J (1987) : Room restriction : a therapeutic prescription. J Psychosoc Nurs Ment Health Serv 25(7) : 13-16.

Georgotas A, Cancro R (eds) : Depression and Mania. New York, Elsevier Science Publishing.

Gerace L (1988) : Schizophrenia and the family : nursing implications. Arch Psyciatr Nurs 2(3) : 141-145.

Gerace LM (1986) : The patient needing long-term supportive therapy. In Durham JD, Hardin SB (eds) : The Nurse Psychotherapist in Private Practice. New York, Springer Publishing Co.

Gerety EK (1991) : Grieving, anticipatory grieving, dysfunctional grieving. In McFarland GK, Thomas MD : Psychiatric Mental Health Nursing. Philadelphia, JB Lippincott.

Gerety EK, McFarland GK (1989) : Anticipatory grieving. In McFarland GK, McFarlane EA : Nursing Diagnosis and Intervention : Planning for Patient Care. St Louis, CV Mosby.

Gerety EK, McFarland GK (1989) : Dysfunctional grieving. In McFarland GK, McFarlane EA : Nursing Diagnosis and Intervention : Planning for Patient Care. St Louis, CV Mosby.

Gerety EK, McFarland GK (1989) : Dysfunctional grieving. In Thompson JM, McFarland GK, Hirsch JE, Tucker SM, Bowers AC : Mosby's Manual of Clinical Nursing, 2nd ed. St Louis, CV Mosby.

Gerety EK, McKim JD, Sosnovec PA, Cowan ME (1991) : Instructor's Manual for McFarland/Thomas's Textbook of Psychiatric Mental Health Nursing : Application of the Nursing Process. Philadelphia, JB Lippincott.

Gerety EK, McKim JD, Sosnovec PA, Cowan ME (1991) : Instructor's manual to Accompany McFarland and Thomas's Psychiatric Mental Health Nursing. St Louis, CV Mosby.

Gerety EK, McKim JD, Sosnovec PA, Cowan ME (1991) : Instructor's manual to accompany McFarland and Thomas's Psychiatric Mental Health Nursing. Philadelphia, JB Lippincott.

Gerlock A, Solomons HC (1983) : Factors associated with the seclusion of psychiatric patients. Perspect Psychiatric Care. 21(2) : 46-53.

Gessner BA (1989) : Adult education : the cornerstone of patient teaching. Nurs Clin North Am 24(3) ; 589-595.

Gilbert CM (1988) : Psychosomatic symptoms : implications for child sexual abuse. Issues Ment Health Nurs 9(4) : 399-408.

Gilbert CM (1988) : Sexual abuse and group therapy. J Psychosoc Nurs Ment Health Serv 26(5) : 19-23.

Gilberts R (1983) : The evaluation of self-esteem. Fam Commun Health 6 : 29-49.

Gilead MP, Mulaik JS (1983) : Adolescent suicide : a response to developmental crisis, Perspect Psychiatr Care 21(3) : 94-101.

Glaser B, Strauss A (1968) : Awareness of Dying. Chicago, Aldine Publishing.

Glaser B, Strauss A (1968) : Time for Dying. Chicago, Aldine Publishing.

Glass C, Levy L (1982) : Perceived psychophysiological control : the effects of power versus powerlessness. Cog Ther Res 6(1) : 91-103.

Glass LL, Katz HM, Schnitzer RD et al (1989) : Psychotherapy of schizophrenia : an empirical investigation of the relationship of process to outcome. Am J Psychiatry 146(5) : 603-608.

Glenn MB (1987) : Update on pharmacology, a pharmacologic approach to aggressive and disruptive behaviors after traumatic brain injury. J Head Trauma Rehabil 2(1) : 71-73.

Gleser G, Ihilivech D (1969) : An objective instrument for measuring defense mechanisms. J Consult Clin Psychol 33(1) : 51-60.

Glover J (1985) : Human Sexuality in Nursing Care. London, Croom Helm.

Glynn SM, Bowen LL, Barringer DM, Banzett LK (1989) : Compliance with less restrictive aggression control procedures. Hosp Community Psychiatry 40(1) : 82-84.

Goldberg K (1988) : The quilt work theory : a milieu approach. New Dir Ment Health Serv Summer (38) : 5-21.

Goldberger L, Breynitz S (1982) : Handbook of Stress : Theoretical and Clinical Aspects. New York, Free Press.

Goldman SB (1988) : To be or not to be a real object : monitoring the therapeutic relationship. J Contem Psychother 18(2) : 164-178.

Goldwyn RM (1988) : Educating the patient and family about depression. Med Clin North Am 72(4) : 887-896.

Gomez GE, Gomez EA (1987) : Delirium. Geriatr Nurs 8(6) : 330-332.

Gondolf EW, Mulvey EP, Lidz CW (1990) : Characteristics of perpetrators of family and nonfamily assaults. Hosp Community Psychiatry 41(2) : 191-193.

Gonzales-Osler E (1989) : Coping with transition. J Psychosoc Nurs Ment Health Serv 27(6) : 29-33.

Goodwin FK (1988) : Alcoholism research : delivering on the promise. Pub Health Rep 103(6) : 569-574.

Gordon VC, Gordon EM (1987) : Short-term group treatment of depressed women : a replication study in Great Britain. Arch Psychiatr Nurs 1(2) : 111-124.

Gorman JM et al (1989) : A neuroanatomical hypothesis for panic disorder. Am J Psychiatry 146(2) : 148-161.

Gorton G, Akhtar S (1990) : The literature on personality disorders 1985-88 : trends, issues, and controversies. Hosp Community Psychiatry 41(1) : 39-51.

Gottesman II, Bertelsen A (1989) : Confirming unexpressed genotypes for schizophrenia. Arch Gen Psychiatry 46(10) : 867-872.

Graham O, Naveau I, Cummings C (1989) : A model for ambulatory care of patients with epilepsy and other neurological disorders.J Neurosci Nurs 21(2) : 108-112.

Grainger RD (1990) : Depression. AJN 90(5) : 13-14.

Grainger RD (1990) : Making better decisions. Am J Nurs 90(6) : 15-16.

Grant CA, Burgess AW, Hartman CR, Burgess AG, Shaw ER, MacFarland G (1989) : Juveniles who murder : insights for intervention. J Psychosoc Nurs Ment Health Serv 27(12) : 4-11.

Grant E (1988) : The exercise fix. Psychol Today 22 : 24-28.

Gray JA (1985) : The neuropsychology of anxiety. Issues Ment Health Nurs 7(1-4) : 201-227.

Grebb JA (1989) : Psychiatric rating scales. In Kaplan HI, Sadock BJ (eds) : Comprehensive Textbook of Psychiatry. 5th ed. Vol I. Baltimore, Williams & Wilkins.

Green RK, Schaefer AB (1984) : Forensic Psychology : A Primer for Legal and Mental Health Professionals. Springfield IL, Charles C Thomas.

Greenberg L, Fine SB, Cohen CC, Larson K, Michaelson-Baily A et al. (1988) : An interdisciplinary psychoeducation program for schizophrenic patients and their families in an acute care setting. Hosp Community Psychiatry 39(3) : 277-282.

Greenfeld (1990) : Disclosing incest : the Relationships That Make it Possible. J Psychosoc Nurs Ment Health Serv 28(7) : 20-23.

Greenfield T, McNiel D, Binder R (1989) : Violent behavior and length of psychiatric hospitalization. Hosp Community Psychiatry 40(8) : 809-814.

Greydanus DE, Porter J, Rypma CB, Heuer T, Granberg A, Ruch R (1986) : The behavioral medicine unit : a community hospital model for inpatient treatment of adolescent depression. Semin Adolesc Med 2(4) : 311-319.

Gross D (1989) : At risk : children of the mentally ill. J Psychosoc Nurs Ment Health Serv 27(8) : 14-19.

Grotjahn M, Kline F, Friedmann C (1983) : Handbook of Group Therapy. New York, Van Nostrand Reinhold.

Grunebaum H, Friedman H (1988) : Building collaborative relationships with families of the mentally ill. Hosp Community Psychiatry 39(11) : 1183-1187.

Gryfinski JJ, Lampe SS (1990) : Implementing focus charting : process and critique. Clin Nurs Specialist 4(4) : 201-205.

Guelfi GP, Faustman WO, Csernansky JG (1989) : Independence of positive and negtive symptoms in a population of schizophrenic patients. J Nerv Ment Dis 177(5) : 285-290.

Gullberg PL (1989) : The homeless chronically mentally ill : a psychiatric nurse's role. J Psychosoc Nurs Ment Health Serv 27(6) : 9-13.

Gummit RJ (1983) : The Epilepsy Handbook : The Practical Management of Seizures. New York, Raven Press.

Gurklis JA, Menke EM (1988) : Identification of stressors and use of coping methods in chronic hemodialysis patients. Nurs Res 37(4) : 236-239, 248.

Gurman AS, Kniskern DP (eds) (1981) : Handbook of Family Therapy. New York, Brunner-Mazel.

Gutheil TG (1985) : The therapeutic milieu : changing themes and theories. Hosp Commun Psychiatry 36(12) : 1279-1285.

Gutheil TG, Tardiff K (1984) : Indications and contraindications for seclusion and restraint. In Tardiff K (ed) : The Psychiatric Uses of Seclusion and Restraint. Wash, DC, American Psychiatric Press.

Guttmacher LB (1988) : Concise Guide to Somatic Therapies in Psychiatry. Washington, DC, American Psychiatric Press.

Haan N (1977) : Coping and Defending : Processes of Self Environment Organization. New York, Academic Press.

Haan N (1985) : Conceptualizations of ego : processes, functions, regulations. In Monat A, Lazarus RS (eds) : Stress and Coping : an Anthology. New York, Columbia University Press.

Haber J (1990) : A family systems model for divorce and the loss of self. Arch Psychiatric Nurs 4(4) : 228-234.

Haber J, Hoskins P, Leach A, Sideleau B (1987) : Comprehensive Psychiatric Nursing, 3rd ed. New York, McGraw-Hill.

Haber J, Leach A, Schudy S, Sideau B (1987) : Comprehensive psychiatric nursing. New York, McGraw Hill.

Hackett TP, Cassem NH (1974) : Development of a quantitative rating scale to assess denial. J Psychosom Res 18(2) : 93-100.

Hagerty B (1984) : Psychiatric-Mental Health Assessment. St Louis, CV Mosby.

Hagerty BK (1981) : Obsessive-compulsive behavior : an overview of four psychological frameworks. J Psychosoc Nurs Ment Health Serv 19(1) : 37-39.

Haggmark C, Theorell T, Ek B (1987) : Coping and social activity patterns among relatives of cancer patients. Soc Sci Med 25(9) : 1021-1025.

Hale SL, Richardson JH (1963) : Terminating the nurse-patient relationship. AJN 63(9) : 116-119.

Hales RE, Yudofsky SC (eds) (1987) : The American Psychiatric Press Textbook of Neuropsychiatry. Washington DC, American Psychiatric Press.

Haley J (1977) : Problem Solving Therapy. San Francisco, Jossey-Bass.

Haley J (1980) : Leaving Home : The Therapy of Disturbed Young People. New York, McGraw-Hill.

Hall JM, Stevens PE (1988) : AIDS : a guide to suicide assessment. Arch Psychiatr Nurs 1(2), II (2) : 115-120.

Hamilton D (1990) : Clozapine : a new antipsychotic drug. Arch Psychiatr Nurs 4(4) : 278-281.

Hamilton GP (1990) : Promotion of mental health in older adults. In Hogstel MO (ed) : Geropsychiatric Nursing. St Louis, CV Mosby.

Hamilton V (1985) : A cognitive model of anxiety : implications for theories of personality and motivation. Issues Ment Health Nurs 7(1-4) : 229-249.

Hammond KR, McClelland GH, Mumpower J (198) : Human Judgment and Decision Making. New York, Praeger Publishing.

Hanley I (1986) : Reality orientation in the care of the elderly patient with dementia – three case studies. In Hanley I, Gilhooly M (eds) : Psychological Therapies for the Elderly. New York, New York University Press.

Hansen PA, Rhode JM, Wolf-Wilets V (1991) : Stress management. In McFarland GK, Thomas MD : Psychiatric Mental Health Nursing. Philadelphia, JB Lippincott.

Hansten PD (1987) : Drug Interactions : Decision Support Tables. Spokane, WA, Applied Therapeutics.

Hardin SB, Callahan RJ, Fierman CF, et al (1985) : Power in client and nurse-therapist relationships. Perspect Psychiatr Care 23(3) : 91-98.

Hardin SB, Halaris AL (1983) : Nonverbal communication of patients and high and low empathy nurses. J Psychosoc Nurs Ment Health Serv 21(1) : 14-20.

Harnett DS (1990) : Panic disorder : integrating, psychotherapy and psychopharmacology. In Hall RCW (ed) : Psychiatr Med 8(3) : 211-222.

Harris E (1988) : The antidepressants. AJN 88(11) : 1512-1518.

Harris E (1988) : The antipsychotics. AJN 88(11) : 1508-1511.

Harris E (1989) : Lithium in a class by itself. AJN (2) : 190-195.

Harris JL (1990) : Self-care actions of chronic schizophrenics associated with meeting solitude and social interaction requisites. Arch Psychiatr Nurs 4(5) : 298-307.

Harris RB (1989) : Reviewing nursing stress according to a proposed coping-adaptation framework. Adv Nurs Sci 11(2) : 12-28.

Harris T (1990) : Assessing decision-making skills. J Psychosoc Nurs Ment Health Serv 28(5) : 23-26.

Harrison H (1986) : Neonatal intensive care : parents' role in ethical decision making. Birth 13(3) : 165-175.

Harrison TM et al (1989) : Assessing nurses' communication : a cross-sectional study. West J Nurs Res 11(1) : 75-91.

Harsch HH, Holt RE (1988) : Use of antidepressants in attempted suicide. Hosp Community Psychiatry 39(9) : 990-992.

Harter L (1988) : Multi-family meetings on the psychiatric unit. J Psychosoc Nurs Ment Health Serv 26(8) : 18-22.

Hartman CR, Burgess AW (1989) : Altered sexuality patterns. In Thompson JM, McFarland GK, Hirsch JE, Tucker SM, Bowers AC : Mosby's Manual of Clinical Nursing, 2nd ed. St Louis, CV Mosby.

Hartman CR, Burgess AW (1989) : Rape-trauma syndrome. In Thompson JM, McFarland GK, Hirsch JE, Tucker SM, Bowers AC : Mosby's Manual of clinical Nursing, 2nd ed. St Louis, CV Mosby.

Hartman CR, Burgess AW (1989) : Sexual dysfunction. In Thompson JM, McFarland GK, Hirsch JE, Tucker SM, Bowers AC : Mosby's Manual of Clinical Nursing, 2nd ed. St Louis, CV Mosby.

Hartz GW (1986) : Adult grief and its interface with mood disorder : proposal of a new diagnosis of complicated bereavement. Compr Psychiatry 27(1) : 60-64.

Harvis KA (1989) : Dementia : helping family caregivers cope. J Psychosoc Nurs Ment Health Serv 27(5) : 7-8, 10-11.

Harvis KA, Rabins PV (1989) : Dementia : helping family caregivers cope. J Psychosoc Nurs Ment Health Serv 27(5) : 7-12.

Hawks JH (1984) : Should nurses give moral advice ? Image : J Nurs Scholar 16(1) : 14-16.

Hays A (1988) : Family care : the critical variable in community-based long-term care. Home Health Care Nurse 6(1) : 26-31.

Hays JC (1986) : Patient symptoms and family coping : predictors of hospice utilization patterns. Cancer Nurs 9(6) : 317-325.

Hays JS, Larson K (1963) : Interacting with Patients : Communications for General and Psychiatric Nurses. New York, Macmillan.

Hedlund N (1988) : Therapeutic communication. In Beck CK, Rawlins RP, Williams SR (eds) : Mental Health-Psychiatric Nursing : A Holistic Life-Cycle Approach, 2nd ed. St. Louis, CV Mosby.

Heineken J (1983) : Treating the disconfirmed psychiatric client. J Psychiatr Nurs Ment Health Serv 21(1) : 21-25.

Heiney SP (1988) : Assessing and intervening with dysfunctional families. Oncology Nurs Forum 15(5) : 585-590.

Helms J (1985) : Active listening. In Bulechek GM, McCloskey JC : Nursing Interventions : Treatments for Nursing Diagnoses. Philadelphia, WB Saunders.

Helping angry and violent people manage their emotions and behavior (1987). Hosp Community Psychiatry 38(11) : 1207-1210.

Hemsley DR, Garety PA (1986) : The formation and maintenance of delusions : a Bayesian analysis. Br J Psychiatry 149 : 51-56.

Henderson KJ (1989) : Dying, God, and anger. J Psychosoc Nurs Ment Health Serv 27(5) : 17-20.

Hensley M, Rogers S (1987) : Shedding light on "SAD" ness. Arch Psychiatr Nurs 1(4) : 230-235.

Henson TK (1987) : Medicolegal role in detection and prevention of human abuse. Holistic Nurs Pract 1(2) : 75-84.

Herrick CA, Goodykoontz L (1989) : Neumann's systems model for nursing practice as a conceptual framework for a family assessment. J Child Adolesc Psychiatr Ment Health Nurs 2(2) : 61-67.

Herrick CA, Smith JE (1989) : Ethical dilemmas and AIDS : nursing issues regarding rights and obligations. Nurs Forum 24(3,4) : 35-46.

Herth K (1990) : Relationship of hope, coping styles, concurrent losses, and setting to grief resolution in the elderly widow(er). Res Nurs Health 13 : 109-117.

Heyman E (1987) : Seclusion. J Psychosoc Nurs Ment Health Serv 25(11) : 8-12.

Higgins L, Hawkins J (1984) : Human Sexuality Across the Life Span. Monterey, Wadsworth Health Sciences Division.

Hiltunen E (1989) : Nursing diagnosis : decisional conflict (specify). In Carroll-Johnson RM (ed) : Classification of Nursing Diagnoses : Proceedings of the Eighth Conference. Philadelphia, JB Lippincott.

Hinds PS (1988) : The relationship of nurses' caring behaviors with hopefulness and health care outcomes in adolescents. Arch Psychiatr Nurs 2(1) : 21-29.

Hinds SD (1989) : Rape-trauma syndrome (compound reaction and silent reaction). In McFarland GK, McFarlane EA : Nursing Diagnosis and Intervention : Planning for Patient Care. St Louis, CV Mosby.

Hirst S, Straub V (1984) : Promoting self-esteem. J Gerontol Nurs 10 : 72-77.

Hoeffer B (1987) : A causal model of loneliness among older single women. Arch Psychiatr Nurs 1(5) : 366-373.

Hogan RM (1985) : Human Sexuality : A Nursing Perspective, 2nd ed. Norwalk, Appleton-Century-Crofts.

Hogarty GE, Anderson CM, Reiss DJ et al (1986) : Family psychoeducational, social skills training, and maintenance chemotherapy in the aftercare treatment of schizophrenia. One year effects of a controlled study on relapse and expressed emotion. Arch Gen Psychiatry 43(7) : 633-642.

Hogarty SS, Rodaitis CM (1987) : A suicide precautions policy for the general hospital. J Nurs Admin 17(10) : 36-44.

Hogstel MO (1990) : Mental illness in the nursing home. In Hogstel MO (ed) : Geropsychiatric Nursing. St Louis, CV Mosby.

Holbrook T (1989) : Policing sexuality in a modern state hospital. Hosp Commun Psychiatry 40(1) : 75-79.

Holden RJ (1985) : Aggression against nurses. Aust Nurses J 15(3) : 44-48.

Holmberg S (1988) : Trust-mistrust : In Beck CK, Rawlins RP, Williams SR (eds) : Mental Health-Psychiatric Nursing : Holistic Life-Cycle Approach, 2nd ed. St. Louis, CV Mosby.

Holnsteiner MG (1991) : Elopement, potential for. In McFarland GK, Thomas MD : Psychiatric Mental Health Nursing. Philadelphia, JB Lippincott.

Hooper JF, Herren CK, Goldwasser H (1989) : Neuroleptic malignant syndrome : recognizing an unrecognized killer. J Psychosoc Nurs Ment Health Serv 27(7) : 13-15.

Hoover RM, Parnell PK (1984) : An inpatient educational group on stress and coping. J Psychosoc Nurs Ment Health Serv 22(6) : 16-22.

Horowitz M (1986) : Stress Response Syndrome, 2nd ed. New York, Aronson.

Horsley GC (1988) : Baggage from the past. Am J Nurs 88(1) : 58-63.

Houseman C (1990) : The paranoid person : a biopsychosocial perspective. Arch Psychiatr Nurs 4(3) : 176-181.

Houseman C, Pheifer WG (1988) : Potential for unresolved grief in survivors of persons with AIDS. Arch Psychiatr Nurs 2(5) : 296-301.

Hradek EA (1988) : Crisis intervention and suicide. J Psychosoc Nurs Ment Health Serv 26(5) : 24-27.

Hubbard JT, Romero DH, Thomas SB (1987) : A guide to photography in educational and counseling settings. Perspect Psychiatr Care 24 : 20-24.

Hubbard RL, Marsden ME, Rachal JV, et al (1989) : Drug Abuse Treatment : A National Survey of Effectiveness. Chapel Hill, University of North Carolina.

Huckabay LM, Daderian AD (1990) : Effect of choices on breathing exercices post-open heart surgery. Dimens Crit Care Nurs 9(4) : 190-201.

Hughes CM (1985) : Supervising clinical practice in psychosocial nursing. J Psychosoc Nurs Health Serv 23(2) : 27-32.

Hughes DY (1987-1988) : Alzheimer's disease and psychiatric nursing : treating the depression. Perspect Psychiatr Care 24(1) : 5-8.

Hughes L, Joyce B, Staley D (1987) : Does the family make a difference ? J Psychosoc Nurs Ment Health Serv 25(8) : 8-13.

Humphrey MA (1986) : Effects of anticipatory grief for the patient, family member, and caregiver. In Rando TA (ed) : Loss and Anticipatory Grief. Lexington, MA : Lexington Books.

Hyman RB, Feldman HR, Harris RB, Levin RF, Malloy GB (1989) : The effects of relaxation training on clinical symptoms : a meta-analysis. Nurs Res 38(4) : 216-220.

Inouye SK, van Dyck CH, Alessi CA, Balkin S, Siegal AP, Horwitz RI (1990) : Clarifying confusion : the confusion assessment method. Ann Int Med 113(12) : 941-948.

Institute of Medicine (1990) : Broadening the Base of Treatment for Alcohol Problems. Washington, DC, National Academy Press.

Jack LW (1989) : Use of milieu as a problem-solving strategy in addiction treatment. Nurs Clin North Am 24(1) : 69-80.

Jackson RT, Haynes-Johnson V (1988) : Nutritional management of patients undergoing long-term antipsychotic and antidepressant therapies. Arch Psychiatr Nurs 2(3) : 146-152.

Jacobson E (1974) : Progressive Relaxation. Chicago, University of Chicago Press.

Jahoda M (1958) : Current Concepts of Positive Mental Health. New York, Basic Books.

Jakubowski P, Lange AJ (1978) : The Assertive Option : Your Rights and Responsibilities. Champagne, IL, Research Press.

Janis IL, Mann L (1977) : Decision Making. New York, Free Press.

Janofsky JS, Spears S, Neubauer DN (1988) : Psychiatrists' Accuracy in predicting violent behavior on an inpatient unit. Hosp Community Psychiatry 39(10) : 1090-1094.

Janosik E, Phipps L (1982) : Life Cycle Group Work in Nursing. Monterey, Wadsworth Health Sciences Division.

Janosik EH, Davies JL (1989) : Psychiatric Mental Health Nursing. Boston, Jones and Bartlett.

Jensen DP (1985) : Patient contracting. In Bulechek GM, McCloskey JC. Nursing Interventions : Treatments for Nursing Diagnoses. Philadelphia, WB Saunders.

Jessell JC, Veltri FJ (1986) : Trait-anxiety among physically disabled adolescents. J Rehabil 52(1) : 45-49.

Jiwani GN (1990) : Problem solving. In Baumann A, Johnston NE, Antai-Otong : Decision Making in Psychiatric and Psychosocial Nursing. Toronto/Philadelphia, BC Decker.

Johnson G, Werstlein P (1990) : Reframing : a strategy to improve care of manipulative patients. Issues Ment Health Nurs 11 : 237-241.

Johnson J (1986) : Psychiatric nursing in a crisis center : standards and practice. Nurs Management 17(8) : 81, 82.

Johnson JE, Lauver DR (1989) : Alternative explanations of coping with stressful experiences associated with physical illness. Adv Nurs Sci 11(2) : 39-52.

Johnson M,Silver S (1988) : Conflicts in the treatment of the borderline patient. Arch Psychiatr Nurs 2(5) : 312-318.

Johnson ML (1988) : Use of play group therapy in promoting social skills. Issues Ment Health Nurs 9 : 105-112.

Johnson S (1986) : The grieving patient. In Durham JD, Hardin SB (eds) : The Nurse Psychotherapist in Private Practice. New York, Springer Publishing Co.

Johnson SE (1987) : After a Child Dies : Counseling Bereaved Families. New York, Springer.

Johnson SW, McSweeney M, Webster RE (1989) : Leisure : how to promote inpatient motivation after discharge. J Psychosoc Nurs Ment Health Serv 27(9) : 29-31.

Johnston LD, O'Malley PM, Backman JG (1987) : National Trends in Drug Use and Related Factors Among American High School Students and Young Adults. 1975-1986. Washington, DC, US Government Printing Office.

Johnstone MJ (1989) : Professional ethics and patients' rights : past realities, future imperatives. Nurs Forum 24(3,4) : 29-34.

Jones P, Jacob D (1984) : Anxiety revisited – from a practice perspective. In Kim M, McFarland G, McLane A (eds) : Classification of Nursing Diagnoses : Proceedings of the Fifth National Conference. St Louis, CV Mosby.

Jones RN, O'Brien P (1990) : Unique interventions for child inpatient psychiatry. J Psychosoc Nurs Ment Health Serv 28(7) : 29-31.

Jones SL (1990) : Family, marital, and couples therapy : a comparison. Arch Psychiatric Nurs 4(3) : 145-146.

Jordan KS (1989) : Assessment of the person with AIDS in the emergency department. Int Nurs Rev 39(2) : 57-59.

Kaczorowski JM (1988) : Sustaining treatment. J Psychosoc Nurs Ment Health Serv 26(3) : 9-12.

Kadner KD (1989) : Resilience : responding to adversity. J Psychosoc Nurs Ment Health Serv 27(7) : 20-25.

Kahn EM, Fredrick N (1988) : Milieu-oriented management strategies on acute care units for the chronically mentally ill. Arch Psychiatr Nurs 2(3) : 134-140.

Kalogjera IJ, Bedi A, Watson W, Meyer A (1989) : Impact of therapeutic management on use of seclusion and restraint with disruptive adolescent inpatients. Hosp Commun Psychiatry 40(3) : 280-285.

Kanas N, Stewart P, Haney K (1988) : Content and outcome in a short-term therapy group for schizophrenia outpatients. Hosp Community Psychiatry 39(4) : 437-439.

Kane CF (1988) : Family social support : toward a conceptual model. Adv Nurs Sci 10(2) : 18-25.

Kane CF, DiMartino E, Jimenez M (1990) : A comparison of short-term psychoeducational and support groups for relatives coping with chronic schizophrenia. Arch Psychiatr Nurs 4(6) : 343-353.

Kanter J, Lamb HR, Loeper C (1987) : Expressed emotion in families : A critical review. Hosp community Psychiatry 38(4) : 374-380.

Kanter JS (1985) : Talking with families about coping strategies. In JS Kanter (ed). Clinical Issues in Treating the Chronic Mentally Ill. San Francisco, Jossey-Bass.

Kaplan H, Sadock B (eds) (1983) : Comprehensive Group Psychotherapy. Baltimore, Williams & Wilkins.

Kaplan HI, Sadock BJ (1988) : Synopsis of Psychiatry : Behavioral Sciences, Clinical Psychiatry, 5th ed. Baltimore, Williams & Wilkins.

Kaplan HI, Sadock BJ (1989) : Comprehensive Textbook of Psychiatry, 5th ed., vol. 2. Baltimore, Williams & Wilkins.

Karasu TB (1990) : Toward a clinical model of psychotherapy for depression. I : Systematic comparison of three psychotherapies. Am J Psychiatry 147(2) : 133-147.

Karl GT (1989) : Survival skills for psychic trauma. J Psychosoc Nurs Ment Health Serv 27(4) : 15-19.

Kasch C (1984) : Role of strategic communication in nursing : theory and research. Adv Nurs Sci 7 : 56.

Kasch CR (1984) : Interpersonal competence and communication in the delivery of nursing care. Advances Nurs Sci 6(2) : 71-88.

Kasch CR, Kasch JB, Lisnek P (1987) : Women's talk and nurse-client encounters : developing criteria for assessing interpersonal skill. Scholarly Inquiry Nurs Prac 1(3) : 241-255.

Kaufman DM (1990) : Clinical Neurology for Psychiatrists, 3rd ed. Philadelphia, WB Saunders.

Kay SR, Single MM (1989) : The positive-negative distinction in drug-free schizophrenia patients. Arch Gen Psychiatry 46(8) : 711-718.

Keck PE et al (1989) : Risk factors for neuroleptic malignant syndrome. Arch Gen Psychiatry 46(10) : 914-918.

Keeney RL (1982) : Decision analysis : an overview. Operations Res 30 : 803-838.

Keitner GI, Miller IW (1990) : Family functioning and major depression : an overview. Am J Psychiatry 147(9) : 1128-1137.

Kelly JA (1982) : Social-skills Training : A Practical Guide for Interventions. New York, Springer.

Kelly KM, Sautter F, Tugrul K, Weaver MD (1990) : Fostering self-help on an inpatient unit. Arch Psychiatr Nurs 4(3) : 161-165.

Kendler KS, Heath A, Martin NA (1987) : A genetic epidemiologic study of self-report suspiciousness. Compr Psychiatry 28(3) : 187-196.

Kennison MM (1987) : Faith : an untapped health resource. J Psychosoc Nurs Ment Health Serv 25(10) : 28-30.

Kernberg O (1984) : Severe Personality Disorders : Psychotherapeutic Aspects. New Haven, CN, Yale University Press.

Kerr NJ (1987-1988) : Signs and symptoms of depression and principles of nursing intervention. Perspect Psychiatr Care 24(2) : 48-63.

Kibbee P (1988) : The suicidal patient : an issue for quality assurance and risk management. J Nurs Qual Assur 3(1) : 63-71.

Kiehne AM (1988) : Children in the addicted family : an overview. Holistic Nurs Pract 2(4) : 14-19.

Kiloh LG, Smith JS, Johnson GF (1988) : Physical Treatment in Psychiatry. Boston, Blackwell Scientific Publications.

Kim MJ, McFarland GK, McLane A (eds) (1984) : Classification of Nursing Diagnoses : Proceedings of the Fifth National Conference. St Louis, CV Mosby.

Kim MJ, McFarland GK, McLane AM (1991) : Pocket guide to nursing diagnoses, 4th ed. St Louis, CV Mosby.

Kim MJ, Moritz D (eds) (1982) : Classification of Nursing Diagnoses : Proceedings of Third and Fourth National Conference. New York, McGraw-Hill.

King J, McSwain K, Reid S (1986) : A nursing family assessment program. Can J Psychiatr Nurs 27(3) : 12-14.

Kirch DG (1989). Medical assessment and laboratory testing in psychiatry. In Kaplan HI, Sadock BJ (eds) : Comprehensive Textbook of Psychiatry, 5th ed. Vol I. Baltimore, Williams & Wilkins.

Kirkman MB, Bell SK (1989) : AIDS and confidentiality. Nurs Forum 24(3,4) : 47-51.

Kirkpatrick H (1989) : A descriptive study of seclusion : the unit environment, patient behavior, and nursing interventions. Arch Psychiatr Nurs 3(1) : 3-9.

Kirschling JM, Austin JK (1988) : Assessing support – the recently widowed. Arch Psychiatr Nurs 2(2) : 81-86.

Klerman GL, Weissman MM (1989) : Increasing rates of depression. JAMA 261(15) : 2229-2235.

Klerman GL, Weissman MM, Rounsaville BR et al (1984) . Interpersonal Psychotherapy of Depression. New York, Basic Books.

Kluft RP (1987) : An update on multiple personality disorder. Hosp Community Psychiatry 38(4) : 363-374.

Kneisl CR (1988) : Communication. In Wilson HS, Kneisl CR : Psychiatric Nursing, 3rd ed. Menlo Park, Addison Wesley.

Kneisl CR (1988) : Stress management. In Wilson HS, Kneisl CR : Psychiatric Nursing, 3rd ed. Menlo Park, CA, Addison-Wesley.

Kneisl CR, Zangari ME (1988) : Crisis intervention. In Wilson HS, Kneisl CR : Psychiatric Nursing, 3rd ed. Menlo Park, CA, Addison-Wesley.

Knight MM, Wigder KS, Fortsch MM, Polcari A (1990) : Medication education for children : is it worthwile ? J Child Adolesc Psychiatr Ment Health Nurs 3(1) : 25-28.

Knowles RD (1981) : Control your thoughts. AJN (2) : 353.

Knowles RD (1981) : Disputing irrational thoughts . AJN 81(4) : 735.

Knowles RD (1986) : The depressed patient. In Durham J, Hardin S (eds) : The Nurse Psychotherapist in Private Practice. New York, Springer Publishing Co.

Kohut H (1977) : Restoration of the Self. New York, International University Press.

Koniak-Griffin D (1988) : The relationship between social support, self-esteem, and maternal-fetal attachment in adolescents. Res Nurs Health 11 : 269-278.

Korb CS, Kupperberg C (1989) : Sexual dysfunction : altered sexuality patterns. In McFarland GK, McFarland EA : Nursing Diagnosis and Intervention : Planning for Patient Care. St Louis, CV Mosby.

Korniewicz DM, O'Brien ME, Larson E (1990) : Coping with AIDS and HIV. J Psychosoc Nurs Ment Health Serv 23(3) : 14-21.

Kosten TR (1989) : Pharmacotherapeutic interventions for cocaine abuse : matching patients to treatments. J Nerv Ment Dis 177(7) : 379-389.

Kovarsky RS (1989) : Loneliness and disturbed grief : a comparison of parents who lost a child to suicide or accidental death. Arch Psychiatr Nurs 3(2) : 86-96.

Krach P, Zens D (1988) : Incest : Nursing interventions for group therapy. J Psychosoc Nurs Ment Health Serv 26(10) : 32-34.

Krakowski M, Convit A, Jaeger J, Lin S, Volavka J (1989) : Neurological impairment in violent schizophrenic inpatients. Am J Psychiatry 146(7) : 849-853.

Krakowski M, Volavka J, Brizer D (1986) : Psychopathology and violence ; a review of literature. Compr Psychiatry 27(2) : 131-148.

Krikorian DA, Paulanka BJ (1982) : Self-awareness – the key to a successful nurse-patient relationship ? J Psychosoc Nurs Ment Health Serv 20(6) : 19-21.

Krouse HJ, Krouse JH, Roberts SJ (1988) : Preliminary validation of a nurse-patient interaction tool. Percept Mot Skills 67 : 281-282.

Krouse HJ, Roberts SJ (1989) : Nurse-patient interactive styles : power, control, and satisfaction. West J Nurs Res. 11(6) : 717-725.

Kubler-Ross E (1969) : On Death and Dying. New York, Macmillan.

Kuipers L, Bebbington P (1985) : Relatives as a resource in the management of functional illness. Br J Psychiatry 147 : 465-470.

Kumler FR (1963) : An interpersonal interpretation of manipulation. In Burd S, Marshall B (eds) : Some Clinical Approaches to Psychiatric Nursing. New York, MacMillan Publishing.

Kus RJ (1985) : Crisis intervention. In Bulechek GM, McCloskey JC : Nursing Interventions : Treatments for Nursing Diagnoses. Philadelphia, WB Saunders.

LaChance R (1987) : Schizophrenic family processes. C J Psychiatr Nurs 28(4) : 9-14.

Lachman VD (1986) : Nine ways to make better decisions. Nurs 16(6) : 73-74.

Lader M (1985) : The nature of clinical anxiety in modern society. Issues Ment Health Nurs 7(1-4) : 309-334.

LaGodna GE (1988) : Aging women and depression : unresolved conceptual, etiologic, and epidemiologic issues. Issues Ment Health Nurs 9 : 285-298.

Lamarine RJ (1987) : Self-esteem, health locus of control, and health attitudes among native American children. J Sch Health 57 : 371-374.

LaMontagne LL (1987) : Adopting a process approach to assess children's coping. J Ped Nurs 3(3) : 159-163.

Landeen JJ (1987-1988) : Patient suicide : its impact on the therapeutic milieu of a psychiatric unit. Perspect Psychiatr Care 24(2) : 74-78.

Landenburger K (1989) : A process of entrapment in and recovery from an abusive relationship. Issues Ment Health Nurs 10 : 209-227.

Lane PL (1989) : Nurse-client perceptions : the double standard of touch. Issues Ment Health Nurs 10 : 1-13.

Lanza ML (1987) : The relationship of the severity of assault to blame placement for assault. Arch Psychiatr Nurs 1(4) : 269-278.

Lanza ML (1988) : Assault response questionnaire. Issues Ment Health Nurs 9 : 17-29.

Lanza ML (1988) : Factors relevant to patient assault. Issues Ment Health Nurs 9 : 239-257.

Lanza ML, Milner J, Riley E (1988) : Predictors of patient assault on acute inpatient psychiatric units : a pilot study. Issues Ment Health Nurs 9 : 259-270.

Laraia MT, Stuart GW, Best CL (1989) : Behavioral treatment of panic-related disorders ; a review. Arch Psychiatr Nurs 3(3) : 125-133.

Larson LA (1989) : Potential for violence : self-directed or directed at others. In McFarland GK, McFarlane EA : Nursing Diagnosis and Intervention : Planning for Patient Care. St Louis, CV Mosby.

Lazarus RS (1985) : The psychology of stress and coping. Issues Ment Health Nurs 7(1-4) : 399-418.

Ledray LE (1990) : Counselling rape victims : the nursing challenge. Perspect Psychiatr Care 26(2) : 21-27.

Lego S (1980) : The one-to-one nurse-patient relationship. Perspect Psychiatr Care. 18 : 67-69.

Lego S (1984) : Group therapy. In Lego S (ed) : The American Handbook of Psychiatric Nursing. Philadelphia, JB Lippincott.

Lego S (1984) : Individual therapy. In Lego S (ed) : The American Handbook of Psychiatric nursing. Philadelphia, JB Lippincott.

Lego S (1985) : Psychoanalytically oriented individual and group therapy with adults. In Critchley DL, Maurin JT (eds) : The Clinical Specialist in Psychiatric Mental Health Nursing : Theory, Research, and Practice. New York, John Wiley & Sons.

Lego S (1987) : The development of the self. Arch Psychiatr Nurs 1 : 318-321.

Leiba PA (1987) : Violence : the community nurse's dilemma. Health Visitor 5(11) : 361-362.

Leichman SS (1991) : Crisis, maturational and situational. In McFarland G, Thomas M : Psychiatric Mental Health nursing. Philadelphia, Lippincott.

Lennox D (1982) : Residential Group Therapy for Children. London, Tavistock.

Leon RI, Bowden CI, Faber RA (1989) : The psychiatric interview ; history and mental status examination in Kaplan HI, Sadock BJ (eds) : Comprehensive Textbook of Psychiatry, 5th ed. Vol I. Baltimore, Williams & Wilkins.

Leopold B, Lion JR (1988) : The diagnostic process. In Lion JR, Adler WN, Webb WL (eds) : Modern Hospital Psychiatry. New York, WW Norton.

Levin HS, Benton AL, Fletcher JM, Satz P (1989) : Neuropsychological and intellectual assessment of adults. In Kaplan HI, Sadock BJ (eds) : Comprehensive Textbook of Psychiatry. 5th ed. Vol I. Baltimore, Williams & Wilkins.

Levin RF, Crosley JM (1987) : Focused data collection for generation of nursing diagnoses. J Nurs Staff Dev 4 : 56-64.

Levy S, Guttman L (1985) : Worry, fear, and concern differentiated. Issues Ment Health Nurs 7(1-4) : 251-263.

Liberman RP (1987) : Psychiatric rehabilitation of chronic mental patients. Washington, DC, American Psychiatric Press.

Liberman RP, DeRisi WJ, Mueser KT (1989) : Social Skills Training for Psychiatric Patients. New York, Pergamon Press.

Liberman RP, Wong SE (1984) : Behavior analysis and therapy procedures related to seclusion and restraint. In Tardiff K (ed) : The Psychiatric Uses of Seclusion and restraint. Washington, DC, American Psychiatric Press.

Lieberman J (1984) : Evidence for a biological hypothesis of obsessive compulsive disorder. Neuropsychobiology 11 : 14-21.

Lieberman J, Kane J, Johns C (1989) : Clozapine : guidelines for clinical management. J Clin Psychiatry 50(9) : 329-338.

Liehr PR (1989) : The core of true presence : a loving center. Nurs Sci Q 2(1) : 7-8.

Limandri BJ (1987) : The therapeutic relationship with abused women : nurses responses that facilitate or inhibit change. J Psychosoc Nurs Ment Health Serv 25(2) : 8-16.

Limandri BJ (1989) : Disclosure of stigmatizing conditions : the discloser's perspective. Arch Psychiatr Nurs 3(2) : 69-78.

Lindemann E (1944) : Symptomatology and management of acute grief. Am J Psychiatry 101(2) : 141-148.

Lindner R (1961) : The jet-propelled couch. In The Fifty-Minute Hour : A Collection of True Psychoanalytic Tales. New York, Holt, Rinehart, Winston.

Lion E (1982) : Human Sexuality in Nursing Process. New York, John Wiley & Sons.

Lion JR (1988) : Violence and suicide within the hospital. In Lion JR, Adler WN, Webb WL (eds) : Modern Hospital Psychiatry. New York, WW Norton.

Lion JR, Soloff PH (1984) : Implementation of seclusion and restraint. In Tardiff K (ed) : The Psychiatric Uses of Seclusion and Restraint. Washington, DC, American Psychiatric Press.

Lipowski ZJ (1990) : Delirium : Acute Confusional States. New York, Oxford University Press.

Loebl S, Spratto GR, Woods AL (1989) : The Nurse's Drug Handbook, 5th ed. New York, John Wiley & Sons.

Lohr M (1991) : Psychopharmacology. In McFarland GK, Thomas MD : Psychiatric Mental Health Nursing. Philadelphia, JB Lippincott.

Lonergan E (1982) : Group Intervention, How to Begin and Maintain Groups in Medical and Psychiatric Settings. New York, Aronson.

Long CG, Bluteau P (1988) : Group coping skills training for anxiety and depression : its application with chronic patients. J Adv Nurs 13(3) : 358-364.

Long KA (1986) : Suicide intervention and prevention with Indian adolescent populations. Issues Ment Health Nurs 8 : 247-253.

Long KA, Hamlin CM (1988) : Use of the Piers-Harris Self-Concept Scale with Indian children : cultural considerations. Nurs Res 37 : 42-46.

Loomis ME (1985) : Levels of contracting. J Psychosoc Nurs Ment Health Serv 23(3) : 8-14.

Loomis ME (1991) : Group therapy. In McFarland GK, Thomas MD : Psychiatric Mental Health Nursing. Philadelphia, JB Lippincott.

Lorenz K (1966) : On aggression. New York, Harcourt, Brace & World.

Loughlin N (1983) : Symbolism as a memory tool in learning therapeutic communication techniques. Perspect Psychiatr Care 21(1) : 9-17.

Love C (1988) : Applying the nursing process with the elderly. In Wilson HS, Kneisl CR : Psychiatric Nursing, 3rd ed. Menlo Park, CA, Addison-Wesley.

Lowenstein M, Binder RL, McNiel DE (1990) : The relationship between admission symptoms and hospital assaults. Hosp Community Psychiatry 41(3) : 311-313.

Lowery BJ (1987) : Stress research : some theoretical and methodological issues. Image : J Nurs Scholarship 19(1) : 42-46.

Lowery M (1987) : Adult survivors of childhood incest. J Psychosoc Nurs Ment Health Serv 25(1) : 27-31.

Lum TL (1988) : An integrated approach to aging and depression. Arch Psychiatr Nurs 2(4) : 211-217.

Luna-Raines M (1989) : The confused response. In Riegel B, Ehrenreich D (eds) : Psychological Aspects of Critical Care Nursing. Rockville, MD, Aspen Publishers.

Lyon M et al (1989) : Fetal neural development and schizophrenia. Schizophr Bull 15(1) : 149-160.

Mabe PA, Jones LR, Riley WT (1990) : Managing somatization phenomena in primary care. In Hall RCW (ed) : Psychiatr Med 8(4) : 117-127.

Macey JC (1987) : Depression : it happened to me ! Perspect Psychiatr Care 24(1) : 25-31.

Mackenzie KR (1988) : Recent developments in brief psychotherapy. Hosp Community Psychiatry 39(7) : 742-752.

Madden JF (1990) : Calming the storms of alcohol withdrawal. Emerg Med 22(7) : 22-24, 27, 28.

Madnes C (1982) : Strategic family therapy. San Francisco, Jossey-Bass.

Magnan MA (1989) : Listening with care. Am J Nurs 89(2) : 219-221.

Malone J (1988) : The social support social dissupport continuum. J Psychosoc Nurs Ment Health Serv 26(12) : 18-22.

Malone JA (1990) : Schizophrenia research update : implications for nursing. J Psychosoc Nurs Ment Health Serv 28(8) : 4-9.

Malseed RT (1990) : Pharmacology : Drug Therapy and Nursing Considerations, 3rd ed. Philadelphia, JB Lippincott.

Manderino MA, Bzdek VM (1986) : Mobilizing depressed clients. J Psychosoc Nurs Ment Health Serv 24(5) : 23-28.

Manderino MA, Bzdek VM (1987) : Social skill building with chronic patients. J Psychosoc Nurs Ment Health Serv 25(9) : 18-23.

Manderscheid RW, Barrett SA (eds) (1987) : Mental Health, United States, 1987. DHHS Pub No. (ADM) 87-1518. Washington DC, U.S. Government Printing Office.

Markert ME (1989) : Powerlessness. In McFarland GK, McFarlane EA : Nursing diagnosis and intervention : Planning for patient care. St Louis, CV Mosby.

Markert ME, McFarland GK (1991) : Impaired social interaction. In Kim MJ, McFarland GK, McLane A : Pocket Guide to Nursing Diagnoses, 4th ed. St Louis, CV Mosby.

Markowitz JC (1989) : Taking issue : "meat-and-potatoes" inpatient psychotherapy. Hosp Community Psychiatry 40(9) : 340-362.

Marlatt GA, Gordon JR (eds) (1985) : Relapse Prevention : Maintenance Strategies in the Treatment of Addictive Behaviors. New York, Guilford Press.

Maroni J (1989) : Impaired social interaction. In McFarland GK, McFarlane EA (1989) : Nursing Diagnosis and Intervention : Planning for Patient Care. St Louis, CV Mosby.

Marram GD (1978) : The Group Approach in Nursing Practice, 2nd ed. St Louis, CV Mosby.

Marriner-Tomey A, Mills DI, Sauter MK (1989) : Ida Jean Orlando (Pelletier) : nursing process theory. In Marriner-Tomey A : Nursing Theorists and Their Work, 2nd ed. St. Louis, CV Mosby.

Martin ML, Kirkpatrick H (1987) : Nursing assessment of the aggressive elderly. Perspect Psychiatr Nurs Fall : 8-10.

Martocchio BC (1985) : Grief and bereavement. Nurs Clin North Am 20(2) : 327-341.

Maslow A (1968) : Toward a Psychology of Being. New York, Van Nostrand Rehinhold.

Maslow AH (ed) (1970) : Motivation of Personality, 2nd ed. New York, Harper & Row.

Mast DE (1986) : Effects of imagery. Image : J Nurs Scholar 18(3) : 118-120.

Masterman SH, Reams R (1988) : Support groups for bereaved preschool and school-age children. Am J Orthopsychiatry 58 : 562-570.

Masters W, Johnson V (1984) : Human Sexuality. Boston, Little, Brown & Co.

Matzo M (1990) : Confusion in older adults : assessment and differential diagnosis. Nurs Pract 15(9) : 32-46.

Maurin JT, Boyd CB (1990) : Burden of mental illness on the family : a critical review. Arch Psychiatr Nurs 4(2) : 99-107.

May R (1972) : Power and Innocence : A Search for the Sources of Violence. New York, WW Norton.

Mayr S, Price JL (1989) : The Io syndrome : symptom formation in victims of sexual abuse. Perspect Psychiatr Care 25(3,4) : 36-39.

Mays RM (1988) : Family stress and adaptation. Nurs Pract 13(8) : 53-56.

Mazzuca SA (1986) : How clinician communication paterns affect patients' comprehension and satisfaction. Diabetes Educ 12(4) : 370-373.

McArthur MJ (1990) : Reality therapy with rape victims. Arch Psychiatr Nurs 4(6) : 360-365.

McConnell EA (1989) : Decision making. AORNJ 49(5) : 1382-1385.

McCoy SM, Garritson SH (1983) : Seclusion : the process of intervening. J Psychosoc Nurs Ment Health Serv 21(8) : 8-15.

McDougle CJ, Southwick SM (1990) : Emergence of an alternate personality in combat-related post-traumatic stress disorder. Hosp Community Psychiatry 41(5) : 554-555.

McEnany GW, Tescher BE (1985) : Contracting for care : one nursing approach to the hospitalized borderline patient. J Psychosoc Nurs Ment Health Serv 23(4) : 11-18.

McFarland G, Bates T (1991) : Mild anxiety, moderate anxiety, severe anxiety, extreme anxiety (panic). In Kim M, McFarland G, McLane A : Pocket Guide to Nursing Diagnoses, 4th ed. St Louis, CV Mosby.

McFarland GK (1989) : Powerlessness. In Thompson JM, McFarland GK, Hirsch JE, Tucker SM, Bowes AC : Mosby's Manual of Clinical Nursing, 2nd ed. St Louis, CV Mosby.

McFarland GK, Gerety EK (1989) : Anticipatory grieving. In Thompson JM, McFarland GK, Hirsch JE, Tucker SM, Bowers AC : Mosby's Manual of Clinical Nursing, 2nd ed. St Louis, CV Mosby.

McFarland GK, Gerety EK (1989) : Dysfunctional grieving. In Thompson JM, McFarland GK, Hirsch JE, Tucker SM, Bowers AC : Mosby's Manual of Clinical Nursing, 2nd ed. St Louis, CV Mosby.

McFarland GK, Gerety EK (1991) : Anticipatory grieving. In Kim MJ, McFarland GK, McLane AM : Pocket Guide to Nursing Diagnoses, 4th ed. St Louis, CV Mosby.

McFarland GK, Gerety EK (1991) : Dysfunctional grieving. In Kim MJ, McFarland GK, McLane AM : Pocket Guide to Nursing Diagnoses, 4th ed. St Louis, CV Mosby.

McFarland GK, Gerety EK (1991) : Self-concept disturbance in : self esteem. In Kim MJ, McFarland GK, McLane AM : Pocket Guide to Nursing Diagnoses, 4th ed. St Louis, CV Mosby.

McFarland GK, Leonard HS, Morris MM (1984) : Nursing Management Leadership and Management : Contemporary Strategies. New York, John Wiley & Sons.

McFarland GK, Markert ME (1991) : Powerlessness. In Kim MJ, McFarland GK, McLane AM : Pocket Guide to Nursing diagnoses, 4th ed. St Louis, CV Mosby.

McFarland GK, Naschinski CE (1985) : Impaired communication : a descriptive study. Nurs Clin North Am 20(4) : 775-785.

McFarland GK, Naschinski CE (1991) : Impaired verbal communication. In Kim MJ, McFarland GK, McLane AL : Pocket Guide to Nursing Diagnoses, 4th ed. St Louis, CV Mosby.

McFarland GK, Scipio-Skinner K (1991) : Sexual dysfunction. In Kim MJ, McFarland GK, McLane A : Pocket Guide to Nursing Diagnoses, 4th ed. St Louis, CV Mosby.

McFarland GK, Thompson JM, Hirsch JE, Tucker SM, Bowers AC (1989) : Ineffective denial. In Thompson JM, McFarland GK, Hirsch JE, Tucker SM, Bowers AC : Mosby's Manual of Clinical Nursing. St Louis, CV Mosby.

McFarland GK, von Schilling K, McCann J (1989) : Self-concept-perception pattern. In Thompson J, McFarland G, Hirsch J, Tucker S, Bowers A : Mosby's Clinical Nursing, 2nd ed. St Louis, CV Mosby.

McFarland GK, Wasli EL (1991) : Ineffective individual coping. In Kim MJ, McFarland GK, McLane A : Pocket Guide to nursing Diagnoses, 4th ed. St Louis, CV Mosby.

McFarlane AJ (1988) : A nursing reformulation of Bowen's family systems theory. Arch Psychiatr Nurs 2(5) : 319-324.

McGee RF (1984) : Hope : a factor influencing crisis resolution. Adv Nurs Sci 6(4) : 34-44.

McGinnis J, Foote K (1986) : Rapid neuroleptization. J Psychosoc Nurs Ment Health Serv 24(10) : 17-22.

McGlashan R (1988) : Strategies for rebuilding self-esteem for the cardiac patient. Dimens Crit Care Nurs 7 : 28-38.

McGlashan T, Nayfack B (1988) : Psychotherapeutic models and treatment of schizophrenia. Psychiatry 51(4) : 340-362.

McGonigle D (1988) : Making self-talk positive. AJN 88 : 725-726.

McGuire MT, Troisi A (1989) : Aggression. In Kaplan HI, Sadock BJ (eds) : Comprehensive Textbook of Psychiatry. Baltimore, Williams & Wilkins.

McHale MD (1988) : Mumbling : a defense mechanism in therapy resistance. J Psychosoc Nurs Ment Health Serv 26(9) : 27-30.

McKelvy MJ, Kane JS, Kellison K (1987) : Double trouble : substance abuse and mental illness. J Psychosoc Nurs Ment Health Serv 25(1) : 20-25.

McMorrow ME (1981) : The manipulative patient. AJN 81(6) : 188-190.

McNett SC (1987) : Social support, threat, and coping responses and effectiveness in the functionally disabled. Nurs Res 36(2) : 98-103.

McNiel DE, Binder RL (1989) : Relationship between preadmission threats and later violent behavior by acute psychiatric inpatients. Hosp Community Psychiatry 40(6) : 605-608.

McQuade K (1984) : Assertiveness training. In Lego S (ed) : The American Handbook of Psychiatric Nursing. Philadelphia, JB Lippincott.

McReynolds P (1985) : Changing conceptions of anxiety : a historical review and a proposed intregation. Issues Ment Health Nurs 7(1-4) : 131-157.

Meddaugh DI (1990) : Reactance : understanding aggressive behavior in long-term care. J Psychosoc Nurs Ment Health Serv 28(4) : 28-33.

Meichenbaum D, Novaco R (1985) : Stress innoculation : a preventative approach. Issues Ment Health Nurs 7(1-4) : 419-435.

Mejo SL (1990) : Post-traumatic stress disorder : an overview of three etiological variables, and psychopharmacologic treatment. Nurs Pract 15(8) : 41-45.

Meldman M, McFarland GK, Johnson E (1976) : The problem-oriented psychiatric index and treatment plan. St Louis, CV Mosby.

Merker MS (1986) : Psychiatric emergency evaluation. Nurs Clin North Amer 21(3) : 387-396.

Middlemiss MA, Beeber LS (1989) : Issues in the use of depot antipsychotics. J Psychosoc Nurs Ment Health Serv 27(6) : 36-37.

Miller D, Walker MC, Friedman D (1989) : Use of a holding technique to control the violent behavior of seriously disturbed adolescents. Hosp Community Psychiatry 40(5) : 520-524.

Miller IW, Norman WH, Keitner GI (1989) : Cognitive-behavioral treatment of depressed inpatients. Six- and twelve-month follow-up. Am J Psychiatry 146(10) : 1274-1279.

Miller J (1983) : Coping With Chronic Illness : Overcoming Powerlessness. Philadelphia, FA Davis.

Miller LE (1989) : Modeling awareness of feelings : a needed tool in the therapeutic communication workbox. Perspect Psychiatr Care 25(2) : 27-29.

Miller SA (1987) : Promoting self-esteem in the hospitalized adolescent : clinical interventions. Issues Compreh Pediatr Nurs 10 : 187-194.

Miller TW (1989) : Group sociotherapy : a psychoeducative model for schizophrenic patients and their families. Perspect Psychiatr Care 25(1) : 5-9.

Miller TW, Feibelman ND (1987) : Obsessional thought disturbance in a gainfully employed PTSD patient. AAOHN J 35(2) : 69-73.

Millman RB (1988) : Evaluation and clinical management of cocaine abusers. J Clin Psychiatry 49(2) : 27-33.

Minden P (1989) : The victim care service : a program for victims of sexual assault. Arch Psychiatr Nursing 3(1) : 41-46.

Minuchin S (1974) : Families and Family Theory. Cambridge, MA, Harvard University Press.

Minuchin S (1974) : Families and Family Therapy. Cambridge, MA, Harvard University Press.

Mitchell J, Vierkant AD (1989) : Delusions and hallucinations as a reflection of the subcultural milieu among psychiatric patients in the 1930s and 1980s. J Psychol 123(3) : 269-274.

Mitchell J, Vierkant AD (1989) : Delusions and hallucinations as a reflection of the subcultural milieu among psychotic patients in the 1930s and 1980s. J Psychol 123(3) : 269-274.

Moccia P (1987) : Response to "women's talk and nurse-client encounters : developing criteria for assessing interpersonal sill". Scholarly Inquiry Nurs Pract 1(3) : 257-260.

Moehling KS (1988) : Battered women and abusive partners : treatment issues and strategies. J Psychosoc Nurs Ment Health Serv 26(9) : 9-16.

Moffet MJ (1988) : Evolution of psychiatric community care. J Psychosoc Nurs Ment Health Serv 26(7) : 17-21.

Moller MD, Wer JE (1989) : Simultaneous patient/family education regarding schizophrenia : the Nebraska model. Arch Psychiatr Nurs 3(6) : 332-337.

Monti PM, Abrams DB, Kadden RM, Cooney NL (1989) : Treating Alcohol Dependence : A Coping Skills Training Guide. New York, Guilford Press.

Monti PM, Corriveau D, Curran JP (1982) : Social skills training for psychiatric patients : Treatment and outcome. In Curran JP, Monti PM (eds) : Social Skills Training. New York, Guilford Press.

Moore JB (1987) : Effects of assertion training and first aid instruction on children's autonomy and self-care agency. Res Nurs Helth 10 : 101-109.

Moore JC, Hartman CR (1988) : Developing a therapeutic relationship. In Beck CK, Rawlins RP, Williams SR (eds) : Mental Health-Psychiatric Nursing : A Holistic Life-Cycle Approach, 2nd ed. St. Louis, CV Mosby.

Morath J (1989) : Empathy training : development of sensitivity and caring in hospitals. Nurs Management. 20(3) : 60-62.

Morofka V (1989) : Mental health. In Thompson JM, McFarland GK, Hirsch JE, Tucker SM, Bowers AC, 2nd ed. : Mosby's Manual of Clinical Nursing. St Louis, CV Mosby.

Morrison EF (1988) : Instrumentation issues in the measurement of violence in psychiatric inpatients. Issues Ment Healh Nurs 9 : 9-16.

Morrison EF (1989) : Theoretical modeling to predict violence in hospitalized psychiatric patients. Res Nurs Health 12 : 31-40.

Morrison EG (1989) : Nursing assessment : what do nurses want to know ? West J Nurs Res 11(4) : 469-476.

Morrow BR, Maier GJ, Kelley W (1989) : Dying with dignity : hospice care on the unit. J Psychosoc Nurs Ment Health Serv 27(11) : 10-13.

Moscato B (1988) : The one-to-one relationship. In Wilson HS, Kneisl CR : Psychiatric Nursing, 3rd ed. Menlo Park, California, Addison-Wesley.

Mosher LR, Kresky-Wolff M, Matthews S, Menn A (1986) : Milieu therapy in the 1980s. A comparison of two residential alternatives to hospitalization. Bull Menninger Clin 50(3) : 257-268.

Motto J, Heibron DC, Juster RP (1985) : Development of a clinical instrument to estimate suicide risk. Am J Psychiatry 142(6) : 680-686.

Muesner KT, Levine S, Bellack AS, Douglas MS, Brady EU (1990) : Social skills training for acute psychiatric inpatients. Hosp Community Psychiatry 41(11) : 1249-1251.

Muhlenkamp AF, Sayles JA (1986) : Self-esteem, social support, and positive health practices. Nurs Res 35 : 335-338.

Mulhearn S (1989) : The nursing process : improving psychiatric admission assessment. J Adv Nurs 14(10) : 808-814.

Mullan H, Rosenbaum M (1978) : Group Psychotherapy : Theory and practice. New York, Free Press.

Mullis MR, Hyers PH (1987) : Social support in suicidal inpatients. J Psychosoc Nurs Ment Health Serv 25(4) : 16-19.

Mulvihill D (1989) : Therapeutic relationships in milieu therapy. Can J Psychiatr Nurs 30(1) : 21-22.

Musil CM, Abraham IL (1986) : Coping, thinking, and mental health nursing : cognitions and their application to psychosocial intervention. Issues Ment Health Nurs 8(3) : 191-201.

Myers JK, et al (1984) : Six-month prevalence of psychiatric disorders in three communities, 1980-1982. Arch Gen Psychiatry 41(10) : 906.

Naar R (1982) : A Primer of Group Psychotherapy. New York, Human Sciences Press.

Naschinski CE (1991) : Communication, impaired. In McFarland GK, Thomas MD : Psychiatric Mental Health Nursing. Philadelphia, JB Lippincott.

Naschinski CE (1991) : The communication process. In McFarland GK, Thomas MD : Psychiatric Mental Health Nursing : Application of the Nursing Process. Philadelphia, JB Lippincott.

Naschinski CE, McFarland GK (1989) : Impaired verbal communication. In McFarland GK, McFarlane E : Nursing Diagnosis and Intervention : Planning for Patient Care. St Louis, CV Mosby.

National Center for Health Statistics (1986) : Health, U.S. 1986. DHHS Pub No. (PHS) 86-1232. Washington, DC, U.S. Gov Printing Office.

National Institute on Drug Abuse (1986) : NIDA Capsules : 1985 National Household Survey on Drug Abuse. Rockville, MD, Press Office of the National Institute on Drug Abuse.

Nelson MK (1990) : Organic mental disorders. In Hogstel MO (d) : Geropsychiatric Nursing. St Louis, CV Mosby.

Nelson PB (1989) : Social support, self-esteem, and depression in the institutionalized elderly. Issues Ment Health Nurs 10 : 55-68.

Nettleman MD (1988) : Practical applications of decision analysis. Infect Control Hosp Epidemiol 9(5) : 214-218.

Newbern VB (1987) : Caregiver perceptions of human abuse in health care settings. Holistic Nurs Pract 1(2) : 64-74.

Neyland TC, van Kammen DP (1990) : Biological mechanisms of schizophrenia. An update. In Hall RCW (ed) : Psychiatr Med 8(1) : 41-52.

Nickols M (1984) : Change in the Context of Group Therapy. New York, Brunner/Mazel.

Niemeier DF (1983) : A behavioral analysis of staff patient interactions in a psychiatric setting. West J Nurs Res 5(4) : 269-281.

Nighorn S (1988) : Narcissistic deficits in drug abusers : a self psychological approach. J Psychosoc Nurs Ment Health Serv 26(9) : 22-26.

Nigro A, Maggio J (1990) : A neglected need : health education for the mentally ill. J Psychosoc Nurs Ment Health Serv 28(7) : 15-19.

Nkongho NO (1988) : Suicide in the elderly : a beginning investigation. J National Black Nurses 2(2) : 47-57.

Noh S, Turner RJ (1987) : Living with psychiatric patients : implications for the mental health of family members. Soc Sci Med 25(3) : 263-271.

Nokes KM, Kendrew J (1990) : Loneliness in veterans with AIDS and its relationship to the development of infections. Arch Psychiatr Nurs 4(4) : 271-277.

Norbeck JS, Lindsey AM, Carrieri VL (1981) : The development of an instrument to measure social support. Nurs Res 30(5) : 264-269.

Norbeck JS, Lindsey AM, Carrieri VL (1983) : Further development of the Norbeck Social Support Questionnaire : normative data and validity testing. Nurs Res 32(1) : 4-9.

Norris J (1991) : Chronically mentally ill patients. In McFarland GK, Thomas MD : Psychiatric Mental Health Nursing. Philadelphia, JB Lippincott.

Norris J, Kunes-Connell M (1985) : Self-esteem disturbance. Nurs Clin North Am 20 : 745-761.

Norris J, Kunes-Connell M (1988) : A multimodal approach to validation and refinement of an existing nursing diagnosis. Arch Psychiar Nurs 2 : 103-109.

Northouse P, Northouse L (1985) : Health Communication : A Handbook for Health Professionals. Englewood Cliffs, Prentice-Hall.

Novotny PC (1987) : Bowen family systems theory and psychoanalysis – echo or metamorphosis. Bull Menninger Clin 51(4) : 323-337.

Nubel AS, Solomon LZ (1988) : Addicted adolescent girls : familial interpersonal relationships. J Psychosoc Nurs Ment Health Serv 26(1) : 32-35.

Nyamathi A (1989) : Comprehensive health seeking and coping paradigm. J Adv Nurs 14 : 281-290.

Nyamathi A, Dracup K, Jacoby A (1988) : Development of a spousal coping instrument. Prog Cardiovasc Nurs 3(1) : 1-6.

Nyamathi A, vanServellen G (1989) : Maladaptive coping in the critically ill population with acquired immunodeficiency syndrome : nursing assessment and treatment. Heart Lung 18(2) : 113-120.

O'Brien P, Caldwell C, Transeau G (1985) : Destroyers : Written treatment contracts can help curb self-destructive behavior. J Psychosoc Nurs Ment Health Serv 23(4) : 11-18.

O'Brien-Pallas L, Graydon JE, McFarland GK (1991) : Ineffective denial. In Kim MJ, McFarland GK, McLane A : Pocket Guide to Nursing Diagnoses, 4th ed. St Louis, CV Mosby.

O'Connell RA, Mayo JA (198) : The role of social factors in affective disorders : a review. Hosp Community Psychiatry 39(8) : 842-849.

O'Connor AM (1989) : Effects of framing and level of probability on patient's preferences for cancer chemotherapy. J Clin Epidemiol 42 : 119-126.

O'Connor AM, Boyd NF, Tritchler DL, Kriukov Y, Sutherland H, Till J (1985) : Eliciting preferences for alternative cancer drug treatments : the influence of framing, medium, and rater variables. Med Decis Making 5 : 453-463.

O'Connor AM, D'Amico JM (1991) : Decisional conflict. In McFarland GK, Thomas MD : Psychiatric Mental Health Nursing. Philadelphia, JB Lippincott.

O'Connor AM, McFarland GK (1991) : Decisional conflict (about seeking antenatal genetic counseling and testing). In Kim MJ, McFarland GK, McLane AL : Pocket Guide to Nursing Diagnoses, 4th ed. St Louis, CV Mosby.

O'Connor AM, O'Brien-Pallas LL (1989) : Decisional Conflict (specify). In McFarland GK, McFarlane EA : Nursing Diagnosis and Intervention : Planning for Patient Care. St Louis, CV Mosby.

O'Toole AW (1986) : Elements of a graduate curriculum to prepare nurse psychotherapists. In Durham JD, Hardin SB (eds) : The Nurse Psychotherapist in Private Practice. New York, Springer Publishing Co.

O'Toole AW, Welt SR (eds) (1989) : Interpersonal Theory in Nursing Practice : Selected Works of Hildegard E. Peplau. New York, Springer Publishing Co.

Oatley K (1984) : Selves in Relation : An Introduction to Psychotherapy and Groups. London, Methven.

Olfson M (1990) : Assertive community treatment : an evaluation of the experimental evidence. Hosp Community Psychiatry 41(6) : 634-641.

Orlando IJ (1961) : The Dynamic Nurse-Patient Relationship : Function, Process and Principles. New York, Putnam.

Pallikkathayil L, Morgan SA (1988) : Emergency department nurses' encounters with suicide attempters : a qualitative investigation. Schol Inq Nurs Pract 2(3) : 237-253.

Palmateer LM, McCartney JR (1985) : Do nurses know when patients have cognitive deficits ? J Gerontol Nurs 11(2) : 7, 10-12, 15-16.

Pancheri P, DeMartino V, Spiombi G, Biondi M, Mosticoni S (1985) : Life stress events and state-trait anxiety in psychiatric and psychosomatic patients. Issues Ment Health Nurs 7(1-4) : 367-395.

Parios R (1984) : Activities of daily living groups. In Lego S (ed) : The America Handbook of Psychiatric Nursing. Philadelphia, JB Lippincott.

Parker SD (1988) : Accident or suicide : do life change events lead to adolescent suicide ? J Psychosoc Nurs Ment Health Serv 26(6) : 15-33.

Parkes C (1981) : Anticipatory grief. Br J Psychiatry 138 : 183.

Parkes CM, Weiss RS (1983) : Recovery from Bereavement. New York, Basic Books.

Parkes KR (1986) : Coping in stressful episodes : the role of individual differences, environmental factors, and situational characteristics. J Personal Soc Psychol 51(6) : 1277-1292.

Pasquali EA (1990) : Learning to laugh : humor as therapy. J Psychosoc Nurs Ment Health Serv 28(3) : 31-35.

Patterson M (1984) : Nonverbal exchange : past, present and future. J Nonverbal Behav 8 : 350-359.

Pavitt C, Haight L (1985) : The competent communicator as a cognitive prototype. Human Commun Res 12(2) : 225-241.

Pelletier LR (1987) : Psychiatric home care. J Psychosoc Nurs Ment Health Serv 26(3) : 22-27.

Pelletier LR (1988) : Psychiatric home care. j Psychosoc Nurs Ment Health Serv 26(3) : 22-27.

Pender NJ (1985) : Effects of progressive muscle relaxation training on anxiety and health locus of control among hypertensive adults. Res Nurs Health 8 : 67-72.

Pender NJ (1987) : Health promotion in nursing practice. Norwalk, Appleton & Lange.

Peplau H (1966) : A working definition of anxiety. In Burd S, Marshall M (eds) : Some Clinical Approaches to Psychiatric Nursing. New York, Macmillan.

Peplau HE (1952) : Interpersonal Relations in Nursing. New York, GP Putnam's Sons.

Peplau HE (1960) : Talking with Patients. AJN 60(7) : 964-966.

Peplau HE (1964) : Basic Principles of Patient Counseling : Extracts from Two Clinical Nursing Workshops in Psychiatric Hospitals, 2nd ed. Philadelphia, Smith Kline & French Laboratories.

Perry S, Cooper AM, Michels R : The psychodynamic formulation : its purpose, structure, and clinical application. Am J Psychiatry 144(5) : 543-550.

Perry SW (1990) : Organic mental disorders caused by HIV : update on early diagnosis and treatment. Am J Psychiatry 147(6) : 696-704.

Perse T (1988) : Obsessive-compulsive disorder : a treatment review. Clin Psychiatry 49(2) : 48-55.

Pesut D (1989) : Aim versus blame. J Psychosoc Nurs Ment Health Serv 27(5) : 26-30.

Pesut DJ, Williams CA (1990) : The nature of clinical supervision in psychiatric nursing : a survey of clinical specialists. Arch Psychiatric Nurs 4(3) : 188-194.

Petersen-Martin J, Cottrell RR (1987) : Self-concept, values, and health behavior. Health Educ 18 : 6-9.

Petit M (1988) : Clients with anxiety, somatoform and dissociative disorders. In Wilson HS, Kneisl CR : Psychiatric Nursing, 3rd ed. Menlo Park, Addison-Wesley Publishing Co.

Petr C, Poertner J (1989) : Protection and advocacy for the mentally ill : new hope for emotionally disturbed children ? Community Ment Health J 25(2) : 156-163.

Pheifer WG, Houseman C (1988) : Bereavement and AIDS : a framework for intervention. J Psychosoc Nurs Ment Health Serv 26(10) : 21-26.

Philips C (1988) : The psychological management of chronic pain : a treatment manual. New York, Springer.

Physician's Desk Reference (1990), 54 th ed. Oradell, NJ, Medical Economics.

Piccinimo S (1990) : The nursing care challenge : borderline patients. J Psychosoc Nurs 28(4) : 22-27.

Plante TG (1989) : Social skills training : a program to help schizophrenic clients cope. J Psychosoc Nurs Ment Health Serv 27(3) : 6-10.

Platt-Koch LM (1986) : Clinical supervision for psychiatric nurses. J Psychosoc Nurs Ment Health Serv 26(1) : 6-15.

Polk GC, Brown BE (1988) : Family violence : development of a master's level specialty track in family abuse. J Psychosoc Nurs Ment Health Serv 26(2) : 34-37.

Pollack LE (1990) : Improving relationships ; groups for inpatients with bipolar disorder. J Psychosoc Nurs Ment Health Serv 28(5) : 17-22.

Pollack MH, Brotman AW, Rosenbaum JF (1989) : Cocaine abuse and treatment. Compr Psychiatry 30(1) : 31-44.

Pollack WS (1989) : Schizophrenia and the self : contributions of psychoanalytic self-psychology. Schizophr Bull 15(2) : 311-321.

Pollock GH (1987) : The mourning-liberation process in health and disease. Psychiatr Clin North Am 10(3) : 345-354.

Poncar PJ (1989) : The elderly widow : easing her role transition. J Psychosoc Nurs Ment Health Serv 27(2) : 6-11.

Pond VE (1988) : The angry adolescent. J Psychosoc Nurs Mental Health Serv 26(12) : 15-17.

Poole D (1991) : Ineffective individual coping. In McFarland GK, Thomas MD : Psychiatric Mental Health Nursing, Philadelphia, JB Lippincott.

Porter-Tibbetts S (1986) : A compliance protocol : psychiatric emergency services and brief encounters. Issues Ment Health Nurs 8 : 223-236.

Powell AH, Minick MP (1988) : Alcohol withdrawal syndrome. AJN 88(3) : 312-315.

Pratt CW et al (1990) : Sharing research knowledge to empower people who are chronically mentally ill. Psychosoc Rehabil J 13(3) : 75-79.

Prilleltensky I, Lobel T (1987) : The experience of being understood : a phenomenological-structure analysis. Multivar Exp Clin Res 8(2) : 221-238.

Puskar KR, McAdam D (1988) : Use of open report as a staff-patient model of communication on a schizophrenia research unit : a case report. Arch Psychiatr Nurs 2(5) : 274-280.

Rando T (1986) : A comprehensive analysis of anticipatory grief : perspectives, processes, promises, and problems. In Rando T (ed) : Loss and Anticipatory Grief. Lexington, MA : Lexington Press.

Rando T (1986) : Understanding and facilitating anticipatory grief in the loved ones of the dying. In Rando T (ed) : Loss and Anticipatory Grief. Lexington, MA : Lexington Press.

Rando TA (ed) : Loss and Anticipatory Grief. Lexington, MA, Lexington Books.

Rankin DJ (1989) : Therapy supervision ; the phenomena and the need. Clin Nurse Specialist 3(4) : 204-208.

Rapoport JL (1989) : The boy who couldn't stop washing : the experience and treatment of obsessive-compulsive disorder. New York, EP Dutton.

Rawlins RP (1988) : Hope-despair. In Beck CK, Rawlins RP, Williams SR (eds) : Mental Health-Psychiatric Nursing : A Holistic Life-Cycle Approach, 2nd ed. St Louis, CV Mosby.

Reakes JC (1989) : Communication. In Johnson BS : Psychiatric Mental Health Nursing : Adaptation and Growth. Philadelphia, JB Lippincott.

Reamer FG (1989) : The contemporary mental health system : facilities, services, personnel, and finances. In Rochefort DA (ed) : Handbook on Mental Health Policy in U.S. New York, Greenwood Press.

Reasoner (1983) : Enhancement of self-esteem in children and adolescents. Fam Commun Health 6 : 51-64.

Redman BK (1988) : The Process of Patient Education, 6th ed. St Louis, CV Mosby.

Regier DA et al (1988) : The NIMH depression awareness, recognition, and treatment program : structure, aims, and scientific basics. Am J Psychiatry 145(11) : 1351-1357.

Reid WH (1988) : Clinical evaluation of the violent patient. Psychiatr Clin North Am 11(4) : 527-537.

Rew L (1989) : Childhood sexual exploitation : long-term effects among a group of nursing students. Issues Ment Health Nurs 10 : 181-191.

Rew L (1989) : Long-term effects of childhood sexual exploitation. Issues Ment Health Nurs 10 : 229-244.

Rew L (1990) : Childhood sexual abuse : toward a self-care framework for nursing intervention and research. Arch Psychiatr Nurs 4(3) : 147-153.

Rice MA, Szopa TJ (1988) : Group intervention for reinforcing self-worth following mastectomy. Oncol Nurs Forum 15 : 33-37.

Richardson J (1981) : The manipulative patient spells trouble. Nursing 11 : 48-52.

Riehl J, Roy C (1980) : Conceptual Models for Nursing Practice, 2nd ed. New York, Appleton-Century-Croft.

Riley B (1990) : Schizophrenia, paranoid disorders, anxiety disorders, and somatoform disorders. In Hogstel MO (ed) : Geropsychiatric Nursing. St Louis, CV Mosby.

Roberts J, Browne G, Brown B, Byrne C, Love B (1987) : Coping revisited : the relation between appraised seriousness of an event, coping responses and adjustment to illness. Nurs Papers/Perspect Nurs 19(3) : 45-54.

Robinson JW (1985) : Stress and wellness. Champaign, IL, Well Way Publishers.

Rockwood K (1989) : Acute confusion in elderly medical patients. J Am Geriatr Soc 37 : 150-154.

Rogers C (1963) : A theory of therapy, personality and interpersonal relationships as developed in the client-centered framework. In Koch S (ed) : Psychology, a Study of Science. New York, McGraw-Hill.

Rokach A (1990) : Surviving and coping with loneliness. J Psychol 124(1) : 39-54.

Romme MAJ, Escher DMAC (1989) : Hearing voices. Schizophr Bull 15(2) : 209-216.

Romoff V, Kane I (1982) : Primary nursing in psychiatry : an effective and functional model. Perspect Psychiatr Care 20(2) : 73-78.

Ronningstam E, Gunderson J (1990) : Identifying criteria for narcissistic personality disorder. Am J Psychiatry 147(7) : 918-922.

Roper JM, Coutts A, Sather J, Taylor R (1985) : Restraint and seclusion : a standard and standard care plan. J Psychosoc Nurs Ment Health Serv 23(6) : 18-32.

Rose L, Finestone K, Bass J (1985) : Group support for the families of psychiatric patients. J Psychosoc Nurs Ment Health Serv 23(12) : 24-29.

Rosenbaum M (ed) : Handbook of Short-Term Therapy Groups. New York, McGraw-Hill.

Rosenberg L (1989) : Managing the group monopolist. Perspect Psychiatr Care 25(1) : 15-19.

Rosenfeld E (1988) : Group therapy. In Beck CK, Rawlins RR, Williams SR (eds) : Mental Health-Psychiatric Nursing, 2nd ed. St Louis, CV Mosby.

Rosenstein MJ, Milazzo-Sayre LJ, Manderscheid RW (1989) : Care of persons with schizophrenia : a statistical profile. Schizophr Bull 15(1) : 45-58.

Rosenstock IM (1988) : Adoption and maintenance of lifestyle modifications. Am J Prev Med 4(6) : 349-352.

Rosenthal TT, McGinness TM (1986) : Dealing with delusional patients : discovering the distorted truth. Issues Ment Health Nurs 8 : 143-154.

Ross CA, Miller SD et al (1990) : Structural interview data on 102 cases of multiple personality disorder from four centers. Am J Psychiatry 147(5) : 596-601.

Rossiter AB (1988) : A model for group intervention with preschool children experiencing separation an divorce. J Orthopsychiatry 58 : 387-396.

Rothert ML, Talarczyk GJ (1987) : Patient compliance and the decision-making process of clinicians and patients. J Compliance Health Care 2 (1) : 55-71.

Rotter J (1966) : Generalized expectancies for internal versus external control of reinforcement. Psychol Monogr Gen Appl (Whole no. 609) 80(1) : 1-28.

Rowland LP (ed) (1989) : Merritt's Textbook of Neurology, 8th ed. Philadelphia, Lea & Febiger.

Roy B, Helt A (1989) : Clinical forum. J Child Adolesc Psychiatr Ment Health Nurs 2(3) : 110-112.

Roy DJ (1986) : Caring for the self-esteem of the cosmetic patient. Plast Surg Nurs 6 : 138-141.

Roy-Byrne PP, Katon W (1987) : An update on treatment of anxiety disorders. Hosp Commun Psychiatry 38 : 835.

Rubin EH, Zorumski CF, Burke WJ (1988) : Overlapping symptoms of geriatric depression and Alzheimer-type dementia. Hosp Community Psychiatry 39(10) : 1074-1079.

Rubin R (1985) : Communication Research : Strategies and Sources. Monterey CA, Wadsworth.

Ruesch J (1972) : Disturbed Communication. New York, WW Norton.

Ruetz E (1989) : Help for the grieving. Health Prog 70(4) : 74-77.

Rundell JR, Ursano RJ, Holloway HC, Silberman EK (1989) : Psychiatric responses to trauma. Hosp Community Psychiatry 40(1) : 68-73.

Runyon N, Allen CL, Ilnicki SH (1988) : The borderline patient on the medsurg unit. AJN 88(12) : 1644-1650.

Rutan J, Stone W (1984) : Psychodynamic Group Psychotherapy. Lexington, MA, Collamore Press.

Ryan JA, Poster EC (1989) : The assaulted nurse ; short-term and long-term responses. Arch Psychiatr Nurs 3(6) : 323-331.

Ryan NM (1988) : The stress-coping process in school-age children : gaps in the knowledge needed for health promotion. Adv Nurs Sci 11(1) : 1-12.

Rynearson EK (1987) : Psychotherapy of pathologic grief. Psychiatr Clin North Am 10(3) : 487-499.

Sadler AG (1985) : Assertiveness training. In Bulechek GM, McCloskey JC : Nursing Interventions : Treatments for Nursing Diagnoses. Philadelphia, WB Saunders.

Saifnia JA (1988) : Milieu therapy. In Beck CK, Rawlins RP, Williams SR (eds) : Mental Health-Psychiatric Nursing : A Holistic Life-Cycle Approach, 2nd ed. St Louis, CV Mosby.

Salladay SA, McDonnell MM (1989) : Spiritual care, ethical choices, and patient advocacy. Nurs Clin N Am 24(2) : 543-549.

Samuels M, Samuels N (1990) : Healing with the Mind's Eye : A Guide for Using Imagery and Visions for Personal Growth and Healing. New York, Summit Books.

Sandman PO et al (1988) : Verbal communication and behavior during meals in five institutionalized patients with Alzheimer-type dementia. J Adv Nurs 13(5) : 571-580.

Sanger E, Thomas MD, Whitney JD (1988) : A guide for nursing assessment of the psychiatric inpatient. Arch Psychiatr Nurs 2(6) : 334-338.

Sarason I, Spielberger C (eds) (1980) : Stress and Anxiety, Vol 7. New York, Hemisphere Publishing.

Sarason IG, Sarason BR (1989) : Abnormal Psychology : The Problem of Maladaptive Behavior, 6th ed. Englewood Cliffs, NJ, Prentice-Hall.

Sargent M (1990) : Panic disorder. Hosp Community Psychiatry 41(6) : 621-623.

Sartorius N et al (1990) : Psychological Disorders in General Medical Settings. Toronto, H Huber & CJ Hogrefe Publishers.

Satir V (1967) : Conjoint Family Therapy, revised ed. Palo Alto CA, Science and Behavior Books.

Satir V (1972) : People Making. Palo Alto, CA, Science & Behavior Books.

Saunders JM, Buckingham SL (1988) : When the depression turns deadly. Nurs 18(7) : 59-64.

Sautter FJ, McDermott BE (1990) : Current concepts in the psychosocial management of schizophrenia. In Hall RCW (ed) : Psychiatric Medicine 8(1) : 125-144.

Scandrett S, Uecker S (1985) : Relaxation training. In Bulechek GM, McCloskey JC : Nursing Interventions : Treatments for Nursing Diagnoses. Philadelphia, WB Saunders.

Scavnicky-Mylant ML (1987) : The hospitalized school-age child's capacity for an appraisal of threat. West J Nurs Res 9(4) : 503-526.

Scavnicky-Mylant ML (1990) : The process of coping among young adult children of alcoholics. Issues Ment Health Nurs 11 : 125-139.

Schachter SO (1988) : Threats of suicide. J Contemp Psychother 18(2) : 145-163.

Schaefer C, Johnson L, Wherry J (eds) (1982) : Group Therapies for Children and Youth. San Francisco, Jossey-Bass.

Scheideman J (1991) : Perception/cognition, altered (delusions). In McFarland GK, Thomas MD : Psychiatric Mental Health Nursing. Philadelphia, JB Lippincott.

Scheideman J (1991) : Suspiciousness. In McFarland GK, Thomas MD : Psychiatric Mental Health Nursing. Philadelphia, JB Lippincott.

Schiffer M (1984) : Children's Group Therapy : Methods and Case Histories. New York, Free Press.

Schmieding NJ (1986) : Orlando's theory. In Winstead-Fry P (ed) : Case Studies in Nursing Theory. New York, National League for Nursing.

Schroder PJ, (1985) : Recognizing transference and countertransference. J Psychosoc Nurs Ment Health Serv 23(2) : 21-26.

Schultz C (1988) : Flexibility-rigidity. In Beck CK, Rawlins RP, Williams SR : Mental Health-Psychiatric Nursing, 2nd ed. St Louis, CV Mosby.

Schwartz MS, Shockley EL (1956) : The Nurse and the Mental Patient. New York, Russel Sage Foundation.

Scott D, Oberst M, Dropkin M (1980) : A stress-coping model. Adv Nurs Sci 95(2) : 99-108.

Seligman M (ed) (1982) : Group Psychotherapy and Counseling with Special Populations. Baltimore, University Park Press.

Selvini-Pazzoli M, Leccin G, Prata G et al (1978) : Paradox and Counterparadox. New York, Jason Aronson.

Sengstacken JK (1991) : Manipulation. In McFarland GK, Thomas MD : Psychiatric Mental Health Nursing. Philadelphia, JB Lippincott.

Servellen G, Nyamathi AM, Mannion W (1989) : Coping with a crisis : evaluating psychological risks of patients with AIDS.J Psychosoc Nurs Ment Health Serv 27(12) : 16-21.

Seymour RJ, Dawson NJ (1986) : The schizophrenic at home. J Psychosoc Nurs Ment Health Serv 24(1) : 28-30.

Sharipa J, Schlesinger R, Cummings JL (1986) : Distinguishing the dementias. AJN 86(6) : 698-702.

Shaw RJ (1987) : Powerlessness in the nursing home population. In McLane AM (ed) : Classification of Nursing Diagnoses : Proceedings of the Seventh Conference. St Louis, CV Mosby.

Sheppard K (1986) : Powerlessness : a nursing diagnosis. Dimens Oncol Nurs 1(2) : 17-20.

Sherburne S, Utley B, McConnell S, Gannon J (1988) : Decreasing violent or aggressive theme play among preschool children with behavior disorders. Except Child 55(2) : 166-172.

Sherman JB, Cardea JM, Gaskill SD, Tynan CM (1989) : Caring : commitment to excellence or condemnation to conformity ? J Psychosoc Nurs Ment Health Serv 27(8) : 25-29.

Shewchuk RM, Francis KT (1988) : Principles of clinical decision making – an introduction to decision analysis. Phys Ther 68(3) : 357-359.

Shroder RJ (1979) : Nursing intervention with patients with thought disorders. Perspect Psychiatr Care 17(1) : 32-39.

Sideleau BF (1987) : Irrational beliefs and intervention. J Psychosoc Nurs Ment Health Serv 25(3) : 18-24.

Siegel GJ, et al (eds) (1989) : Basic Neurochemistry, 4th ed. New York, Raven Press.

Silverman WH (1986) : Client-therapist cooperation in the treatment of compulsive handwashing behavior. J Behav Ther Exp Psychiatry 17 : 39-42.

Simmons-Alling S (1987) : New approaches to managing affective disorders. Arch Psychiatr Nurs 1(4) : 219-224.

Simon JM (1988) : Therapeutic humor : who's fooling who ? J Psychosoc Nurs Ment Health Serv 26(4) : 8-12.

Simonton C, Matthews-Simonton S, Creighton J (1978) : Getting Well Again. New York, Bantam Books.

Singer JE (1985) : Traditions of stress research : integrative comments. Issues Ment Health Nurs 7(1-4) : 25-33.

Sinha VK, Chaturvedi SK (1990) : Consistency of delusions in schizophrenia and affective disorder. Schizophr Res 3 : 347-350.

Skeen P, Walters L, Robinson B (1988) : How parents of gays react to their children's homosexuality and to the threat of AIDS. J Psychosoc Nurs Ment Health Serv 26(12) : 6-10.

Slaby AE, McNamara ME (1988) : The psychiatric emergency room. In Lion JR, Adler WN, Webb WL (eds) : Modern Hospital Psychiatry New York, Norton.

Slade PD (1976) : The external control of auditory hallucinations. An information theory analysis. Br J Clin Soc Psychol 6 : 123-132.

Slade PD (1976) : Towards a theory of auditory hallucinations : outline of an hypothetical four-factor model. Br J Soc Clin Psychol 15 : 415-423.

Slater P (1966) : Microcosm, Structural, Psychological, and Religious Evolution in Groups. New York, John Wiley & Sons.

Slimmer LW, Brown RT (1985) : Parents' decision-making process in medication administration for control of hyperactivity. J Sch Health 55 : 221-225.

Slimmer LW, Lopez M, LeSage J, et al (1987) : Perceptions of learned helplessness. J Gerontol Nurs 13(5) : 33-37.

Slusher MP, Anderson CA (1989) : Belief perseverance and self-defeating behavior. In Curtiss R (ed) : Self-Defeating Behaviors : Experimental Research, Clinical Impressions, and Practical Implications. New York, Plenum Press.

Smilkstein G (1988) : Health benefits of helping patients cope. Consultant 28(1) : 56-67.

Smith BJ, Cantrell PJ (1988) : Distance in nurse patient encounters. J Psychosoc Nurs Ment Health Serv 26(2) : 22-26.

Snyder M (1984) : Progressive relaxation as a nursing intervention : an analysis. Adv Nurs Sci 6(3) : 47-58.

Snyder M (1985) : Biofeedback. In Snyder M (ed) : Independent Nursing Interventions. New York, John Wiley & Sons.

Snyder M (1985) : Progressive relaxation. In Snyder M (ed) : Independent Nursing Interventions. New York, John Wiley & Sons.

Sodergren KM (1985) : Guided imagery. In Snyder M (ed) : Independent Nursing Interventions. New York, John Wiley & Sons.

Solomon P, Beck S, Gordon B (1988) : Family members' perspectives on psychiatric hospitalization and discharge. Commun Ment Health J 24(2) : 108-117.

Spielberger CD (1972) : Conceptual and methodological issues in research on anxiety. In Spielberger CD (ed) : Anxiety : Current Trends in Theory and Research, Vol 2. New York, Academic Press.

Spielberger CD (1975) : Anxiety ; state trait process. In Spielberger CD, Sarason IG (eds) : Stress and Anxiety : The Series in Clinical Psychology, Vol 1. Washington DC, Hemisphere Publishing Corporation.

Spielberger CD, Sarason I, Milgram N (eds) (1982) : Stress and Anxiety, Vol 8. New York, Hemisphere Publishing.

Spillers GM (1991) : Suicide potential. In McFarland GK, Thomas MD : Psychiatric Mental Health Nursing. Philadelphia, JB Lippincott.

Spratlen LP (1988) : Sexual harassment counseling. J Psychosoc Nurs Ment Health Serv 26(2) : 28-32.

St. Germain L (1984) : Discharge planning. In Lego S (ed) : The American Handbook of Psychiatric Nursing. Philadelphia, JB Lippincott.

Stanley SR (1990) : When the disaster is over : helping the healers to mend. J Psychosoc Nurs Ment Health Serv 28(5) : 12-16.

Stanwyck D (1983) : Self-esteem through the life span. Fam Commun Health 6 : 11-28.

Steele K (1989) : Looking for answers : understanding multiple personality disorders. J Psychosoc Nurs Ment Health Serv 27(8) : 5-10.

Stein LI, Test MA (eds) (1985) : The Training in Community Living Model : A Decade of Experience. San Francisco, Jossey-Bass.

Stein MB, Forbes RD (1987) : Delusional disorder in mother and daughter : a case report. Can J Psychiatry 32 : 387-388.

Stelzer J, Elliott CA (1990) : A continuous-care model of crisis intervention for children and adolescents. Hosp Community Psychiatry 41(5) : 562-564.

Stockdale S, Hutzenbiler T (1986) : How you can comfort a grieving family. Nurs Life 6(3) : 23-27.

Stokols D (1985) : A congruence analysis of human stress. Issues Ment Health Nurs 7(1-4) : 35-57.

Straker M (1984) : Guidelines for the elderly. In Tardiff K (ed) : The Psychiatric Uses of Seclusion and Restraint. Wash, DC, American Psychiatric Press.

Strome TM (1989) : Schizophrenia in the elderly : what nurses need to know. Arch Psychiatr Nurs 3(1) : 47-52.

Stroul BA (1988) : Residential crisis services : a review. Hosp Community Psychiatry 39(10) : 1095-1099.

Stuart GW, Laraia MT, Ballenger JC, Lydiard RB (1990) : Early family experiences of women with bulimia and depression. Arch Psychiatr Nurs 4(1) : 43-52.

Stuart GW, Sundeen SJ (1987) : Principles and Practice of Psychiatric Nursing, 3rd ed. St. Louis, CV Mosby.

Subcommittee of the Joint Commission on Public Affairs. Werner A (chairman), et al (1984) : A psychiatric Glossary, 5th ed. Washington, DC, American Psychiatric Association.

Sudarsky L (1990) : Pathophysiology of the Nervous System. Boston, Little, Brown & Co.

Suddath RL, Christison GW, Torrey EF et al (1990) : Anatomical abnormalities in the brains of monozygotic twins discordant for schizophrenia. N Engl J Med 322(12) : 789-794.

Suedfeld P (1985) : Stressful levels of environmental stimulation. Issues Ment Health Nurs 7(1-4) : 83-103.

Sullivan G, Luckoff D (1990) : Sexual side effects of antipsychotic medication : evaluation and interventions. Hosp Community Psychiatry 41(11) : 1238-1241.

Sullivan HS (1953) : The Interpersonal Theory of Psychiatry. New York, WW Norton.

Sullivan N, Fogel BS (1986) : Could this be delirium ? AJN 86(12) : 1359-1363.

Sullivan-Taylor L (1986) : The worried-well patient. In Durham J, Hardin S (eds) : The Nurse Psychotherapist in Private Practice. New York, Springer Publishing Co.

Sumners AD (1988) : Humor : coping in recovery from addiction. Issues Ment Health Nurs 9 : 169-179.

Sutherland S (1988) : Burned adolescents' descriptions of their coping strategies. Heart Lung 17(2) : 150-157.

Swanson B, Cronin-Stubbs D, Colletti MA (1990) : Dementia and depression in persons with AIDS : causes and care. J Psychosoc Nursing Ment Health Serv 28(10) : 33-39.

Swanson B, Cronin-Stubbs D, Sheldon JA (1989) : The impact of psychosocial factors on adapting to physical disability : a review of the research literature. Rehab Nurs 14 : 64-69.

Swearingen L (1987) : Transitional day treatment : an individualized goal-oriented approach. Arch Psychiatr Nurs 1(2) : 104-110.

Sweeting HN, Gilhooly MLM (1990) : Anticipatory grief : a review. Soc Sci Med 30(10) : 1073-1080.

Tache J, Selye H (1985) : On stress and coping mechanisms. Issues Ment Health Nurs 7(1-4) : 3-24.

Taft LB (1985) : Self-esteem in later life : a nursing perspective. Adv Nurs Sci 8 : 77-84.

Talley S, King MC (1984) : Psychiatric Emergencies : Nursing Assessment and Interventions. New York, Macmillan.

Tardiff K (1988) : Management of the violent patient in an emergency situation. Psychiatr Clin North Am 11(4): 539-549.

Tardiff K (1989) : Assessment and Management of Violent Patients. Washington DC, American Psychiatric Press.

Tardiff K (1989) : Concise Guide to Assessment and Management of Violent Patients. Wash, DC American Psychiatric Press.

Task Force Report of American Psychiatric Association (1989) : Treatment of Psychiatric Disorders. Vols 1 and 2. Washington DC, American Psychiatric Association.

Task Force Report of the American Psychiatric Association (1989) : Treatment of Psychiatric Disorders, vol 3. Washington, DC, American Psychiatric Association.

Taube CA, Barrett SA (eds) (1983) : Mental Health, United States, 1983. DHHS Publication No. (ADM) 83-1275. p 10. Rockville MD, The National Institute of Mental Health.

Taylor A et al (1986) : Communicating. Englewood Cliffs NJ, Prentice-Hall.

Taylor M (1982) : The need for self-esteem. In Yura H, Walsh M (eds) : Human Needs and the Nursing Process. Norwalk, Apppleton-Century-Crofts.

Taylor SG, Pickens JM, Geden EA (1989) : Interactional styles of nurse practitioners and physicians regarding patient decision making. Nurs Res 38(1) : 50-55.

Tedesco-Carreras P (1986) : Communicating with difficult patients. Imprint 33 : 36-38.

Thackrey M, Bobbitt RG (1990) : Patient aggression against clinical and non-clinical staff in a VA medical center. Hosp Community Psychiatry 41(2) : 195-197.

Thomas BL (1988) : Self-esteem and life satisfaction. J Gerontol Nurs 14 : 25-36.

Thomas MD (1970) : Trust in the nurse-patient relationship. In Carlson CC (ed) : Behavioral Concepts and Nursing Intervention. Philadelphia, JB Lippincott.

Thomas MD (1991) : Cultural concepts and psychiatric mental health nursing. In McFarland GK, Thomas MD : Psychiatric Mental Health Nursing : Application of the Nursing Process. Philadelphia, JB Lippincott.

Thomas MD (1991) : Perception/cognition, altered (hallucinations). In McFarland GK, Thomas MD : Psychiatric Mental Health Nursing. Philadelphia, JB Lippincott.

Thomas MD (1991) : Therapeutic relationships with clients. In McFarland GK, Thomas MD : Psychiatric Mental Health Nursing : Application of the Nursing Process. Philadelphia, JB Lippincott.

Thomas MD, Sanger E, Whitney JD (1986) : Nursing diagnosis of depression. J Psychosoc Nurs Ment Health Serv 24(8) : 6-12.

Thomas SP (1990) : Theoretical and empirical perspectives on anger. Issues Ment Health Nurs 11 : 203-216.

Thomas SP, Wilt D, Noffsinger AR (1988) : Pathophysiology of depressive illness : review of the literature and case example. Issues Ment Health Nurs 9 : 271-284.

Thompson BM (1986) : Interpersonal skills : learning the importance of listening. J Aust Nurses 16(3) : 45-47.

Thompson EH (1988) : Variation in the self-concept of young adult chronic patients : chronicity reconsidered. Hosp Community Psychiatry 39 : 771-775.

Thompson J, Brooks S (1990) : When a colleague commits suicide : how the staff reacts. J Psychosoc Nurs Ment Health Serv 28(10) : 6-11.

Thompson JM, McFarland GK, Hirsch JE, Tucker SM,Bowers AC (1989) : Decisional conflict (specifiy). In Thompson JM, McFarland GK, Hirsch JE, Tucker SM, Bowers AC : Mosby's Manual of Clinical Nursing. 2nd ed. St Louis, CV Mosby.

Thompson L (1986) : Peplau's theory : an application to short-term individual therapy. J Psychosoc Nurs Ment Health Serv 24(8) : 26-31.

Thorne SE (1988) : Helpful and unhelpful communications in cancer care : the patient perspective. Oncol Nurs Forum 15(2) : 167-172.

Thorne SE et al (1988) : Reciprocal trust in health care relationships. J Adv Nurs 13(6) : 782-789.

Tilley S (1987) : Alcohol, other drugs and tobacco use and anxiolytic effectiveness. Br J Psychiatry 151 : 389-392.

Tilley S, Weighill VE (1986) : How nurse therapists assess and contribute to the management of alcohol and sedative drug use among anxious patients. J Adv Nurs. 11(5) : 499-503.

Titlebaum HM (1988) : Relaxation. Holistic Nurs Pract 2(3) : 17-25.

Tomb DA (1988) : Psychiatry for the House Officer, 3rd ed. Baltimore, Williams & Wilkins.

Topf M (1988) : Verbal interpersonal responsiveness. J Psychosoc Nurs Ment Health Serv 26(7) : 8-16.

Topf M, Dambacher B (1981) : Teaching interpersonal skills : a model for facilitating optimal interpersonal relations. J Psychosoc Nurs Ment Health Serv 19(12) : 29-33.

Tousley MM (1984) : The paranoid fortress of David J. J Psychosoc Nurs Ment Health Serv 22(2) : 8-16.

Tripp-Reimer T, Brink PJ, Saunders JM (1984) : Cultural assessment : content and process. Nurs Outlook 32(2) : 78-82.

Tsemberis S, Sullivan C (1988) : Seclusion in context : introducing a seclusion room into a children's unit of a municipal hospital. Am J Orthopsychiatry 58(3) : 462-465.

Tune EE, Lucas-Blaustein MJ, Rovner BW (1988) : Psychosocial interventions. In Jarvik LF, Winograd CH (eds) : Treatments for the Alzheimer Patient : The Long Haul. New York, Springer Publishing.

Turnbull J, Aitken I, Black L, Patterson B (1990) : Turn it around : short-term management for aggression and anger. J Psychosoc Nurs Ment Health Serv 28(6) : 7-10.

Turnbull JM, Turnbull SK (1986) : Anxiety disorders in elderly women. Physician Assistant 10(1) : 132-138.

Uhlenhutt et al (1983) : Symposium checklist syndrome in the general population. Arch Gen Psychiatry 40(11) : 167-173.

United States Pharmacopoeial Convention, Inc (1989). Drug Information for the Health Care Professional, 9th ed. Rockville, MD, United States Pharmacopoeial Convention.

Urbancic JC (1989) : Resolving incest experiences through inpatient group therapy. J Psychosoc Nurs Ment Health Serv 27(9) : 4-10.

Vachon ML (1987) : Unresolved grief in persons with cancer referred for psychotherapy. Psychiatr Clin North Am 10(3) : 467-486.

Vaglum P, Friis S, Karterud S (1985) : Why are the results of milieu therapy for schizophrenic patients contradictory ? An analysis based on four empirical studies. Yale J Biol Med 58(4) : 349-361.

Vaillant GE (1966) : A 12-year follow-up of New York narcotic addicts. IV : Some characteristics and determinants of abstinence. Am J Psychiatry 123 : 573-584.

Vaillant GE (1977) : Adaptation to Life. Boston, Little, Brown.

Vaillant GE (1988) : Defense mechanisms. In Nicholi AM (ed) : The New Harvard Guide to Psychiatry. Cambridge MA, Harvard University Press.

Vaillant GE, Bond M, Vaillant CO (1986) : An empirically validated hierarchy of defense mechanisms. Arch Gen Psychiatry 43 : 786-794.

Vaillant GE, Drake RE (1985) : Maturity of ego defenses in relation to DSM-III Axis II personality disorder. Arch Gen Psychiatry 42 : 597-601.

Valente SM (1987) : Assessing suicide risk in the school-age child. J Pediatr Health Care 1(1) : 14-20.

Valente SM (1989) : Adolescent suicide : assessment and intervention. J Child Adolesc Psychiatr Ment Health Nurs 2(11) : 34-39.

Valente SM, Saunders JM (1989) : Dealing with serious depression in cancer patients. Nursing 19(2) : 44-47.

Van Korff M, Eaton WW (1989) : Epidemiologic findings in panic. In Baker R (ed) : Panic Disorder : Theory, Research and Therapy. New York, John Wiley & Sons.

Van Servellen G (1984) : Group and Family Therapy. St Louis, CV Mosby.

vanDongen CJ (1988) : The legacy of suicide. J Psychosoc Nurs Ment Health Serv 26(1) : 8-13.

vanServellen G, Nyamathi AM, Mannion W (1989) : Coping with a crisis : evaluating psychological risks of patients with AIDS. J Psychosoc Nurs Ment Health Serv 27(12) : 16-21.

Varcarolis EM (1984) : Relaxation. In Lego S (ed) : The American handbook of Psychiatric Nursing. Philadelphia, JB Lippincott.

Vincent KG (1985) : The validation of a nursing diagnosis. Nurs Clin North Am 20(4) : 631-640.

Vissing V, Burke M (1984) : Visualization techniques for health care workers. J Psychosoc Nurs Ment Health Serv 22(1) : 29-32.

Vogel CH, Nihart MA, Buckwalter KC, Stolley J (1987) : Exploring the concept of manipulation in psychiatric settings. Arch Psychiatr Nurs 1(6) : 429-435.

Vogelsang J (1988) : The Visual Analog Scale : an accurate and sensitive method for self-reporting preoperative anxiety. J Post Anesthes Nurs 3(4) : 235-239.

Wagner R (1991) : Sandoz agrees to sell Clozapine without the monitoring system. Psychiatr Times 8(1) : 1.

Walker CL (1988) : Stress and coping in siblings of childhood cancer patients. Nurs Res 37(4) : 208-212.

Walker RA, Bibeau DL (1986) : Health decisions and evidence. Health Ed 17(4) : 18-21.

Walsh J (1987) : Psychoeducational program evaluation : one practical method. J Psychosoc Nurs Ment Health Serv 25(3) : 25-31.

Warner SL (1987) : A comparative study of widows' and widowers' perceived social support during the first year of bereavement. Arch Psychiatr Nurs (4) : 241-250.

Wasli EL (1989) : Ineffective individual coping. In McFarland GK, McFarland E : Nursing Diagnosis and Intervention : Planning for Patient Care. St Louis, CV Mosby.

Wasli EL (1989) : Ineffective individual coping. In Thompson JM, McFarland GK, Hirsch JE, Tucker SM, Bowers AC : Clinical Nursing, 2nd ed. St Louis, CV Mosby.

Watson WL, Bell JM (1990) : Who are we ? Low self esteem and marital identity. J Psychosoc Nurs Ment Health Serv 28(4) : 15-20.

Watzlawick P (1983) : The Situation Is Hopeless, But Not Serious (the Pursuit of Unhappiness). New York, WW Norton.

Watzlawick P, Beavin J, Jackson D (1967) : Pragmatics of Human Communication. New York, WW Norton.

Webb C (1985) : Sexuality, Nursing, and Health. New York, John Wiley & Sons.

Webster KK, Christman NJ (1988) : Perceived uncertainty and coping post myocardial infarction. West J Nurs Res 10(4) : 384-400.

Webster M (1984) : Assessing suicide potential. In Lego S (ed) : The American Handbook of Psychiatric Nursing. Philadelphia, JB Lippincott.

Webster M (1984) : Psychiatric nursing assessment. In Lego S (ed) : The American Handbook of Psychiatric Nursing. Philadelphia, JB Lippincott.

Weiner M (1984) : Techniques of Group Psychotherapy. Washington, DC, American Psychiatric Press.

Weinert C (1987) : A social support measure : PRQ85. Nur Res 36 : 273-277.

Weinstein RK (1986) : The patient experiencing marital conflict. In Durham J, Hardin S (eds) : The Nurse Psychotherapist in Private Practice. New York, Springer Publishing Co.

Weisberg J, Haberman MR (1987) : Enhancing self-esteem of the young through grandchildren's day in a home for the aged. Nurs Homes 36 : 38-40.

Weissman MM (1986) : The epidemiology of anxiety and panic disorders : an update. J Clin Psychiatry 47 : 11-17.

Weissmann MM (1990) : Epidemiology of panic disorder and agoraphobia. In Hall RCW (ed) : Psychiatr Med 8(2) : 3-11.

Welt SR (1987) : The developmental roots of loneliness. Arch Psychiatr Nurs 1(1) : 25-32.

Werner JS, Gibbs LE (1987) : Clinicians' fallacies in psychiatric practice. J Psychosoc Nurs Ment Health Serv 25(8) : 14-17.

Westermeyer J, Wahmenholm K (1989) : Assessing the victimized psychiatric patient. Hosp Community Psychiatry 40(3) : 245-249.

Westwell J, Forchuk C (1989) : Denial : buffer and barrier. Can Nurse 85(9) : 16-18.

Westwell J, Martin ML (1991) : Impaired social interaction. In McFarland GK, Thomas MD : Psychiatric Mental Health Nursing. Philadelphia, JB Lippincott.

Whall AL (1987) : Self-esteem and the mental health of older adults. J Gerontol Nurs 13 : 41-43.

Whall AL et al (1989) : Tardive dyskinesia movements over time. Appl Nurs Res 2(3) : 128-134.

Wheeler BR (1988) : Crisis intervention. AORN J 47(5) : 1242-1246.

Wheeler K (1988) : A nursing science approach to understanding empathy. Arch Psychiatric nurs 2(2) : 95-102.

Whitaker DS (1985) : Using Groups to Help People. Boston, Routledge Kegan Paul.

Whitley G (1991) : Clients with delusional (paranoid disorder). In McFarland GK, Thomas MD : Psychiatric Mental Health Nursing. Philadelphia, JB Lippincott.

Whitley G (1991) : Ritualistic behavior. In McFarland GK, Thomas MD : Psychiatric Mental Health Nursing. Philadelphia, JB Lippincott.

Whitley GG (1989) : Anxiety : defining the diagnosis. J Psychosoc Nurs Ment Health Serv 27(10) : 7-12.

Whitley GG (1991) : Anxiety (mild, moderate, severe, extreme/panic). In McFarland GK, Thomas MD : Psychiatric Mental Health Nursing. Philadelphia, JB Lippincott.

Widiger TA, Frances AJ (1988) : Personality disorders. In Talbott JA, Hales RE, Yudofsky SC (eds) : Textbook of Psychiatry. Washington, DC, American Psychiatric Press.

Wilk J (1988) : Family environments and the young chronically mentally ill. J Psychosoc Nurs Ment Health Serv 26(10) : 15-20.

Willard AE (1987) : Impaired social interactions. In Carpenito LJ : Nursing Diagnosis, 2nd ed. Philadelphia, JB Lippincott.

Williams CA (1989) : Perspectives on the hallucinatory process. Issues Ment Health Nurs 10 : 99-119.

Williams CA (1990) : Biopsychosocial elements of empathy : a multidimensional model. Issues Ment Health Nurs 11 : 155-174.

Williams MA, Ward SE, Campbell EB (1988) : Confusion : testing versus observation. J Gerontol Nurs 14(1) : 25-30.

Williams SR, Aguilera DC (1988) : Crisis intervention. In Beck CK, Rawlins RP, Williams SR (eds) : Mental Health-Psychiatric Nursing : A Holistic Life-Cycle Approach, 2nd ed. St Louis, CV Mosby.

Wilmot W (1986) : Dyadic Communication. New York, Random House.

Wilson H, Kneisl C (1988) : Psychiatric Nursing, 3rd ed. Menlo Park, CA, Addison-Wesley Publishing.

Winger J, Schirm V, Steward D (1987) : Aggressive behavior in long-term care. J Psychosoc Nurs Ment Health Serv 25(4) : 28-33.

Wise MG (1987) : Delirium. In Hales RE, Yudofsky SC (eds) : The American Psychiatric Press Textbook of Neuropsychiatry. Wash DC, American Psychiatric Press.

Wistrom FE (1987) : Role playing. J Psychosoc Nurs Ment Health Serv 25(6) : 21-24.

Wolanin MO, Phillips LRF (1981) : Confusion : Prevention and Care. St Louis, CV Mosby.

Wong SE, Flanagan SG (1988) : Training chronic mental patients to independently practice personal grooming skills. Hosp Community Psychiatry 39(8) : 874-878.

Wong SE, Woolsey JE (1989) : Re-establishing conversational skills in overtly psychotic, chronic schizophrenic patients. Behav Modif 13(4) : 415-430.

Woods N (1984) : Human Sexuality in Health and Illness. St Louis, CV Mosby.

Woolsey SF (1988) : Support after sudden infant death. AJN 88(10) : 1347-1351.

Worden JW (1991) : Grief Counseling and Grief Therapy, 2nd ed. New York, Springer.

World Health Organization (1986) : World Health Statistical Manual. Geneva, World Health Organization.

Worley NK, Albanese N (1989) : Independent living for the chronically mentally ill. J Psychosoc Nurs Ment Health Serv 27(9) : 18-23.

Wright LK (1985) : Life-threatening illness. J Psychosoc Nurs Ment Health Serv 23(9) : 7-11.

Wright LK (1990) : Mental health in older spouses : the dynamic interplay of resources, depression, quality of the marital relationship, and social participation. Issues Ment Health Nurs 11 : 49-70.

Wylie R (1974) : The Self Concept. Lincoln, University of Nebraska Press.

Yablonsky L (1976) : Psychodrama. Resolving Emotional Problems Through Role-Playing. New York, Basic Books.

Yalom I (1983) : Inpatient Group Psychotherapy. New York, Basic Books.

Yates WR, Weener RB (1989) : Clinical review : advances in anxiety management. J Am Board Fam Pract 2(1) : 37-42.

Yazdanfar DJ (1990) : Assessing the mental status of the cognitively impaired elderly. J Gerontol Nurs (16)9 : 32-36.

York CR, Stichler JF (1985) : Cultural grief expressions following infant death. Dimens Crit Care Nurs 4(2) : 120-127.

Young EW (1987) : Sexual needs of psychiatric clients. J Psychosoc Nurs Ment Health Serv 25(7) : 30-32.

Young JC (1988) : Rationale for clinician self-disclosure and research agenda. Image J Nurse Scholarship. 20(4) : 196-199.

Young LY, Koda-Kimble MA (eds) (1988) : Applied Therapeutics : The Clinical Use of Drugs, 4th ed. Vancouver, WA, Applied Therapeutics.

Youssef FA (1987) : Discharge planning for psychiatric patients : the effects of a family-patient teaching programme. J Adv Nurs 12 : 611-616.

Zal HM (1990) : Panic Disorder : The Great Pretender. New York, Insight Books.

Zanarinic MC, Gunderson JG, Frankenburg FR, Chauncey DL (1990) : Discriminating borderline personality disorder from other AXIS II disorders. Am J Psychiatry 147(2) : 161-167.

Zander A (1985) : The Purpose of Groups and Organization. San Francisco, Jossey-Bass.

Zappe C, Epstein D (1987) : Assertive training. J Psychosoc Nurs Ment Health Serv 25(8) : 23-26.

Zillman MA (1984) : Use of seclusion and restraints. In Lego S (ed) : The American Handbook of Psychiatric Nursing. Philadelphia, JB Lippincott.

Zimmerman ML, Wolbert WA, Burgess AW, Hartman CR (1987) : Art and group work : interventions for multiple victims of child molestation (Part II). Arch Psychiatr Nurs 1(1) : 40-46.

Zimmerman RS, Connor C (1989) : Health promotion in context : the effects of significant others on health behavior change. Health Ed Q 16(1) : 57-75.

Index